Ledochowski

Ist es wirklich Reizdarm?

Liebe Leserin, lieber Leser,

wenn es um die eigene Gesundheit geht, darf man nichts dem Zufall überlassen. „Für eine bessere Medizin und mehr Gesundheit im Leben“: So lautet das Qualitätsversprechen der Marke Thieme. Ärztlich Tätige, Pflegekräfte, Physiotherapeuten oder Hebammen – sie alle verlassen sich darauf, dass sie von Thieme, dem führenden Anbieter von medizinischen Fachinformationen und Services, die entscheidenden Informationen zur richtigen Zeit am richtigen Ort bekommen. So können sie die Menschen, die sich ihnen anvertrauen, bestmöglich unterstützen. Auch Sie können sich auf die TRIAS Ratgeber mit dem Thieme Qualitätssiegel verlassen! Diese Informationsangebote helfen Ihnen dabei, die richtigen Entscheidungen zu treffen, wenn es um Ihre Gesundheit geht, selbst daran mitzuwirken, gesund zu werden, sich gesund zu erhalten oder das Fortschreiten einer Erkrankung zu vermeiden. Mit einem TRIAS Titel aus dem Hause Thieme überlassen Sie Ihre Gesundheit nicht dem Zufall!

Ihr TRIAS Team

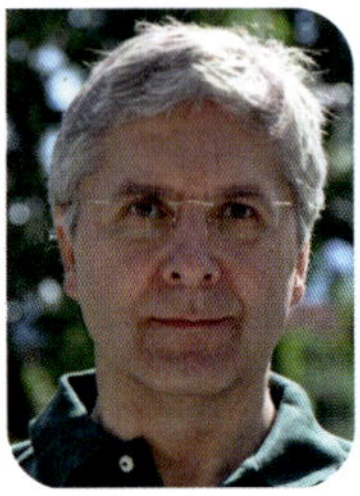

Univ.-Doz. Dr. med. Maximilian Ledochowski ist Internist und Ernährungsmediziner. Viele Jahre hat er die Abteilung für Ernährungsmedizin an den Universitätskliniken in Innsbruck geleitet und vorwiegend Patienten mit unklaren Beschwerdebildern betreut. Er gilt im deutschsprachigen Raum als einer der Pioniere zum Thema Nahrungsmittel-Intoleranzen und forschte als einer der ersten zur Fruktosemalabsorption.

Für E.

Dr. med. Maximilian Ledochowski

Ist es wirklich Reizdarm?

Der Diagnose-Wegweiser:
die verdeckten Ursachen für Ihre Beschwerden finden

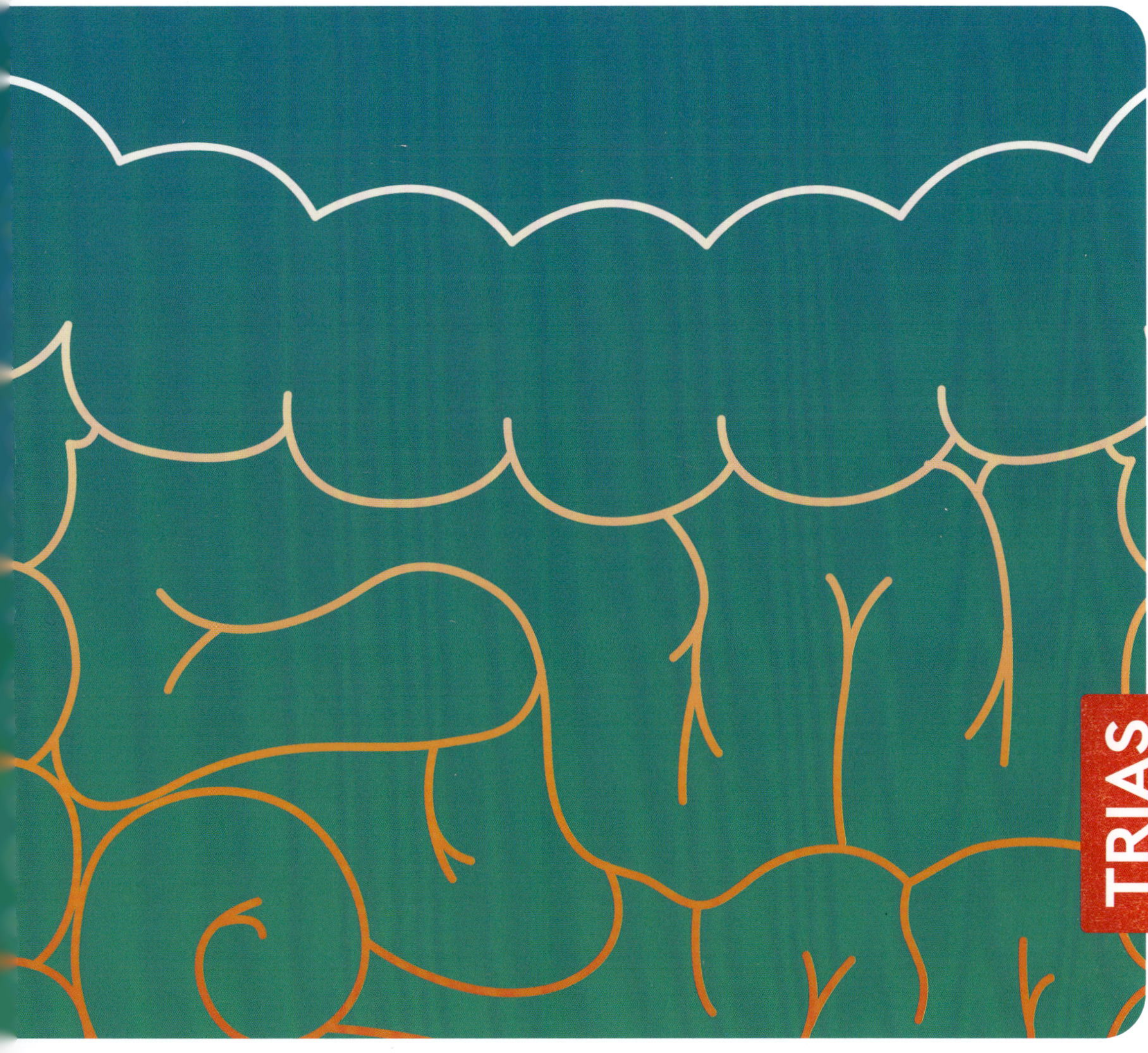

TRIAS

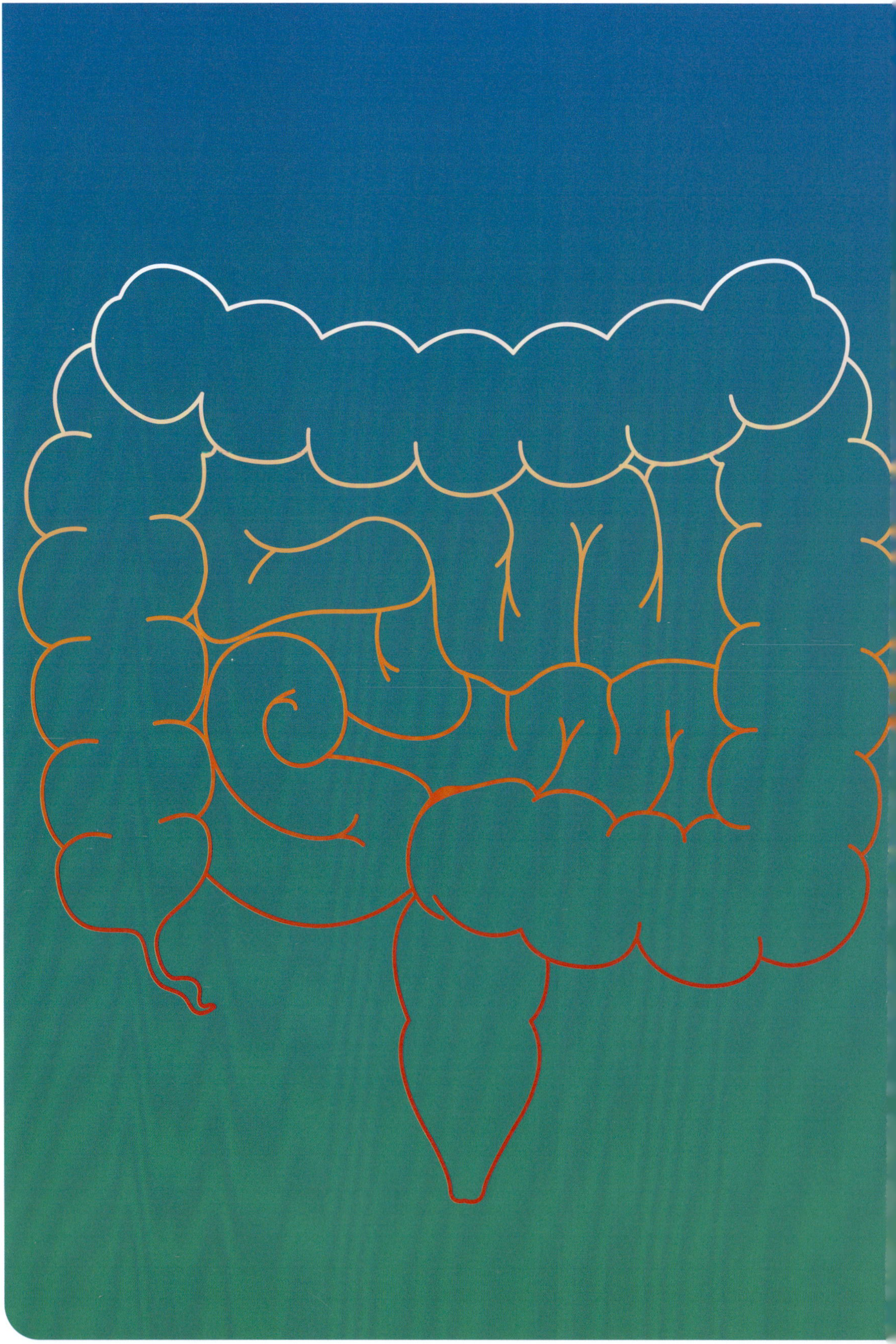

Inhalt

Exkurse

Liebe Leserin, lieber Leser,

im Laufe meiner 40-jährigen ärztlichen Tätigkeit habe ich tausende Patienten mit der Diagnose Reizdarm gesehen, von denen viele nicht vollständig abgeklärt waren. Die Ursachen dafür lagen weniger am Unwissen der Ärzte, als an äußeren Umständen wie mangelnder Zeit und dem Zwang zu sparen. Nachdem in manchen Ländern schon bis zu 25 Prozent der Bevölkerung die Diagnose Reizdarm gestellt bekommen haben, wird eine Kostenexplosion befürchtet und auf die Kostenbremse gedrückt.

Das Ergebnis davon ist, dass Reizdarmpatienten oft unterversorgt sind. In der Folge versuchen die Betroffenen immer öfter, ihr Problem selbst in die Hand zu nehmen. Sie nehmen dann einerseits unnötige, oft sehr teure Untersuchungen in Kauf, auf der anderen Seite werden aber wichtige Tests gar nicht erst durchgeführt und so mögliche Ursachen, die zu einer Reizdarmsymptomatik führen können, nicht entdeckt.

In diesem Buch beschreibe ich die häufigsten möglichen Ursachen für ein Reizdarmsyndrom – vor allem auch solche, die oft übersehen werden. Darüber hinaus erkläre ich die sinnvollsten Untersuchungsmethoden, mit denen diese festgestellt werden können. Denn wurde die Ursache erst einmal gefunden, so kann fast immer erfolgreich behandelt werden. Neben den wichtigsten Therapien werden auch seltene, oft nicht eingesetzte Behandlungsmöglichkeiten beschrieben.

Mithilfe dieses Leitfadens können Sie nun selbst ganz gezielt tätig werden: Sie können die möglichen Ursachen Ihres Reizdarms einkreisen und in manchen Fällen schon selbst entsprechende Maßnahmen ergreifen – manchmal sind es nur die Ernährung oder falsche Medikamente, die die Symptome verursachen. Zudem erfahren Sie, welche Fachärzte Sie konsultieren müssen und welche Untersuchungen in Ihrem Fall notwendig sind. In den meisten Fällen können Sie sich so von Ihren Beschwerden befreien.

Ich verwende in diesem Buch mit Absicht viele Fachausdrücke, denn bei der Recherche im Internet können Sie anhand medizinischer Fachausdrücke viel bessere Informationen finden. Die im Internet zunehmende »Informationsverschmutzung« können Sie auf diese Weise zumindest ein wenig umgehen. Auch wenn dieses Buch viele Ratschläge enthält, sollten Sie sich nie alleine therapieren, sondern Untersuchungen und Therapien immer gemeinsam mit dem Arzt Ihres Vertrauens durchführen.

Ich wünsche Ihnen baldige Genesung
Ihr Dr. Maximilian Ledochowski

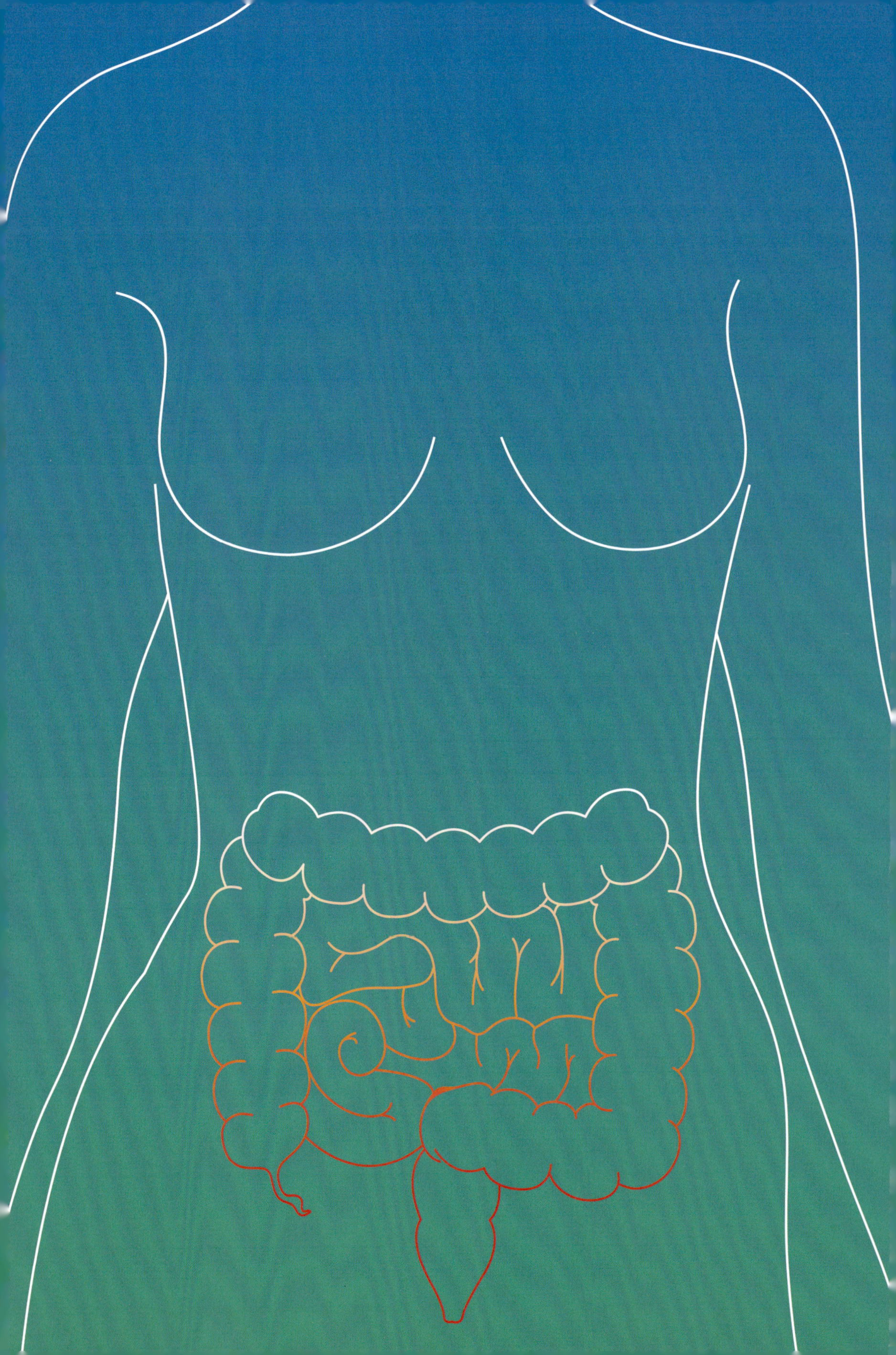

Was ist ein Reizdarmsyndrom?

Die Diagnose Reizdarm wird gerne gestellt, wenn die Ursachen der Beschwerden für den Arzt einfach nicht zu erkennen sind. Was steckt dahinter?

Reizdarm – eine unklare Diagnose?

Sehr verschiedene Ursachen können hinter einem Reizdarmsyndrom stecken. Die wichtigsten werden in diesem Kapitel skizziert.

Um das Reizdarmsyndrom einheitlich beschreiben zu können, haben im Jahr 1992 verschiedene Gastroenterologen eine Definition des Krankheitsbildes erstellt. Das war notwendig, denn in der Vergangenheit hatten sich zahlreiche diverse Begriffe für dasselbe Krankheitsbild etabliert. So gab es neben der Diagnose Reizdarmsyndrom Bezeichnungen wie Colon irritabile, chronische funktionelle Darmerkrankung, Dyspepsie u. v. m. Nachdem das erste Treffen in Rom stattfand und sich die Gruppe Rome-Foundation nannte, wurden die von ihr erstellten Kriterien für die Diagnose eines Reizdarmsyndroms Rom-Kriterien genannt. Diese wurden 1999, 2006 und zuletzt 2016 neu aufgestellt (Rom-1- bis Rom-4-Kriterien).

Allein die Tatsache, dass wir bis heute bereits die 4. Revision der Rom-Kriterien haben, zeigt, dass sich Gastroenterologen selbst nicht ganz so einig sind, worum es sich bei einem Reizdarmsyndrom wirklich handelt. Dann stellt sich aber die Frage, wie »richtig« diese Kriterien sind.

Die derzeitigen Rom-4-Kriterien, anhand derer die Diagnose Reizdarmsyndrom gestellt werden darf, lauten wie folgt:

- Symptombeginn mindestens 6 Monate vor Diagnosestellung.
- Beschwerden an mindestens einem Tag pro Woche in den letzten 3 Monaten.
- Wiederkehrende Bauchschmerzen assoziiert mit mindestens 2 der folgenden Kriterien: Zusammenhang mit der Stuhlentleerung, Änderung der Stuhlfrequenz, Änderung der Stuhlkonsistenz.

Einig sind sich Gastroenterologen also nur darin, dass Änderungen der Stuhlkonsistenz (Durchfall, Verstopfung), der Stuhlfrequenz (häufiger, seltener Stuhlgang) und Schmerzen bestehen müssen. Eine solche Definition gilt aber für fast *alle* Darmerkrankungen, die über einen längeren Zeitraum bestehen und bei denen der Arzt noch keine Diagnose gefunden hat, denn der Darm kann nur mit Schmerzen, Blähungen, Änderungen der Stuhlfrequenz und der Stuhlkonsistenz reagieren. So wie die Leitsymptome bei

Lungenerkrankungen Atemnot und bei Muskelerkrankungen Muskelschmerzen oder Muskelschwäche sind, so sind die in den Rom-Kriterien genannten Beschwerden die Leitsymptome von Darmerkrankungen. Sie sagen eigentlich nur aus, dass eine Darmerkrankung bereits über 6 Monate besteht, also chronisch ist, und man die Ursache dafür (noch) nicht gefunden hat. Statt dem Patienten zu sagen: »Leider weiß ich nicht, was Sie haben«, diagnostizieren Ärzte dann einfach ein Reizdarmsyndrom.

Einteilung des Reizdarmsyndroms

Diese Situation ist sowohl für Patienten als auch für Ärzte äußerst unbefriedigend, denn kein Arzt sagt gerne: »Ich weiß nicht, was Sie haben.« In meinen Augen gibt es aber kein Reizdarmsyndrom, sondern nur unzureichend abgeklärte Darmbeschwerden. Die Diagnose Reizdarmsyndrom müsste eigentlich ersetzt werden durch »chronische Darmbeschwerden unbekannter Ursache«. Und damit Untersuchungen nicht unnötig wiederholt durchgeführt werden, sollte bei dieser Diagnose nachfolgend angegeben werden, welche Untersuchungen bisher schon gemacht wurden.

Auch die Einteilungen nach Leitsymptomen oder Entstehung (siehe Kasten) sind eher unbefriedigend. Statt schmerzdominantes Reizdarmsyndrom ließe sich auch »Bauchschmerzen unklarer Ursache«, statt IBS-D und IBS-C »Durchfall oder Verstopfung unbekannter Ursache« und statt IBS-A »Verdauungsbeschwerden unbekannter Ursache« sagen. Dass es nach Antibiotikagabe eine Zeit lang zu Verdauungsbeschwerden kommen kann, ist bekannt. Ebenso ist es nichts Neues, dass es nach einem schweren Darminfekt eine Weile dauert, bis sich der Darm wieder erholt hat. Die Einteilung in verschiedene Arten von Reizdarmsyndromen bringt uns auch nicht wirklich weiter.

Unterteilung nach vorherrschenden Leitsymptomen oder nach Entstehung

Einteilung nach Leitsymptom

- IBS-P (Schmerz-dominantes Reizdarmsyndrom; englisch: Pain dominant IBS)
- IBS-D (Diarrhö-dominantes Reizdarmsyndrom; englisch: Diarrhea dominant IBS)
- IBS-C (Obstipations-dominantes Reizdarmsyndrom; englisch: Constipation dominant IBS)
- IBS-A (alternierendes Reizdarmsyndrom; englisch: IBS with alternating complaints)

Einteilung nach der Entstehung

- IBS nach Antibiotikagabe (post-Antibiotika IBS)
- IBS nach einem Darminfekt (postinfektiöses IBS)
- u. a.

(IBS = englisch: Irritable Bowel Syndrome für Reizdarm)

Es ist nur eine Beschreibung der Symptome oder des zeitlichen Auftretens. Umso wichtiger ist die Frage: Wie kommt es zu all diesen Beschwerden?

Reizdarmbeschwerden sind ein Sammelsurium an Beschwerden, die auftreten, wenn irgendeine Krankheit des Verdauungstraktes über einen längeren Zeitraum besteht. Dazu gehören vor allem Entzündungsreaktionen, Nahrungsmittelunverträglichkeiten, Verdauungsstörungen (Störung der Aufspaltung von Nahrungsmitteln im Darm), Störungen der Darmwandfunktion und solche der Darmmotorik. All diese Möglichkeiten möchte ich im Folgenden einzeln betrachten.

Entzündungsreaktionen

Immer, wenn im Körper Schmerzen entstehen, muss als Erstes das Vorhandensein einer Entzündung in Betracht gezogen werden. Diese Entzündung kann durch Mikroorganismen wie Bakterien, Pilze, Viren oder durch Parasiten entstehen. Es gibt aber auch sogenannte sterile Entzündungen. Diese entstehen nicht durch Bakterien oder andere Mikroorganismen, sondern durch eine überschießende Reaktion des Immunsystems, zum Beispiel bei Autoimmunerkrankungen, rheumatischen Krankheiten etc.

Im Darm gibt es aber noch eine weitere Form der Entzündung, die eine wichtige Rolle bei der Entstehung des Reizdarmsyndroms spielt, schulmedizinisch aber nicht als solche anerkannt wird. Dabei handelt es sich um eine Entzündung durch »normale« Darmbakterien.

Die Rolle des Mikrobioms

Wir teilen die Darmbakterien oft in »gute« und »böse« Bakterien ein. Diese Einteilung ist aber nur teilweise richtig, denn auch, wenn sich nur »gute« Bakterien zu stark vermehren, stellt das für den Darm eine Bedrohung dar und er muss sich dagegen wehren. Das tut er, indem er eine Entzün-

Bakterielle Fehlbesiedelung (SIBOS): Malabsorbierte Nahrungsmittel gelangen in den Dickdarm und werden dort vergoren. Dadurch entstehen Gase, die den Dickdarm aufblähen. Die Ileocoecalklappe wird dadurch undicht, was den Reflux von Nahrungsmitteln und Bakterien zur Folge hat.

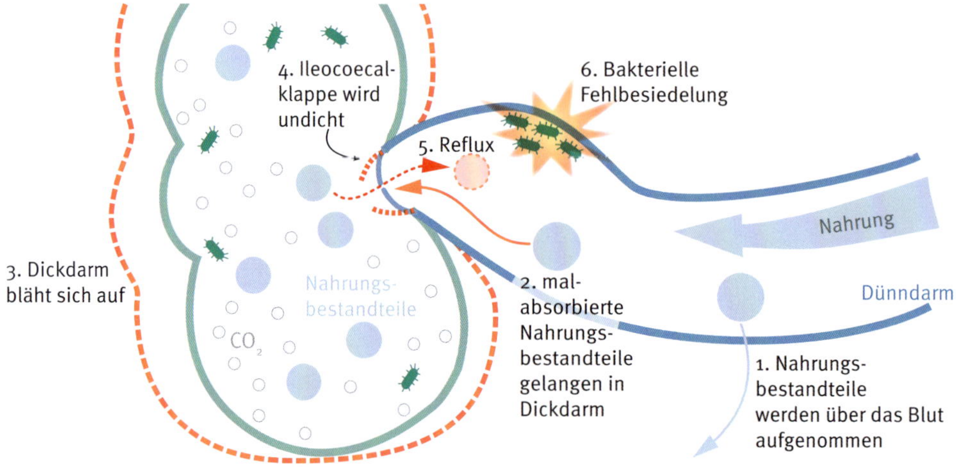

dungsreaktion startet, als ob er sich gegen böse Bakterien zur Wehr setzen müsste. Früher bezeichnete man diesen Zustand auch als Dysbiose, heute spricht man eher von Fehlbesiedelung oder Englisch von SIBOS (small intestinal bacterial overgrowth syndrome). Gemeint ist damit eine Überwucherung mit »schlechten« Bakterien. Aber es kann damit auch nur ein Ungleichgewicht in der Bakterienpopulation oder eine ungünstige Verteilung der Bakterien in den verschiedenen Darmabschnitten gemeint sein.

Während im Dickdarm relativ viele Bakterien vorkommen und dort sogar eine wichtige Funktion erfüllen, ist das im Dünndarm nicht der Fall. Im Dickdarm ist eine Besiedelung von 10^{15} (eine Billiarde) Keimen als ganz normal anzusehen, im Dünndarm ist jedoch jede Bakterienkonzentration von mehr als 10^{5} (hunderttausend) Keimen pro Milliliter Darminhalt schon krankhaft. Und das ist unabhängig davon, ob es sich um »gute« oder »schlechte« Bakterien handelt.

Was bewirken Pro- und Präbiotika?

Für die Behandlung der Bakterienflora gibt es eine Unmenge an teilweise teuren Präparaten, die unter der Bezeichnung Probiotika, Präbiotika oder Symbiotika verkauft werden. Probiotika sind Präparate mit »guten« Bakterien. Doch nachdem man nie weiß, welche Art von Mikroorganismen im Darm gerade im Überfluss vorhanden ist, ist eine Zufuhr von Probiotika nicht sehr sinnvoll, obwohl es auch hier einige wenige Ausnahmen gibt.

Präbiotika dagegen sind Stoffe, die den »guten« Bakterien als Nahrung dienen und sie zur Vermehrung anregen sollen. In diesem Zusammenhang muss erwähnt werden, dass es kein Nahrungsmittel gibt, mit dem sich ausschließlich »gute« Keime heranzüchten lassen. In dieser Hinsicht sind Bakterien wie Ratten, die so ziemlich alles fressen, was ihnen angeboten wird. Mit Präbiotika erreicht man also nur eine Vermehrung aller (guter wie schlechter) Bakterien. Das von der Werbung vermittelte Bild, man könne mit diesem oder jenem Nahrungsmittel eine Selektion gewünschter Bakterien erreichen, ist leider falsch. Zum Nutzen von Pro- und Präbiotika mehr in den Kapiteln »Warum Präbiotika nicht funktionieren können« (Seite 111) und »Das Problem mit Probiotika« (Seite 106).

Chronische Infekte

Dass Infekte zu Entzündungsreaktionen und damit auch zu Schmerzen führen können, ist bekannt. Patienten mit Bauchbeschwerden wird beim Arzt Blut abgenommen und es wird eine Stuhlprobe eingeschickt. Als Patient ist man dann der Ansicht, dass damit alles abgeklärt wurde, um Infekte des Darmes auszuschließen.

Das ist aber nicht der Fall. Es gibt so viele verschiedene Darmbakterien, die zu Krankheiten führen können, dass gar nicht alle untersucht werden können. Das Problem bei der Stuhluntersuchung besteht darin, dass der Arzt jeden Keim oder Parasit, der nachgewiesen werden soll, explizit im Labor anfordern muss, sonst werden diese Untersuchungen nicht durchgeführt. Meistens schreiben Ärzte aber auf den Anforderungsschein nur »Stuhluntersuchung auf pathogene Keime erbeten«. Dabei werden je nach Labor und Krankenkasse des Patienten nur wenige Keime untersucht. Oft erfolgt die Untersuchung lediglich auf das Vorhandensein von Salmonellen und Shigellen. Ärzte, die sich nicht speziell mit Darmerkrankungen befassen, sind sich dessen oft nicht bewusst. So kommt es, dass viele pathogene Keime nur deshalb übersehen werden, weil ihre Untersuchung nicht angefordert wurde.

Schließlich ist auch noch die Qualität der Untersuchung von Stuhlproben in den verschiedenen Laboren höchst unterschiedlich. Das gilt vor allem für den Nachweis von Parasiten. Um Parasiten ausfindig zu machen, muss sich ein Laborant an ein Mikroskop setzen und eine Stuhlaufschwemmung lange und mühsam durchsuchen. Viele Untersucher haben entweder nicht die Ausbildung oder die Ausdauer, um danach zu suchen. Ich habe selbst über 10 Jahre gebraucht, bis ich Labore gefunden hatte, in denen Parasiten nicht nur gesucht, sondern auch tatsächlich gefunden wurden. Ich kannte Stuhllabore, die im Stuhlbefund angaben »alles in Ordnung« oder, um in der Medizinersprache zu sprechen, alles »OB«, obwohl der Patient selbst bereits einen Wurm aus seinem Stuhl herausgezogen hatte. Bei der bakteriellen Diagnostik gibt es ebenso große Qualitätsunterschiede. Während manche Labore sehr gute Trefferquoten haben, weil sie den Erregernachweis mittels PCR-Nachweis führen, finden andere Labore gar nichts, weil sie diese Methoden nicht anwenden.

Chronische nicht infektiöse Entzündungen

Lang anhaltende Entzündungen des Darmes werden unter dem Begriff chronisch entzündliche Darmerkrankungen (CED) zusammengefasst und sind jedem Arzt bekannt. Zumindest, wenn es sich um eine der Hauptvertreter der CED handelt, nämlich die Colitis ulcerosa und den Morbus Crohn. Diese beiden Erkrankungen werden gut und sicher diagnostiziert. Dazu wird eine Magenspiegelung (Gastroskopie) und eine Dickdarmspiegelung (Koloskopie) durchgeführt (Seite 160).

Bei jeder Entzündung im Darm spielt die sogenannte Abschilferungsrate des Darmepithels eine wichtige Rolle. Dafür gibt es aber keine apparativen Untersuchungen. Was aber ist eine Abschilferungsrate? Der Darm bildet sich ständig neu. Nach 3 bis 5 Tagen hat jeder Mensch eine vollkommen neu aufgebaute Darmschleimhaut. Dabei werden alte Darmepithelien abgeschilfert, um neuen

Speziallabore kritisch betrachten

Warnen möchte ich vor Laboren, die sich als Spezialisten für Stuhldiagnostik ausweisen und Gesamtuntersuchungen für teures Geld anbieten. Das Problem bei diesen Untersuchungen besteht darin, dass sie gar nicht funktionieren können, weil die meisten Keime unter Sauerstoffeinwirkung absterben – und das passiert bei jeder Gewinnung von Stuhlproben. Das Ergebnis der Stuhluntersuchung liefert zwar auf Hochglanzpapier gedruckte Befunde mit einer Auflistung der verschiedenen Keime, schön eingeteilt in Gruppen wie immunmodulierende, protektive, mukonutritive und neuroaktive Mikrobiota (manchmal wird sogar ein Resilienzindex angegeben). All diese Informationen sind für die Therapie nicht verwertbar, sie kosten nur viel Geld.

Darmepithelien wieder Platz zu machen. So wie sich eine Schlange häutet, regeneriert sich der Darm ständig von selbst. Diese alten Schleimhautreste werden einerseits verdaut und andererseits von Bakterien vergoren. Es findet also eine ständige Selbstverdauung (Autodigestion) statt. Man schätzt, dass etwa ein Drittel der gesamten Eiweißkalorien, die uns als Nahrung dienen, durch Autodigestion zur Verfügung gestellt werden. Autodigestion ist also ein wichtiger Ernährungsbestandteil. Bei jeder Entzündung der Darmwand wird der Umsatz an abgeschilfertem Dünndarmepithel erhöht und die Autodigestion nimmt zu. Da sich in den Darmschleimhautepithelien viele schwefelhaltige Aminosäuren befinden, ist das Epithel sehr schwefelhaltig und dient daher vor allem als Nahrung für schwefelreduzierende Bakterien. Diese Bakterien bilden daraus ziemlich giftige und übelriechende Schwefelalkohole, sogenannte Mercaptane, die ihrerseits zu Funktionsstörungen der Darmschleimhaut und zu Verdauungsbeschwerden führen können. Ein Teufelskreis, bei dem sich die Entzündung selbst unterhält.

Hinweis Kreatorrhö

Nimmt die Autodigestion zu, lässt sich das an einem besonders übelriechenden Stuhl erkennen. Mediziner nennen das Kreatorrhö, womit gemeint ist, dass viel Eiweiß vergoren wird und über den Stuhl verloren geht. Kreatorrhö kann aber auch durch exzessiven Eiweißkonsum wie Fleisch, Fisch, Milch und Eier zustande kommen. Vor allem die Einnahme von proteinreichen Nahrungsergänzungsmitteln wie Eiweißshakes, Gewichtsreduktionsmitteln oder »Kraftfutter«, das gerne in Fitnessstudios verkauft wird, sind in diesem Fall die Auslöser einer Kreatorrhö. Wenn also der Stuhl auffallend schlecht riecht, sollten Sie versuchen, einige Tage die Eiweißzufuhr zu reduzieren. Riecht der Stuhl danach besser, können Sie davon ausgehen, dass Sie sich falsch ernährt haben. Riecht er aber nicht besser, dann sollten Sie sich einer eingehenden gastroenterologischen Untersuchung unterziehen, denn es könnte sich um vermehrte Autodigestion handeln, was immer als Krankheitszeichen und Hinweis für eine Entzündungsreaktion zu werten ist.

Zähneputzen *vor* dem Essen

Der Ort mit den meisten Mikroben im menschlichen Körper ist der Mund. Hier befinden sich noch mehr Keime als im Stuhl! Diese Keime wachsen vor allem in den Zwischenräumen der Zähne und ernähren sich durch Speisereste der vorangegangenen Mahlzeit. Alle diese Keime schluckt man dann mit dem Essen und nicht alle können durch Speichelproteine abgetötet werden. Es ist daher wichtig, die Zähne *vor* dem Essen und nicht danach zu putzen. Wer die Zähne danach putzt, hat die Keime schon alle geschluckt. Außerdem führt Zähneputzen nach dem Essen eher zu Zahnputzschäden als davor. Das postprandiale Wachstum, also das Wachstum der Bakterien nach dem Essen, ist sogar erwünscht, um die Immunantwort zu stimulieren. Vor der nächsten Mahlzeit also immer die Zähne putzen und auf Zwischenmahlzeiten verzichten.

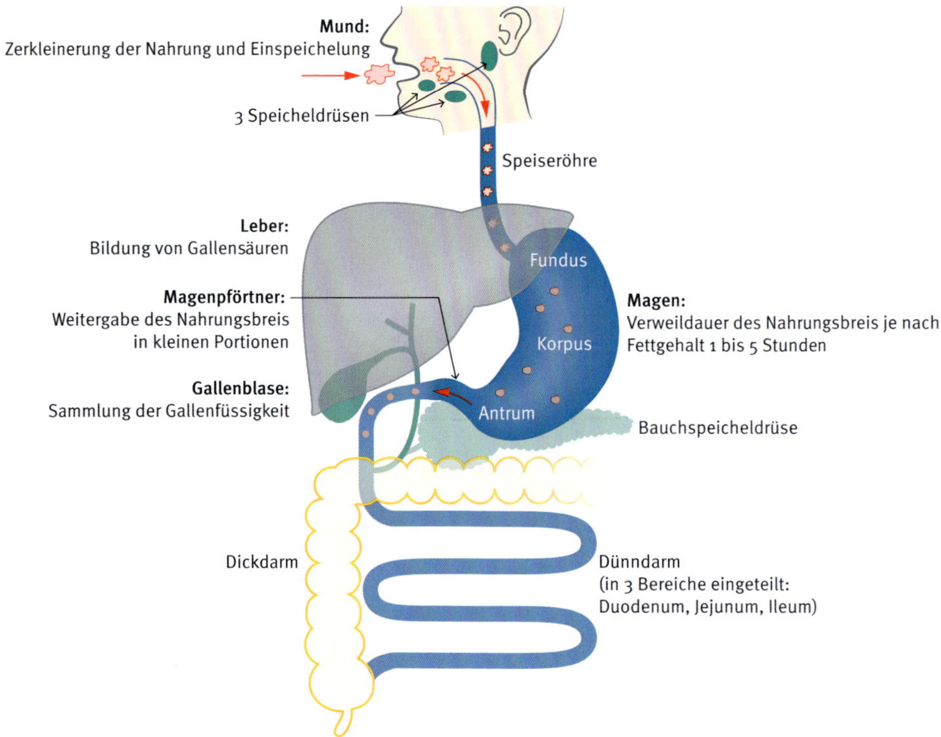

Schematische Darstellung des Verdauungstrakts

Störungen der Verdauung

Die Verdauung ist ein komplexer Prozess, bei dem die Nahrung in ihre Einzelteile zerlegt, verwertet und unverwertbare Stoffe wieder ausgeschieden werden. Funktioniert dieser Ablauf nicht reibungslos, kann es zu Beschwerden kommen.

Kurzer Überblick über die Verdauung

Unter Verdauung versteht man die Aufspaltung von Nahrungsbestandteilen und deren Aufnahme durch die Darmwand. Wenn die Verdauung nicht gut funktioniert, kann das entweder daran liegen, dass man sich falsch ernährt oder aber, dass ein Defekt in der Verdauung vorliegt. Die Verdauungsstörungen können angeboren oder nur vorübergehend sein. Da vorübergehende Defekte monatelang bestehen können, sind sie auch als Ursache für Reizdarmbeschwerden abzuklären.

Vorverdauung im Mund

Zunächst wird die Nahrung im Mund durch Kauen zerkleinert. Dabei erfolgt vor allem durch Speichelenzyme schon eine Art Vorverdauung. Die Wirkung dieser Speichelenzyme lässt sich daran erkennen, dass Kohlenhydrate immer süßer schmecken, je länger sie gekaut werden, da die Kohlenhydrate in süße Zuckerbestandteile aufgespalten werden.

Zur Veranschaulichung, was schon alles im Mund passiert, sei erwähnt, dass man bisher nicht weniger als 240 verschiedene

Substanzen im Speichel gefunden hat. Man kann sich also vorstellen, wie viele Verdauungsstörungen schon allein durch zu kurzes Kauen bedingt sind! Ohne die Vorverdauung im Mund kann eine ausreichende Nachverdauung im Darm gar nicht erfolgen. Durch den Speichel wird nicht nur die Verdauung eingeleitet, sondern es werden auch Keime abgetötet, die sich in der Nahrung befinden und Allergene zerstört. Wer also schlingt, anstatt zu kauen, züchtet sich auch allein durch das hastige Essen eine Fehlbesiedelung im Darm heran.

In der Speiseröhre

Ist das Essen erfolgreich gekaut und eingespeichelt, wird der Speisebrei geschluckt. Beim Schluckvorgang erfolgt keine Verdauung. Störungen des Schluckvorganges (Dysphagie) können aber ein wichtiger Hinweis dafür sein, dass die gesamte Darmmotorik nicht gut funktioniert. Symptome wie Kloßgefühl im Hals, das Gefühl des Steckenbleibens von Nahrungsmitteln in der Speiseröhre, Sodbrennen oder Aufstoßen weisen auf solche Motilitätsstörungen des Verdauungstraktes hin. Solche Beschwerden sollten dem Arzt unbedingt mitgeteilt werden, denn sie sind für die weitere Abklärung eines Reizdarmsyndroms von großer Bedeutung.

Starke Säure im Magen

Als Nächstes gelangt der Speisebrei in den Magen. Hier wird die Verdauung durch verschiedene Enzyme fortgesetzt und die Nahrung durch Einwirkung der Magensäure fast bakterienfrei gemacht. Nur ganz wenige Keime können sich bei einem pH-Wert von 1,5 bis 2 noch am Leben halten, dazu gehört auch der bekannte Helicobacter pylori. Die Magensäure ist so stark, dass man sich den Finger verätzen würde, könnte man ihn hineintauchen. Durch sie werden nicht nur wichtige Verdauungsschritte eingeleitet und Mikroorganismen abgetötet, sondern auch Allergene zerstört. Wer ständig Medikamente schluckt, die die Magensäure blockieren, darf sich nicht wundern, wenn es zu Verdauungsstörungen und Allergien kommt. Es ist gar nicht so selten, dass Säureblocker über Jahre hinweg eingenommen werden. Dann kommt es nicht nur zu Verdauungsstörungen, sondern auch zu Ernährungsstörungen der Knochen und des Gehirns. Osteoporose, Alzheimer und andere Zivilisationserkrankungen sind die Folgen.

Trinken bei Mahlzeiten

Getränke werden nicht gekaut, gelangen sofort in den Magen und verdünnen den Magensaft. Dadurch wird die Wirkung der Verdauungssäfte verringert und die Verdauung gestört. Trinken und Essen sollten daher möglichst zeitlich getrennt werden.
Im Normalfall rinnt die Flüssigkeit aber an der sogenannten kleinen Kurvatur am Speisebrei vorbei und gelangt so direkt in den Dünndarm. Deshalb spielen kleine Flüssigkeitsmengen während der Mahlzeit keine so große Rolle.

Verdauung im Dünndarm

Flüssigkeit und Nahrungsbrei befinden sich als Nächstes im Dünndarm, der 3 bis 5 Meter lang ist. Der erste Abschnitt, der Zwölffingerdarm (Duodenum), ist der eigentliche »Hochleistungsabschnitt« der Verdauung. Hier gelangen Gallen- und Bauchspeicheldrüsensaft in den Darm. Die Säure wird innerhalb von Sekunden neutralisiert, ja

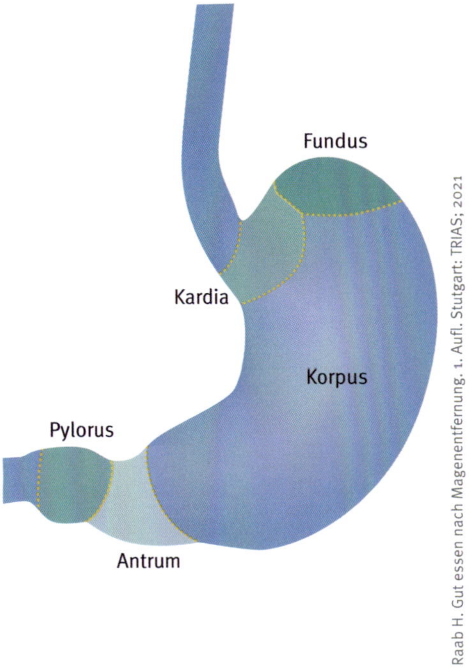

Schematische Darstellung des Magens

sogar alkalisch gemacht, damit die Verdauungsenzyme des Dünndarms ihre Arbeit vollbringen können und alle Nahrungsmittel in ihre Bestandteile aufspalten können. Diesen wichtigsten Darmabschnitt kann man bei der Gastroskopie noch einsehen. Das gilt aber nicht mehr für die nachfolgenden Abschnitte Krummdarm (Jejunum) und Leerdarm (Ileum). Letzterer mündet dann schließlich in den Dickdarm.

Alles, was im oberen Dünndarm (Duodenum) nicht aufgespalten werden konnte, versucht der nachfolgende Darmabschnitt, das Jejunum, zu verdauen. Nicht immer mit Erfolg. Das Ende des Dünndarms, das Ileum, wird auch Leerdarm genannt, weil hier alles schon so weit verdaut worden sein sollte, dass dieser Abschnitt ziemlich leer ist. Das ist er aber nicht, wenn wir zu viel essen oder uns vermeintlich besonders gesund ernähren und zu viele Ballaststoffe essen. Es ist daher angebracht, diesen Darmabschnitt hin und wieder leer werden zu lassen und einfach nichts zu essen. Das ständige »Durch-Füttern« ist eine häufige Ursache für Reizdarmbeschwerden. Einfacher Test: Lassen Sie einmal 2 Mahlzeiten hintereinander aus. Wenn dann alles besser wird, haben Sie mit großer Wahrscheinlichkeit ein Problem mit der Verdauungsleistung.

Der Dickdarm als Gärkammer

Alles, was im Dünndarm nicht aufgeschlossen und verdaut werden konnte, gelangt nun in den Dickdarm. Dazu gehören vor allem die Ballaststoffe, die selbst von Ernährungsfachleuten oft als sehr gesund dargestellt werden. Unglücklicherweise wird vor allem Menschen mit Reizdarmbeschwerden empfohlen, viele Ballaststoffe zu sich zu nehmen.

Im Dickdarm befinden sich Unmengen von Bakterien, die sich nun über die unverdauten Nahrungsmittelreste und die Ballaststoffe, die nicht verdaut werden, hermachen. Der Dickdarm ist im Grunde ein Gärreaktor, sozusagen der Komposthaufen der Verdauung. Dabei entstehen teilweise giftige Gase und Stoffwechselprodukte. Während der Dünndarm darauf spezialisiert ist, zu verdauen und die aufgespaltenen Nahrungsmittelbestandteile aufzunehmen, ist der Dickdarm darauf eingerichtet, möglichst nichts mehr aufzunehmen, sozusagen dichtzumachen. Mit einigen kleinen Ausnahmen: Kleine Moleküle, wie zum Beispiel kurzkettige Fettsäuren und manche Gase, die im Rahmen des Gärungsprozesses entstehen, werden von der Dickdarmschleimhaut schon aufgenommen. Der Sinn dieses Darmabschnittes besteht darin, dass im Rahmen der

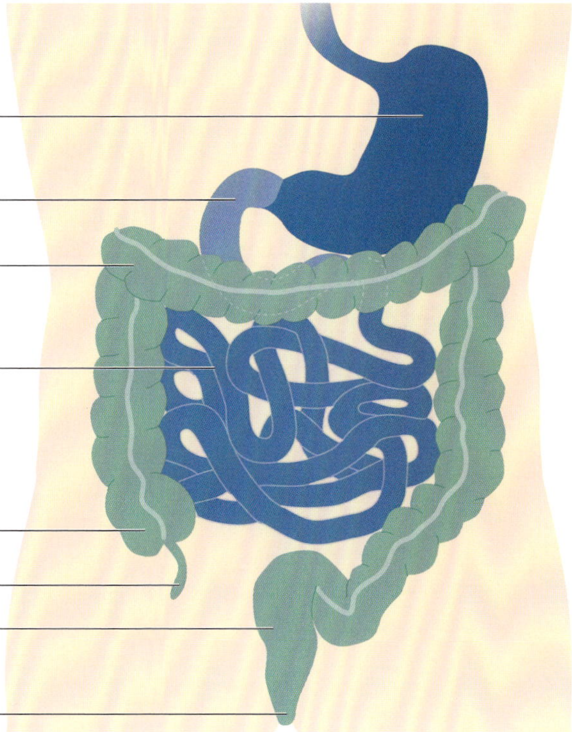

Schematische Darstellung des Darms

Vergärung eine Art Resteverwertung erfolgt. Wenn zum Beispiel ein Löwe keine Beute fängt und beginnt, minderwertige Nahrung wie Präriegräser zu sich zu nehmen, dann kann er diese Gräser eigentlich kaum zur Energiegewinnung verwerten. Im Dickdarm kann aber durch Vergärungen doch noch ein wenig Energie gewonnen werden, so viel, dass es etwas länger dauert, bis er verhungert. Ballaststoffe sind demnach Reservenahrungsmittel für Hungerzeiten. In Zeiten des Überflusses sind sie aber nicht so gut als Nahrungsmittel geeignet.

Ausscheidung über den Enddarm

Zum Schluss kommt der vergorene Speiserest in den Enddarm. Dort wird dem Stuhl noch Wasser entzogen und der Kot eingedickt, sodass er knollig oder geknotet ausgeschieden werden kann. Normal wäre es, wenn man nach dem Stuhlgang kein einziges Blatt Klopapier bräuchte. So wie Tiere in freier Wildbahn immer einen sauberen After haben, ist das von Natur aus auch beim Menschen vorgesehen. Sobald aber viel Toilettenpapier benötigt wird oder sogar nach dem Stuhlgang eine Klobürste verwendet werden muss, weil der Stuhl Spuren im WC hinterlässt, lässt sich vermuten, dass die Verdauung nicht in Ordnung ist. Auch wenn solche fettigen Stühle bei sehr vielen Menschen vorkommen, sind sie nicht als gesund anzusehen. Aus statistischer Sicht mag das normal sein, aus medizinischer Sicht aber nicht.

Unterschiedliche Verdauungsleistungen

Wir stellen uns vor, dass die Verdauung bei jedem Menschen gleich abläuft, aber auch das ist nicht so. Genauso wie es große und kleine, dicke und dünne oder kräftige und schwache Menschen gibt, gibt es Menschen mit unterschiedlicher Verdauungsleistung. Wer eine hohe Verdauungsleistung hat, wird oft als jemand bezeichnet, der einen Schweinemagen hat, weil er alles essen kann, ohne Probleme zu bekommen. Andere wieder haben schon wegen jeder kleinen Unbekömmlichkeit Beschwerden. Dabei spielt nicht nur die Konstitution, sondern auch das Alter eine wesentliche Rolle. Aber sogar Faktoren wie die geografische Lage, die bakterielle Ausstattung (auch die des Partners), Stress, Zeitdruck, Ort der Nahrungseinnahme u. v. m. haben einen Einfluss auf die Verdauungsleistung. Verdauungsdefekte oder Verdauungsschwächen können auch nur vorübergehend bestehen, ebenso können durchgemachte Infekte eine Änderung der Verdauung bewirken. Ängste, Sorgen und Depressionen oder ganz allgemein Stress führen zu einer Abnahme der Verdauungsleistung.

Eingeschränkte Funktion von Drüsen

Viele Menschen werden das Symptom eines trockenen Mundes kennen und sich darüber nicht sehr viel Gedanken machen. Wie wir bereits gesehen haben, gibt es unheimlich viele Stoffe im Speichel, damit die Aufspaltung der Nahrung schon im Mund beginnen kann. Weiß man das, kann man sich gut vorstellen, wie sich Mundtrockenheit auf die Verdauung auswirkt. Alle Krankheiten (und Medikamente), die zu trockenem Mund führen, können demnach auch Auslöser für ein Reizdarmsyndrom sein.

An vorderster Stelle der Ursachen für Mundtrockenheit sind psychische Erkrankungen wie Angst und Depressionen zu nennen. Psychische Krankheiten stellen für die Betroffenen eine Dauerstresssituation dar. Bei jeder Notfallreaktion schaltet der Körper zunächst seine Verdauung ab, weil es in Notfällen wichtiger ist, die Muskulatur und das Gehirn rasch und gut zu durchbluten. Die Verdauung wird zugunsten von Flucht- oder Kampfverhalten unterdrückt. Wer also Sorgen bei der Arbeit, in der Familie oder aus sonstigen Gründen hat, befindet sich in einer Dauernotfall-Situation. In so einem Zustand kann die Verdauung gar nicht richtig funktionieren.

Aber nicht nur die Mundspeicheldrüsen stellen in solchen Situationen ihre Funktion ein. So wie der Mund bei Stress trocken wird, kann auch die Bauchspeicheldrüse ihre Funktion einstellen oder zumindest einschränken oder die Gallenblase versagt ihren Dienst und gibt keine Gallenflüssigkeit in den Dünndarm ab. Das führt dazu, dass Fette nicht emulgiert und damit auch nicht verdaut werden können. Dazu kommt, dass sich der Darm insgesamt nicht mehr weiter bewegt und die Darmmotorik zum Stillstand kommt. Die Durchmischung des Speisebreis fällt dadurch aus. Nichts geht mehr und die Bakterien freuen sich darüber, haben sie doch unter diesen Umständen viel mehr zu fressen. Die Nahrung gehört nun ihnen allein. Sie vergären ihre Mahlzeiten fröhlich vor sich hin und der arme, gestresste Mensch verhungert bei vollem Bauch. Er bekommt deshalb noch mehr Hunger, erlebt oft regelrechte Essattacken, isst noch gieriger, schneller und hat mehr Süßhunger. Ein Teufelskreis, der nur schwer zu durchbrechen ist.

Abhängigkeit von der Jahreszeit

Auch die Jahreszeit trägt ihren Teil zur Verdauung bei. Im Spätsommer, wenn die Tage kürzer werden und die Ernte eingefahren wird, ändert sich unser Essverhalten. Das abnehmende Tageslicht führt dazu, dass gewisse Nahrungsbestandteile wie Tryptophan und andere Aminosäuren nicht mehr so gut ins Gehirn gelangen. Die Folge davon ist zunehmender Kohlenhydrathunger. Wenn dann vermehrt Kohlenhydrate gegessen werden, führt das zu einer Ausschüttung von Insulin. Dieses Hormon hat nicht nur Einfluss auf den Blutzuckerspiegel, sondern bewirkt auch, dass lebenswichtige Aminosäuren besser ins Gehirn aufgenommen werden können, was ein gutes Sättigungsgefühl auslöst. Dieser Regulationsmechanismus kann als Ursache dafür gesehen werden, dass wir Menschen gerade zur Erntezeit, wenn die Tage kürzer werden und die Vorräte gesichert sind, unser Essverhalten ändern. Durch den zunehmenden Kohlenhydrathunger bei abnehmender Tageslänge legt der Mensch mehr Fettreserven für den herannahenden Winter an. Wir entwickeln den »Winterspeck«, der uns in den vergangenen Jahrtausenden geholfen hat, die kalte Jahreszeit besser zu überleben.

Manche Frauen kennen diesen Effekt aber nicht nur im Herbst, sondern jeden Monat, wenn die Regelblutung einsetzt. Dieser prämenstruelle Süßhunger basiert auf demselben Mechanismus, hat aber andere Gründe, auf die ich später im Kapitel »Gestagenunverträglichkeit« (Seite 70) eingehen möchte. Wenn also Diätologen, Ernährungswissenschaftler oder Ernährungsgesellschaften Regeln für die »richtige« Ernährung festlegen, sollten sie in Betracht ziehen, dass diese Empfehlungen nie wirklich passen können. Zu viele Faktoren müssten berücksichtigt werden, was schier unmöglich ist. Ich habe hier nur einige davon aufgezählt.

Hören Sie auf Ihren Körper

Der Körper steuert mit Appetit, Hunger und Durstsignalen alles ganz allein und viel besser, als wir das jemals mit unserem Intellekt leisten können. Deshalb sollten wir vor allem auf uns selbst hören und nicht so sehr auf die Experten. Schließlich lassen Sie sich ja auch nicht von Ihrem Schuhverkäufer sagen, ob der Schuh passt oder nicht (obwohl es auch hier viele Menschen gibt, die sich das einreden lassen). Bei der Ernährung sollten Sie sich jedenfalls von niemandem vorschreiben lassen, was für Sie gut ist oder nicht. Genauso wenig wie beim Kauf von Schuhen.

Vergärung statt Verdauung

Wir sehen den Darm ausschließlich in seiner Funktion als Verdauungsorgan. Verdauung bedeutet, dass die Nahrungsmittel, die wir gegessen haben, in ihre Einzelteile zerlegt und dann aufgenommen (resorbiert) werden. Das ist aber nur die halbe Wahrheit. In Wirklichkeit wird ein guter Teil der Nahrung gar nicht aufgespalten und nicht aufgenommen.

Gärung durch Ballaststoffe

Ballaststoffe sind per definitionem solche Nahrungsmittel, die nicht resorbiert werden können. Entgegen der allgemeinen Auffassung ist es nicht so, dass diese nicht verdauten Nahrungsmittelbestandteile mit dem Stuhl wieder unverändert ausgeschieden werden. Bevor das der Fall ist, müssen diese unverdauten Nahrungsmittel zuerst einen 1,5 Meter langen Gärreaktor (Dickdarm) mit ca. 1,5 Kilo Bakterien bzw. 10^{15} (eine Billiarde) Mikroorganismen durchlaufen.

Dabei werden Unmengen von Gasen (bis zu 6 Liter CO_2 pro Mahlzeit), Wasserstoff, Methan, übelriechende kurzkettige Fettsäuren sowie giftige Schwefelalkohole und Schwefelkohlenstoff gebildet. Je nach mikrobieller Besiedelung können noch viele andere giftige Substanzen entstehen.

Die generelle Empfehlung, viele Ballaststoffe zu essen, mit denen die Fermentation im Dickdarm angeheizt wird, ist deshalb nicht wirklich sinnvoll. Vor allem dann nicht, wenn Sie an einem Reizdarm leiden. Je weiter oben im Verdauungssystem die Gärungsreaktionen stattfinden, desto mehr führen sie zu klinisch relevanten Beschwerden. So sind Blähungen im Ende des Dickdarms (Enddarm) relativ harmlos, weil durch abgehende Winde eine Druckentlastung erfolgen kann. Wenn aber die gleiche Menge Gas im Dünndarm entsteht, können diese Gase nicht entweichen und machen oft fürchterliche Schmerzen.

Geblähter Unterleib durch Dünndarmblähungen

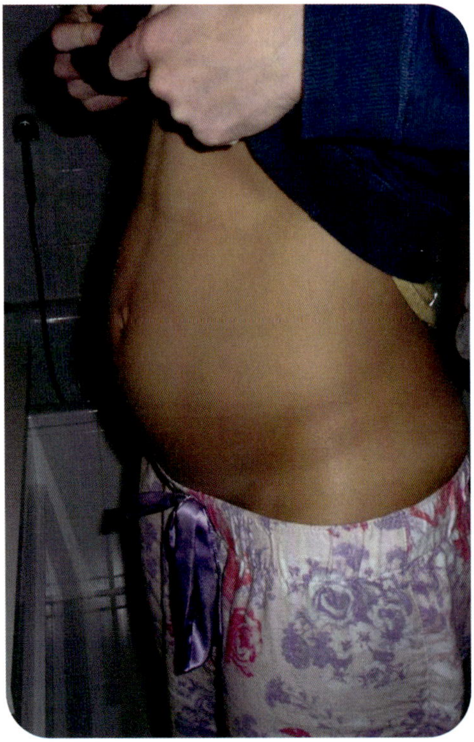

Störungen der Darmschleimhaut

Die größte Beanspruchung im Rahmen der Verdauung von Nahrungsmitteln betrifft die Darmwand. Besonders im Bereich des oberen Dünndarms, dem Zwölffingerdarm (Duodenum), ist die Belastung sehr hoch. Hier bewirken schon kleinste Funktionsstörungen der Darmschleimhaut erhebliche Verdauungsstörungen. Dabei kann sowohl eine Abnahme als auch eine Zunahme der Schleimhautdicke zu Störungen der Resorption und in der Folge zu Reizdarmbeschwerden führen. Ebenso spielt die gesamte Schleimhautoberfläche eine wichtige Rolle bei der Entstehung von Verdauungsstörungen. Schrumpft sie, kommt es zu einer Abnahme der Verdauungsleistung. Man spricht in diesem Fall von einem Malabsorptionssyndrom.

Die Darmschleimhaut ist zu dick

Eine von den Ärzten so gut wie nie wahrgenommene Ursache für die Entstehung von Reizdarmbeschwerden besteht darin, dass die Darmschleimhaut relativ leicht anschwillt. Das ist nicht nur bei Entzündungsreaktionen der Fall, sondern jedes Mal, wenn der Blutdruck in den Gefäßen des Darmes steigt. Das trifft vor allem dann zu, wenn das gesamte Blutvolumen ansteigt.

Frauen, die unter dem prämenstruellen Syndrom (PMS) leiden, kennen diese Erhöhung des Blutvolumens, wenn sie vor der Regelblutung oder manchmal sogar während der ganzen zweiten Zyklushälfte »im Wasser stehen«. Dies äußert sich zum Beispiel darin, dass sie mit geschwollenen Augenlidern am Morgen aufwachen. Im Laufe des Tages verschwinden diese Schwellungen, dafür kommt es nach langem Stehen zu Wassereinlagerungen in den Beinen, sodass die Schuhe am Abend kaum mehr passen oder zumindest die Socken am Bund einschneiden und beim Ausziehen einen Abdruck hinterlassen. Gleichzeitig kommt es zum Anschwellen der Brüste und nicht sichtbar auch zu einer Verdickung der Gebärmutterschleimhaut. Die Betroffenen merken es daran, dass die Regelblutung stark und schmerzhaft einsetzt.

Alle diese Symptome kennen die Gynäkologen als prämenstruelles Syndrom (PMS). Kommen Stimmungsschwankungen dazu, spricht man von einem prämenstruell dysphorischen Syndrom (PMDS). Obwohl jeder Gynäkologe diesen Symptomenkomplex kennt, denkt keiner von ihnen daran, dass es bei dieser Volumenzunahme in der zweiten Zyklushälfte auch zu einer Schwellung der Darmschleimhaut kommen könnte. Wenn ich gynäkologischen Kollegen von diesem wenig beachteten Phänomen erzählte, bekam ich regelmäßig die Frage gestellt: »Gibt es im Darm überhaupt Rezeptoren für Geschlechtshormone, die zu so einer Schwellung führen können?« Die Antwort lautet: nein. Es sind aber auch keine Hormonrezeptoren nötig, um dort eine Wirkung entfalten zu können. Die Nieren dagegen besitzen solche Rezeptoren und wenn die Nieren hormonbedingt weniger Wasser und Elektrolyte ausscheiden, kommt es automatisch zu einer Volumenüberlastung des gesamten Kreislaufs. Damit steigt auch der hydrostatische Druck in den Darmgefäßen. Überall dort, wo die Schleimhaut weich und zart ist, schwillt sie dann an. Um ganz ungläubigen Frauenärzten noch einen Vergleich zu nennen: Auch an den Augenlidern gibt es keine Hormonrezeptoren und trotzdem schwellen sie bei PMS an.

Wie die Verdauung darauf reagiert

Was passiert aber, wenn die Schleimhaut im Darm anschwillt? Die Verdauung reagiert sehr empfindlich auf geringste Schwellungen der Darmschleimhaut. Man schätzt, dass die Resorptionsleistung des Dünndarms exponentiell mit der Schwellung abnimmt. Eine nicht einmal sichtbare Schwellung der Darmschleimhaut führt schon zu erheblichen Resorptionsstörungen. Meistens steigt in diesen Fällen der Spiegel des natriuretischen Hormons, eines Hormons, das im Herzen gebildet wird und dabei hilft, den Wasserhaushalt zu regulieren. Erfahrungsgemäß erreicht dieser Anstieg aber nicht pathologische Werte, sondern nur den hoch normalen Bereich. Deshalb erkennt auch kaum ein Arzt diese Volumenveränderungen. Als Mediziner kennen wir zwar alle den Begriff einer Stauungsgastritis – das ist ein Zustand, bei dem die Magenschleimhaut anschwillt, wenn die rechte Herzhälfte zu wenig pumpt. Die Betroffenen entwickeln dann oft geschwollene Schleimhautfalten im Magen und Veränderungen im Sinne einer Gastritis. Was aber fast niemand kennt oder berücksichtigt, ist die Tatsache, dass schon, lange bevor es zu einer Stauungsgastritis kommt, eine Schwellung der Darmschleimhaut besteht. Diese Schleimhautschwellung, nennen wir sie einmal Stauungsduodenitis, weil vor allem das Duodenum davon betroffen ist, führt zu einer Funktionsstörung des oberen Dünndarms mit dem Leitsymptom Blähungen und Völlegefühl.

Fallbeispiel

Reizdarm und Herzinsuffizienz

» *Ich erinnere mich an eine Patientin, die an der kardiologischen Abteilung einer Universitätsklinik wegen einer vernarbenden Herzbeutelentzündung in ständiger Behandlung war. Bei einer solchen Entzündung kommt es zu einer Beeinträchtigung der Pumpleistung des Herzens. Die Patientin hatte immer wieder unerträgliche Blähungen und Verdauungsbeschwerden. Nachdem man bei ihr den Herzbeutel operativ entfernt hatte, war sie mehrere Jahre lang beschwerdefrei.*

Doch schließlich kam sie wieder öfter mit Bauchschmerzen und Reizdarmbeschwerden in meine Sprechstunde. Dabei fiel auf, dass sie jeweils einige Tage später, nachdem sie bei mir war, mit Zeichen der Herzinsuffizienz in der Kardiologie landete. Sobald die Herzschwäche mit Medikamenten ausreichend behandelt war, verschwanden auch wieder ihre Verdauungsbeschwerden. Die »Reizdarmbeschwerden« gingen bei dieser Patientin den Herzbeschwerden immer einige Tage voraus.

Sie konnte sich schließlich selbst erfolgreich behandeln, indem sie jedes Mal, wenn sie vermehrt Verdauungsbeschwerden bekam, die Dosis ihrer wassertreibenden Mittel für einige Zeit erhöhte. «

Außer bei PMS und Herzinsuffizienz gibt es aber noch zahlreiche andere Krankheiten mit Störungen des Wasserhaushalts und Schwellung der Darmschleimhaut. Deshalb sollte immer eine Abklärung in dieser Richtung erfolgen. Das kann zwar etwas aufwendig sein, denn neben Gynäkologen und Kardiologen sind auch Nephrologen und Endokrinologen für eine vollständige Untersuchung zuständig. Sie sollten aber nie selbstständig wassertreibende Medikamente nehmen, da dies in manchen Fällen auch zu einer Verschlechterung führen kann. Eine Abklärung sollte deshalb immer erfolgen.

Die Darmschleimhaut ist zu dünn

Eine dünne, atrophe, also unterentwickelte Darmschleimhaut, ist schon lange als Ursache für Verdauungsbeschwerden bekannt. Die Summe dieser Zustände wird unter der Bezeichnung Malabsorptionssyndrome zusammengefasst. Die bekannteste Krankheit, die zu einem Malabsorptionssyndrom führt, ist die Zöliakie, die durch eine Unverträglichkeit von Gluten ausgelöst wird (siehe auch Kapitel »Zöliakie« Seite 41). Es kann aber fast jede Darmerkrankung zu einem Malabsorptionssyndrom führen.

Störungen der Darmmotorik

Stellen Sie sich eine Kläranlage vor. In den Bottichen brodelt es, weil die Bakterien Gase bilden, während sie die Abfallreste vergären. Damit überall eine gleichmäßige Vergärung der Abwasserprodukte möglich ist, braucht jede Kläranlage ein Rührwerk, das das ganze unappetitliche Gebräu ständig durchrührt. Fällt der Strom aus, kommt es zu übelriechender Fehlgärung. So ähnlich können Sie sich auch den Darm vorstellen. Er muss ständig durchgerührt und durchgeknetet werden, damit es zu einer guten Durchmischung des Speisebreis kommt.

Bleibt diese Bewegung aus, entsteht schnell Fehlgärung mit der Bildung von giftigen Substanzen. Viele dieser dabei entstehenden Stoffe können im Gehirn Depressionen auslösen und zu Antriebsstörungen führen.

Dass Fehlgärung und Antriebsstörung etwas miteinander zu tun haben, hat sich sogar in unserem Sprachgebrauch durchgesetzt. So spricht man zum Beispiel gerne von einem faulen Menschen. Nun ist diese Faulheit im wahrsten Sinne des Wortes Ursache für einen Teufelskreis bei der Entstehung des Reizdarmsyndroms, denn körperliche Bewegung ist absolut notwendig, um eine gesunde Darmmotorik aufrecht zu erhalten. Wer sich nicht bewegt, begünstigt eine Fehlgärung. Die dabei gebildeten Gifte hemmen den Antrieb, man wird also »faul«. Jeder, der nach dem Essen schon einmal müde geworden ist und sich hingelegt hat, weiß, wovon ich spreche.

Das Problem liegt darin, dass gerade dann, wenn der Darm körperliche Bewegung am nötigsten hätte, das Gehirn aussetzt und auf Antriebsschwäche schaltet. Ein Verdauungsspaziergang nach der Mahlzeit oder regelmäßiger Sport vor der Mahlzeit, wenn möglich jedes Mal, ist hier die beste Therapie. Dabei wird einerseits die Darmmotorik angeregt, andererseits werden durch die verstärkte Atmung giftige Fäulnisgase abgeatmet. Die Lunge ist nämlich nicht nur Atmungsorgan, sondern dient auch der Ausscheidung von Gasen, die im Körper nicht gebraucht werden. Die Tatsache, dass wir mehrere Ausscheidungsorgane besitzen, wird noch wenig berücksichtigt: Der Darm scheidet feste, die Niere, flüssige und die Lunge gasförmige Schadstoffe aus.

Die Darmmotorik ist zu schnell

Wenn die Darmmotorik zu schnell ist, weiß jeder, was passiert: Es kommt zu Durchfall. Das ist dann das Leitsymptom, mit dem die Betroffenen zum Arzt gehen. Durchfall entsteht vor allem, wenn der Verdauungstrakt etwas sehr schnell loswerden will. Bei Infekten oder wenn man beispielsweise etwas Giftiges oder Unverträgliches gegessen hat, möchte der Darm Parasiten, Bakterien oder Viren möglichst rasch ausscheiden bzw. das Unverträgliche möglichst rasch loswerden. Die häufigste Ursache für intermittierende Diarrhö, also Durchfall, der einmal da ist und dann wieder aufhört, sind Gifte, die im Rahmen des Verdauungsprozesses entstehen.

Dabei ist zu beachten, dass der Körper nicht nur entgiften, sondern auch »giften« kann – also Nahrungsbestandteile noch giftiger machen, als sie ursprünglich waren. Eine Giftung entsteht vor allem durch Stoffwechselprodukte, die von Bakterien stammen. Ein bekanntes Beispiel für so ein Gift, das nicht nur gegessen wird, sondern auch im Darm gebildet werden kann, ist Histamin. Dieses biogene Amin entsteht aus der Aminosäure Histidin. Darmkeime lieben diese Aminosäure, fressen sie auf, zwicken sich davon eine CO_2-Gruppe ab und scheiden den Rest davon, nämlich Histamin, wieder aus. So bilden Bakterien und andere Mikroorganismen im Darm eine ganze Reihe von biogenen Aminen – Substanzen, die eine hohe biologische Wirkung zeigen. So wird nicht nur aus Histidin Histamin, sondern aus Tyrosin Tyramin, aus Tryptophan Tryptamin usw. Es gibt zahlreiche biogene Amine, die im Körper heftige Wirkungen entfalten können. Stoffe wie Adrenalin, Dopamin, Noradrenalin und andere Katecholamine gehören auch zu dieser Substanzgruppe. Sie sind bekannter, und wir wissen schon seit langem, wie stark ihr Einfluss auf unser Verhalten ist.

Damit diese im Rahmen des Verdauungsprozesses gebildeten biogenen Amine nicht ins Gehirn gelangen können, wird das Hirn von einer sogenannten Blut-Hirn-Schranke geschützt. Sie bildet eine biochemische Schutzhaut gegen solche Gifte. Der Darm bleibt aber von diesen Schadstoffen nicht verschont und vor allem das Darmgehirn (ENS; siehe auch Kapitel »Geschmackszellen im Darm und Darmhirn« Seite 30) reagiert empfindlich auf diese Stoffe. Es versucht deshalb, diese Substanzen möglichst schnell auszuscheiden. Das geschieht, indem es entweder zu Übelkeit und Erbrechen oder aber zu Durchfall kommt. Bei Diarrhödominantem Reizdarmsyndrom muss deshalb untersucht werden, ob vermehrte Fehlgärung vorliegen könnte. Histamin und andere biogene Amine sind jedenfalls eine häufige Ursache für chronische Diarrhö. Typischerweise besteht immer wieder explosionsartiger Durchfall.

Es kommt aber auch vor, dass der Durchfall nur gewisse Darmabschnitte betrifft. Dann entsteht sozusagen »Durch-fall« im Darm, der oft durch glucksende Darmgeräusche gekennzeichnet ist. Dabei wird durch Pendelperistaltik der Speisebrei vor und zurück geschaufelt, bis die darin befindlichen Substanzen verdaut oder abgebaut sind.

Die Darmmotorik ist zu langsam

Wenn die Darmmotorik verlangsamt ist, nennen wir das normalerweise Verstopfung. Kommen Patienten in die Arztpraxis und klagen über Verstopfung, meinen sie oft 3 verschiedene Symptome:

- seltenen Stuhlgang,
- harte Stuhlkonsistenz oder
- Gefühl der inkompletten Stuhlentleerung.

Seltener Stuhlgang

Wann spricht man von seltenem Stuhlgang? Manche Menschen empfinden es als störend, wenn sie nicht täglich mindestens ein- oder sogar zweimal auf die Toilette gehen können. Mediziner sprechen von seltenem Stuhlgang erst, wenn es seltener als alle 3 Tage zu einer Stuhlentleerung kommt, egal ob der Stuhl hart ist oder nicht. Genau genommen sollte die Transitzeit gemessen werden. Das ist die Zeit von der Einnahme einer Mahlzeit bis zu deren Ausscheidung. Sie sollte nicht länger als 60 bis 70 Stunden sein. Die Transitzeit kann relativ einfach durch eine Röntgenaufnahme des Bauches erfolgen, nachdem der Patient einige Tage röntgendichte Marker zu sich genommen hat. Der Radiologe macht dann am siebten Tag ein sogenanntes Abdomen-Leer-Röntgen und zählt die Marker aus, die noch im Dickdarm liegen. Durch die Anzahl der im Darm verbliebenen Marker kann die Transitzeit exakt bestimmt werden. Werte von 60 bis 90 Stunden sind noch als grenzwertig anzusehen, über 90 Stunden ist es auf jeden Fall pathologisch. Der Arzt spricht dann von »Slow transit constipation«. Wenn subjektiv das Gefühl der Verstopfung besteht und die Transitzeit normal ist, also weniger als 60 Stunden beträgt, wird das als »normal transit constipation« bezeichnet. Obwohl diese Untersuchung einfach ist, wird sie fast nie durchgeführt. Man kann aber auch im

Selbsttest die Transitzeit schätzen, indem man z. B. Maiskörner isst und die Zeit misst, bis sie im Stuhl erscheinen.

Harte Stuhlkonsistenz

Meist ist damit ein schafkotartig geknoteter Stuhl gemeint. Patienten sprechen dann meist von Knöllchen. Diese Form des Stuhls ist entgegen der landläufigen Meinung als normal anzusehen, denn die Natur hat es so eingerichtet, dass dem Stuhl im Enddarm Wasser entzogen wird und er durch Darmkontraktionen geknotet wird. Damit ist auch gewährleistet, dass keine Stuhlreste im Bereich des Afters hängen bleiben. Die berühmte Wurst ist nicht die normale Stuhlform und tritt erst auf, wenn (zu) viel gegessen wurde.

Inkomplette Stuhlentleerung

Normalerweise wird der Stuhlgang eingeleitet, kurz nachdem der Drang dazu verspürt wird. Spürt man Stuhldrang und es kommt gefühlte Stunden lang kein Stuhl, stimmt etwas nicht. Der Arzt bezeichnet das als Defäkationsstörung. Oft besteht hier eine Schwäche des Beckenbodens, eine Ausstülpung des Rektums (Rektozele) oder eine andere Funktionsstörung im Enddarm. Zur weiteren Abklärung kann eine sogenannte MR-Defäkographie (Seite 163) helfen. Bei dieser nicht ganz angenehmen Untersuchung muss der Patient während einer MRT-Untersuchung Stuhl in eine Windel entleeren. Das Schlimmste dabei ist die psychische Belastung, vor anderen Menschen in die Windel machen zu müssen. Die Untersuchung selbst ist harmlos, sehr aussagekräftig und wird leider viel zu selten durchgeführt.

Statt die Ursache für eine Defäkationsstörung abzuklären, werden ärztliche Ratschläge gegeben wie Stuhlgang im Hocken, Einführung von gasproduzierenden Zäpfchen oder Durchführung von Einläufen zur Stuhlgangeinleitung. Entleerungsstörungen sollten jedoch immer abgeklärt werden, denn manchmal sind operative Eingriffe notwendig. Oder es hilft eine spezielle Physiotherapie zur Stärkung der Beckenbodenmuskulatur.

Welche Ärzte sind zuständig?

Für Betroffene ist wichtig zu wissen, dass für Diagnose und Behandlung von Defäkationsstörungen Proktologen (in der Regel Chirurgen) verantwortlich sind, während bei Funktionsstörungen im oberen Verdauungstrakt Gastroenterologen (in der Regel Internisten) zuständig sind. Durch diese fachlichen Überschneidungen kommt es oft zu Versorgungsdefiziten von Patienten mit solchen Beschwerden.

Eine andere Form der Defäkationsstörung ist nicht die lange Wartezeit, bis die Stuhlentleerung endlich eintritt, sondern das Gefühl, den Darm nicht vollständig entleeren zu können. Dieser Eindruck der inkompletten Stuhlentleerung kommt sehr oft durch eine schmierige Stuhlkonsistenz zustande. Die Ursache dafür ist ein zu hoher Fettgehalt in der Stuhlmasse. Hier liegt die Störung nicht im Enddarm, sondern im oberen Verdauungstrakt. Ein erhöhter Fettanteil im Stuhl ist Zeichen für eine Funktionsstörung der Galle, der Bauchspeicheldrüse oder aber Hinweis auf eine Resorptionsstörung von Kohlenhydraten. Das klingt zwar eigenartig, aber nicht resorbierte Kohlenhydrate werden von Bakterien zu Fettsäuren vergoren, die dann den Fettgehalt im Stuhl erhöhen.

Zu solchen Kohlenhydratresorptionsstörungen gehören viele Nahrungsmittelunverträglichkeiten wie Laktoseintoleranz, Fruktoseintoleranz, Sorbitintoleranz etc.

Die Darmmotorik arbeitet unkoordiniert

Der Darm kann nicht nur zu schnell oder zu langsam arbeiten. Es kommt auch vor, dass beides nebeneinander auftritt oder die Darmmotorik vollkommen unkoordiniert ist. So gibt es Patienten, die gleichzeitig Durchfall und Verstopfung haben. Das ist dann der Fall, wenn harte Stuhlklumpen in einem dünnflüssigen Stuhl ausgeschieden werden. Ein Zustand, der für die Betroffenen besonders unangenehm ist. So etwas kommt vor allem bei Patienten vor, die eine Krebsbehandlung mit Strahlentherapie oder Chemotherapie bekommen haben. Durch diese Therapien wird nicht nur das Darmepithel, sondern die gesamte Darmfunktion gestört. Selten kann es auch durch enormen Stress zur Koexistenz von Durchfall und Verstopfung kommen.

Peristaltik und Antiperistaltik

Zur Erklärung, wie das möglich ist, muss ich etwas weiter ausholen. Der Darm ist ein Muskelschlauch, der sich rhythmisch bewegt. Dadurch wird der Speisebrei von oben nach unten immer weiter transportiert. Diese Bewegung nennt sich Peristaltik. Manchmal kommt es vor, dass sich die Bewegungsrichtung umkehrt, das nennt man dann Antiperistaltik. Früher war man der Ansicht, dass antiperistaltische Bewegungen nur beim Aufstoßen oder Erbrechen vorkommen. Inzwischen ist bekannt, dass es Darmabschnitte gibt, bei denen mehr als 60 Prozent der gesamten Zeit antiperistaltische Bewegungen vorherrschen. Der Darminhalt wird von oben nach unten geschickt und wieder zurück. Er wird also hin und her bewegt und richtig durchgeknetet. Für diese Bewegungsform hat man den Ausdruck Pendelperistaltik geschaffen.

Um es noch komplizierter zu machen, muss man sich vorstellen, dass bei einem bis zu 5 Meter langen Darm die Peristaltik nicht an allen Orten gleichmäßig abläuft. Da gibt es Gegenden mit vorherrschender Peristaltik, andere Abschnitte zeigen wieder Antiperistaltik und wieder andere weisen Pendelperistaltik auf und das alles gleichzeitig. Wir merken das oft an gluckernden Darmgeräuschen. Bis zu einem gewissen Grad ist das normal, denn der Speisebrei muss durchgeknetet werden, um mit den Verdauungsfermenten gut durchmischt zu werden – so wie der Koch seinen Brei umrührt, damit er gleichmäßig durch wird.

Geschmackszellen im Darm und Darmgehirn

Vor nicht allzu langer Zeit wurde eine besondere Entdeckung gemacht. Bis dahin gingen wir alle davon aus, dass sich Geschmacksrezeptoren nur auf der Zunge und im Gaumen befinden. In letzter Zeit hat man aber auch Geschmacksrezeptoren im gesamten Dünndarm gefunden. Der Darm schmeckt sozusagen den Speisebrei und misst nebenbei noch den osmotischen Druck. Wenn sich aus diesen Messungen Hinweise ergeben, dass die Verdauung unzureichend war, wird der ganze Brei wieder zurückgeschickt. Das passiert so lange, bis die Rezeptoren melden »alles ist ordentlich verdaut« und »keine giftigen Stoffe mehr vorhanden«. Weil dieser Vorgang so kompliziert ist, hat der Darm auch sein eigenes Nervensystem entwickelt, damit alles ordnungsgemäß gesteuert wird. Das Nervensystem des Darms ist so komplex, dass man sogar vom Darmgehirn spricht. Mediziner nennen es enterisches Nervensystem oder kurz ENS. Es ist auch gerechtfertigt, von einem eigenen Darm- oder Bauchgehirn zu sprechen, denn im Darm finden sich fast ebenso viele Nervenzellen wie im Gehirn. Das klingt unglaublich, aber die Verdauung ist ziemlich kompliziert und die Steuerung sehr komplex. Immer wenn diese Steuerung auf irgendeiner Ebene gestört ist, kommt es zu Verdauungsstörungen, die wir erst in Ansätzen zu verstehen beginnen. Bis dahin bezeichnen wir alle Beschwerden, die auf dem Boden einer Störung der Darmmotorik oder des enterischen Nervensystems entstehen, einfach als Reizdarmsyndrom.

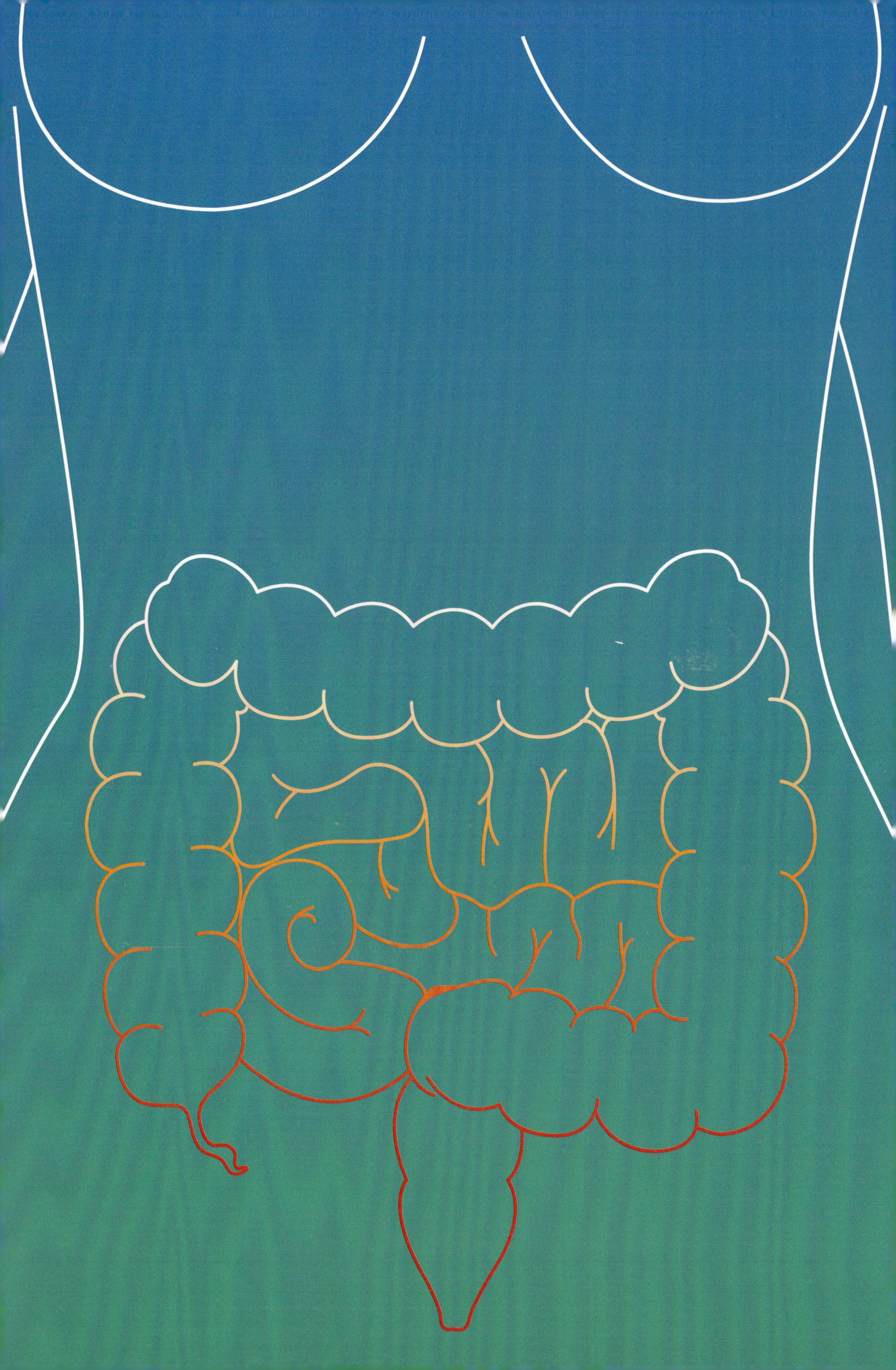

Häufig übersehene Diagnosen

Die wahre Ursache eines Reizdarmsyndroms zu ermitteln, kann aufwendig und langwierig werden, denn die Gründe für die Beschwerden können sehr unterschiedlich sein.

Ursachenfindung Schritt für Schritt

Sinnvoll ist die Ursachenforschung nach einem Stufenschema, um den Betroffenen unnötige Wiederholungen von Untersuchungen zu ersparen.

Die Diagnose Reizdarm ist eine Ausschlussdiagnose. Doch würden Ärzte wirklich *alle* möglichen Diagnosen ausschließen, wäre das einerseits so teuer, dass ihnen die Krankenkassen auf die Pelle rückten, andererseits wären die Untersuchungen so belastend, dass die Betroffenen nicht mehr mitmachen würden.

Jede Reizdarmabklärung ist deshalb immer ein Kompromiss. Damit ist aber die Diagnose immer unvollständig und sagt lediglich, dass keine Ursache gefunden wurde. So gehen Patienten zum nächsten Arzt mit der Aussage: »Bei mir ist alles abgeklärt worden.« Diese wissen, dass das nicht der Fall sein kann und machen eigene Routineuntersuchungen. Viele Untersuchungen werden so doppelt durchgeführt, was auf Dauer teuer wird und kaum neue Informationen bringt.

Sinnvoller ist ein Stufenschema, bei dem zuerst die häufigsten, dann die weniger häufigen und schließlich die seltenen Ursachen abgeklärt werden. Ist man auf einer Stufe fündig geworden, und der Patient ist beschwerdefrei, war die Suche erfolgreich (Stufenschema Seite 165).

Ich habe im Laufe meines Berufslebens Tausende von Reizdarm Betroffene gesehen. Bei etwa drei Viertel konnte eine Ursache für ihre Beschwerden gefunden werden, obwohl die meisten bereits in einer oder mehreren Kliniken waren. Diese Kliniken hatten nicht etwa die Abklärung nicht ordentlich durchgeführt, sondern stellten die Diagnose Reizdarm, nachdem die Basisabklärung durchgeführt und nichts gefunden wurde. Die nächste Klinik fing wieder bei null an, führte die gleichen Untersuchungen durch und bestätigte damit die Diagnose.

Ich selbst kenne natürlich auch nicht alle Ursachen für ein Reizdarmsyndrom, aber ich möchte im Folgenden zumindest die häufigsten Ursachen, die immer wieder übersehen werden und zur Diagnose Reizdarmsyndrom führen können, aufzählen.

Nahrungsmittelunverträglichkeiten

Sie sind immer häufiger Anlass für Beschwerden im Magen-Darm-Bereich und sollten daher auch bei einer Untersuchung früh im Fokus stehen.

Die am häufigsten übersehene Ursache für Reizdarmbeschwerden war vor einiger Zeit noch das Vorliegen einer Nahrungsmittelunverträglichkeit. In dieser Hinsicht hat sich das Bewusstsein in der Bevölkerung und unter Ärzten in den letzten Jahrzehnten glücklicherweise deutlich geändert. Deshalb werden Nahrungsmittelunverträglichkeiten heutzutage nur mehr selten übersehen.

Allerdings ist der Begriff Nahrungsmittelunverträglichkeit nicht ganz glücklich gewählt. Wenn bestimmte Nahrungsbestandteile bei der Mehrheit der Menschen zu Beschwerden führen, müsste man eher von einem Nahrungsgift und nicht von einer Unverträglichkeit sprechen. Es kommt aber immer öfter vor, dass Nahrungsmittel produziert werden, die bei mehr als 80 Prozent der Bevölkerung als Reizdarmbeschwerden bekannte Symptome hervorrufen. Daraus lässt sich schließen, dass die Zunahme der Diagnose Reizdarmsyndrom auch auf Fehlentwicklungen in der Lebensmittelindustrie zurückzuführen ist.

Warum gibt es solche unverträglichen Nahrungsmittel?

Wie kommt es, dass sich in unserer Nahrung immer mehr unverträgliche Bestandteile finden? Das dürfte vor allem daran liegen, dass sich die Lebensmittelindustrie unter anderem von Lebensmittel- und Ernährungsfachleuten beraten lässt, die zwar sehr viel theoretisches Wissen über Nahrungsmittel und Ernährung besitzen, aber nie mit kranken Menschen zu tun hatten. Ihnen fehlt die Rückmeldung und praktische Erfahrung zu negativen Auswirkungen von Nahrungsmittelbestandteilen. Besonders fatal ist das, wenn Nahrungsmittelbestandteile, die offiziell als gesund gelten, in Wirklichkeit krank machen. Auf der anderen Seite haben Ärzte, denen sich Patienten mit Unverträglichkeiten vorstellen, einen ähnlich eingeschränkten Blick: Da sie keine Ernährungsausbildung erhalten, bringen sie Nebenwirkungen von Nahrungsmitteln nicht mit den Beschwerden ihrer Patienten in Zusammenhang.

So kommt es – da der Wissenstransfer zwischen Ärzten auf der einen und Ernährungswissenschaftlern auf der anderen Seite weltweit fehlt – zu einem chronischen Wissensdefizit in Sachen gesunder Ernährung. Dazu kommt noch, dass sich die wenigen Mediziner, die sich in die Nahrungsmittelindustrie verirren, keine Ärzte sind. Sie haben zwar Medizin studiert, aber keine klinische Erfahrung mit Patienten gesammelt. Verlassen sich Lebensmittel herstellende Firmen auf diese vermeintlichen Experten, kann es zu Fehlentwicklungen bei neuen Nahrungsmitteln kommen. Das betrifft nicht nur die industrielle Herstellung, sondern auch genetische Veränderungen durch Züchtungsmethoden oder direkte Eingriffe in die Pflanzengene. Aber es werden auch immer öfter »natürliche« und »biologische« Lebensmittel hergestellt, die ungesund sind.

Ohne noch tiefer in das Feld der Entwicklung von Nahrungsmitteln, die zu Unverträglichkeiten führen, eintauchen zu wollen, möchte ich im Folgenden die daraus resultierenden Irrtümer vieler Lebensmittelhersteller hervorheben.

Falsche Schlussfolgerungen, fatale Folgen

Zunächst wird davon ausgegangen, natürliche Nahrungsbestandteile seien generell ungefährlich. Das ist leider nicht richtig. Kommt eine Substanz natürlicherweise in Lebensmitteln vor, heißt das noch lange nicht, dass sie unschädlich ist. Im Gegenteil: Keine Pflanze möchte gerne gefressen werden, deshalb bildet sie auch Stoffe gegen Fressfeinde, wozu auch wir Menschen zählen. Das bedeutet, dass Nahrungsmittel aus der Natur sogar eher giftig (oder zumindest minder-giftig) und daher nicht verträglich sind. Die Verträglichkeit entsteht erst dadurch, dass wir Fressfeinde, also Menschen und Tiere, ein ausgeklügeltes Entgiftungssystem besitzen, mit dem wir Nahrungsmittel bis zu einem gewissen Grad so gut entgiften können, dass keine Vergiftungserscheinungen wie zum Beispiel Durchfall entstehen. Noch einmal: In der Natur vorkommende Nahrungsmittelbestandteile sind eher als giftig denn als ungiftig anzusehen.

Doch aus dem Gedanken, eine natürliche Substanz sei ungefährlich, wird der Schluss gezogen, dass eine Substanz, die aus natürlichen Nahrungsmitteln stammt, anderen Nahrungsmitteln bedenkenlos zugesetzt werden könne. Auch diese Annahme ist falsch. In der Natur vorkommende Nahrungsmittelbestandteile sind meist so beschaffen, dass wir entweder nicht zu viel davon essen oder ihre Inhaltsstoffe nur sehr langsam resorbieren können. Damit sind wir vor Vergiftungserscheinungen geschützt. Kommt aber die gleiche Substanz durch industrielle Verarbeitung in konzentrierten Mengen vor, fehlt dieser Schutzmechanismus und es kann zu Unverträglichkeitsreaktionen kommen. Dazu zwei Beispiele:

Inhaltsstoffe sind zu hoch konzentriert. Allein die Beschaffenheit von Früchten verhindert, dass wir zu viel davon in zu kurzer Zeit essen. Für den Verzehr von fünf Äpfeln, Bananen oder Orangen braucht man gezwungenermaßen mehrere Minuten. Verarbeitet man diese Obstmengen jedoch zu einem Smoothie, so können dieselben Inhaltsstoffe innerhalb von Sekunden eingenommen werden. Damit kommt es zu einer derart raschen Anflut von Inhaltsstoffen, dass der Darm diese Stoffmengen nicht mehr bewältigen kann. Die Wahrscheinlichkeit, dass sich Reizdarmbeschwerden entwickeln, ist damit sehr groß. Dieses Beispiel zeigt, dass allein die Verarbeitungsmethode eines Nahrungsmittels die Verträglichkeit deutlich verschlechtern kann, obwohl sich an den Inhaltsstoffen nichts geändert hat.

Inhaltsstoffe werden zu häufig und in großen Mengen aufgenommen. Früher warnte man Kinder gerne vor Bauchweh, das beim Essen großer Mengen Kirschen und dem gleichzeitigen Trinken von Wasser drohe. Bauchschmerzen und Durchfall werden nicht etwa durch die Kombination vor Kirschen und Wasser, sondern durch den hohen Sorbitgehalt in den Kirschen zustande gekommen sein. Etwa 80 Prozent der Bevölkerung vertragen keine größeren Mengen von Sorbit. Ihr Darm möchte diese Substanz möglichst schnell ausscheiden, indem er Durchfall erzeugt. Früher war das kein relevantes Problem, denn Kirschen gab es lediglich 2 Wochen im Jahr und nach dieser kurzen Kirschenzeit hatte der Darm 11 ½ Monate Zeit, wieder auszuheilen. Heute aber bekommt man Produkte aus Kirschen das ganze Jahr über in Hülle und Fülle.

Sorbit- und Fruktoseintoleranz

In der Lebensmittelindustrie wird Sorbit in großen Mengen verwendet und ist auch erlaubt, weil es sich um einen natürlichen Nahrungsmittelbestandteil handelt. So findet es sich in Süßwaren, Diabetikerprodukten etc., wo es sich oft hinter der E-Nummer 420 verbirgt. Die Hersteller dürfen ihre Produkte mit dem Label »zuckerfrei« bewerben, denn Sorbit ist chemisch gesehen ein Zuckeralkohol und kein Zucker. Halten sie sich an die erlaubten Höchstmengen, sind sie rechtlich gesehen auf der sicheren Seite. Die positive Aussage »zuckerfrei« wird gerne in großer Schrift auf den Produkten ausgewiesen und vermittelt damit den Eindruck, es handele sich um ein besonders gesundes Nahrungsmittel. Der verpflichtende Hinweis »Kann bei übermäßigem Verzehr abführend wirken« wird dagegen in ganz kleiner Schrift möglichst unauffällig angebracht.

Verbraucher wissen oft gar nicht, dass sie sich mit dem als gesund beworbenen Lebensmittel schaden. Die Folge ist eine ganzjährige Überversorgung mit sorbithaltigen Nahrungsmitteln und medizinischen Konsequenzen wie Bauchschmerzen, Durchfall sowie Fehlbesiedelungen des Darms mit Reizdarmsymptomatik. Das ist der Lebensmittelindustrie zwar bekannt, doch ein Handlungsbedarf wird meist nicht gesehen.

Die zulässigen Höchstmengen werden zwar von jedem einzelnen Hersteller eingehalten, doch das Problem liegt darin, dass sehr viele Hersteller Sorbit verwenden. In der Summe kommen Konsumenten dann weit über die erlaubten Höchstgrenzen. Die Folge sind Reizdarmbeschwerden, es wird eine Sorbitintoleranz diagnostiziert und der Arzt kann auf die verängstigte Frage »Heilt das wieder aus und wie lange dauert das?« im Grunde nur antworten: »Das heilt erst aus, wenn sich Politiker geeinigt haben, Gesetze zu schaffen, die die Konsumenten vor chronischen Vergiftungen mit minder-giftigen Substanzen schützen.« Doch statt Hersteller dazu zu bringen, verträgliche Nahrungsmittel herzustellen, werden Konsumenten mit Diagnosen wie »Reizdarmsyndrom« oder etwas genauer »Reizdarmsyndrom bei Sorbitintoleranz« selbst für ihre Leiden verantwortlich gemacht.

Was passiert bei Sorbit- und Fruktoseintoleranz im Körper?

Diese beiden Unverträglichkeiten gehören zusammen wie Max und Moritz: Lässt der eine Tunichtgut einen Streich aus, erledigt ihn der andere. So könnte man auch das Zusammenspiel von Sorbit (Sorbitol) und Fruktose (Fruchtzucker) bezeichnen. Fruktose wird in Sorbit umgewandelt und umgekehrt, denn Fruktose ist chemisch gesehen ein Zucker und Sorbit der korrespondierende Zuckeralkohol. Nehmen wir mit der Nahrung Fruktose und/oder Sorbit auf, so ist die Resorptionskapazität für diese Substanzen bei sehr vielen von uns limitiert. Wie schon erwähnt, können etwa 80 Prozent der westlichen Bevölkerung die üblichen Mengen an Sorbit nicht resorbieren, bei Fruktose sind es noch ca. 30 Prozent. Man kann also davon ausgehen, dass die meisten Menschen mit Reizdarmbeschwerden ein Problem mit Fruchtzucker und/oder Sorbit haben.

Alle Kohlenhydrate, die nicht ausreichend resorbiert werden, gelangen in den Dickdarm und werden von den dortigen Bakterien zu kurzkettigen Fettsäuren vergoren. Dabei bilden sich sehr viele Gase, was sich in Blähungen äußert. Die gebildeten kurzkettigen Fettsäuren führen ihrerseits zu Durchfall und fettigen Stühlen. Diese fettigen Stühle verursachen auf Dauer analen Juckreiz und können zu einem chronischen Analekzem führen, sodass Betroffene meist fürchten, an Hämorrhoiden zu leiden. Typisch, wie schon an früherer Stelle erwähnt, ist dann der enorm gestiegene Verbrauch an Klopapier und die Spuren, die im WC zurückbleiben. Fette Stühle sind zwar sehr häufig, aber nicht normal!

Wie entstehen die Beschwerden?

Die häufigste Ursache ist die vermeintlich gesunde Ernährung mit vielen Ballaststoffen und süßem Obst, das Fruktose und Sorbit enthält. Dazu kommen noch Fructooligosaccharide, die sich in Kohlsorten wie Brokkoli, Weiß- und Rotkohl sowie in Lauch und Bohnen befinden. All diese Nahrungsmittel gelten als gesund, obwohl schon seit Jahrzehnten bekannt ist, dass sie Blähungen verursachen.

Aber warum führen diese Lebensmittel zu Blähungen, Durchfall und Bauchschmerzen? Sie alle enthalten Fructooligosaccharide (FOS), dazu gehören Stoffe mit Bezeichnungen wie Verbascose, Stachyose und Raffinose, man spricht bei diesen Mehrfachzuckern auch von Polyfruktose oder einfach von Oligosacchariden. Mehrfachzucker können im Darm nicht aufgespalten werden. Es sind Ballaststoffe, die wie oben beschrieben von Darmbakterien aber sehr gut verstoffwechselt werden können, mit der Folge der ebenfalls oben genannten Beschwerden.

Wer sich mit vielen Hülsenfrüchten, Kohl, Schnittlauch, Zwiebeln und Knoblauch ernährt, dazu noch nach den Regeln der Deutschen Gesellschaft für Ernährung (DGE) 5-mal täglich Obst und Gemüse und 30 g Ballaststoffe isst, darf sich nicht wundern, wenn früher oder später die Diagnose Reizdarmsyndrom gestellt wird. So eine Ernährung hält auf Dauer fast kein Verdauungstrakt aus.

In den letzten Jahren hat sich in der Behandlung des Reizdarmsyndroms die FODMAP-Diät (Seite 188) als erfolgreich erwiesen. Im Wesentlichen handelt es sich dabei um eine Diät ohne Fruchtzucker, Sorbit und Fructooligosaccharide.

Laktoseintoleranz

Laktoseintoleranz (LI) war bis in die 1970er-Jahre kaum bekannt. Als Arzt hat man zwar davon in medizinischen Lehrbüchern gelesen, wusste aber nicht sehr viel damit anzufangen. Heute ist die Laktoseintoleranz schon so bekannt, dass sie gerne auch einmal in Spielfilmen für Unterhaltung sorgt. Auch die Diagnostik hat sich deutlich verbessert. Durch einen einfachen Wangenabstrich kann schon bei Kindern die genetische Disposition für eine primäre Milchzuckerunverträglichkeit schmerzlos nachgewiesen werden. Wird zusätzlich noch ein Laktose-Atemtest durchgeführt, lässt sich auch eine sekundäre Laktoseintoleranz feststellen.

Primäre Laktoseintoleranz

Die häufigste Form der Milchzuckerunverträglichkeit ist die angeborene sogenannte primäre Laktoseintoleranz. Dabei wird etwa im 5. Lebensjahr des Menschen das Laktose aufspaltende Enzym, die Laktase, »abgeschaltet«. Bis dahin kann auch ein Kind, das eine primäre Laktoseintoleranz hat, Milch gut verdauen und vertragen. Kommt es dann mit 6 Jahren in die Schule und wird von den wohlmeinenden Eltern womöglich am Schulmilchprogramm angemeldet, dann bekommt es vielleicht Bauchschmerzen, Blähungen und manchmal Durchfall. Nicht alle Bauchschmerzen in der Schulzeit müssen durch psychische Belastung entstehen und nicht immer sind vermeintlich unfähige Lehrer oder Mobbing durch andere Schüler ursächlich, sondern einfach die Schulmilch oder aber die vermeintlich gesunden Pausenmahlzeiten, die den Kindern von ihren überbesorgten Eltern mitgegeben werden. Denn Ballaststoffe in Vollkornbroten oder Frischkäse mit Lauch mögen zwar den Erwachsenen schmecken, sind aber für Kinder vollkommen ungeeignete Nahrungsmittel.

Die Laktoseintoleranz nimmt bei uns auch deshalb zu, weil immer mehr Kinder mit Migrationshintergrund nach Mitteleuropa kommen. In Mittelmeerländern beispielsweise ist die Laktoseintoleranz viel weiter verbreitet, dort beträgt sie über 70 Prozent. Das erklärt, warum in den 1960er-Jahren in den deutschsprachigen Ländern noch 5 bis 10 Prozent der Kinder laktoseintolerant waren, heute aber doppelt so viele.

Laktoseintoleranz ist der Normalzustand

Laktoseintoleranz ist genau genommen der Normalzustand. Der weitaus größte Teil der Menschheit und alle Säugetiere sind nach dem Abstillen laktoseintolerant. Nur in nördlichen Ländern bildete sich im Laufe der Evolution eine Verträglichkeit von Laktose heraus, da sie in den kalten Regionen das Überleben im Winter sichern konnte. Aus diesem Grund gibt es bei der Laktoseintoleranz sehr markante geografische Unterschiede. Es stimmt aber nicht ganz, dass die Laktoseintoleranz zunimmt, je weiter südlich die Menschen leben. So können Sherpas in Tibet sowie Massai und Tuareg in Afrika, die sehr weit südlich leben, ebenfalls Laktose vertragen. Die Sonneneinstrahlung kann demnach nicht, wie gerne genannt, der alleinige Grund für die geografische Verteilung der Laktoseintoleranz sein. Meine Vermutung ist, dass die Verbreitung von Laktoseintoleranz mehr davon abhängt, ob sich das jeweilige Volk eher pflanzenbasiert oder eher mit tierischen Nahrungsmitteln ernährte, also die pflanzlichen Nährstoffe nur indirekt über das Tier aufnehmen konnte. So waren nördliche Völker auf letzteres angewiesen. Sie verfütterten im Winter Heu und nahmen die Nährstoffe dann über die Milch auf. Das Gleiche gilt auch für Nomaden, die keinen Ackerbau betreiben.

Sekundäre Laktoseintoleranz

Die sekundäre Laktoseintoleranz kommt weitaus seltener vor als die primäre. Betroffene sind zwar genetisch in der Lage, das Enzym Laktase zu bilden, tun es aber nicht. Das ist immer dann der Fall, wenn die Darmschleimhaut aus irgendeinem Grund geschädigt ist. Beispielsweise können bei einer entzündlich geschädigten Darmschleimhaut sämtliche wandständige Verdauungsenzyme nicht in ausreichender Menge gebildet werden. Es entsteht das klinische Bild einer Laktoseintoleranz. Sobald die zugrunde liegende Krankheit ausheilt, ist auch die Laktoseintoleranz verschwunden, Laktose kann wieder aufgespalten und vertragen werden. Eine primäre Laktoseintoleranz besteht dagegen ein Leben lang. Im Falle einer sekundären Laktoseintoleranz muss die zugrunde liegende Krankheit unbedingt abgeklärt werden, deshalb ist die Unterscheidung zwischen primär und sekundär relevant. Während es sich im ersten Fall um eine Diagnose handelt, handelt es sich im zweiten Fall um ein Symptom für eine andere Darmerkrankung.

Funktionelle Laktoseintoleranz

Es gibt noch eine dritte, wenig beachtete Form der Laktoseintoleranz, die funktionelle Laktoseintoleranz. Dabei handelt es sich weder um eine primäre noch um eine sekundäre Form der Milchzuckerunverträglichkeit, weil das Enzym Laktase ausreichend gebildet werden kann und auch in ausreichendem Maße vorhanden ist. Hier kann aber die Laktase nicht lange genug auf den Milchzucker einwirken, weil die Darmtätigkeit zu schnell ist, um den Milchzucker aufzuspalten. Der unverdaute Milchzucker gelangt in den Dickdarm und führt zu denselben Beschwerden wie bei einer Laktoseintoleranz. Bei Säuglingen, die falsch gestillt werden, ist diese Form der funktionellen Laktoseintoleranz als Dreimonatskolik bekannt. Hier kann eine Stillberaterin helfen. Bei Erwachsenen kann die funktionelle Laktoseintoleranz beim Verzehr von fettarmer Milch vorkommen, denn das Fett in der Milch führt zu einer Verlängerung der Kontaktzeit zur Darmwand. Dies ist Voraussetzung dafür, dass Milchzucker aufgespalten werden kann. Beim Trinken fettreduzierter Milch kann es daher zu denselben Beschwerden kommen wie bei einer Laktoseintoleranz.

Diagnostik

Die Symptome einer Laktoseintoleranz sind oft identisch mit den Beschwerden bei Reizdarmsyndrom. Deshalb gehört bei der Abklärung eines Reizdarmsyndroms sowohl der H_2-Atemtest als auch der genetische Test zur Basisdiagnostik. Nur wenn der Atemtest eindeutig negativ ist, muss der genetische Test nicht durchgeführt werden.

Gluten- bzw. Weizenunverträglichkeit

Heute gibt es kaum einen Supermarkt, der ohne ein Regal mit glutenfreien Produkten auskäme. Sehr viele Menschen glauben, Weizen nicht zu vertragen und sich deshalb glutenfrei ernähren zu müssen. Gluten wird von Vielen als etwas Schädliches empfunden und die Nahrungsmittelindustrie befeuert diesen Trend mit immer mehr glutenfreien Produkten und dem wie eine Garantie für gesundes Essen wirkenden Label »glutenfrei«.

Weizen enthält zwar Gluten – doch wer diese Getreideart nicht verträgt, muss noch lange nicht an einer Glutenunverträglichkeit leiden. Viele Patienten kommen mit der Selbstdiagnose Glutenunverträglichkeit in die Sprechstunde, weil sie sich schlecht fühlen, wenn sie glutenhaltige Nahrungsmittel zu sich nehmen. Doch man kann mit hoher Wahrscheinlichkeit davon ausgehen, dass die Unverträglichkeit nicht das Gluten betrifft. In diesen Fällen handelt es sich meist um begleitende Enzyminhibitoren, die sich ebenfalls in diesem Getreide befinden. Gluten selbst führt bei Zöliakie erst nach Tagen bis Wochen zu Beschwerden, sodass sich dieser Zusammenhang kaum mehr herstellen lässt.

Gehen wir die einzelnen Formen von Getreideunverträglichkeiten kurz durch.

Zöliakie

Die Zöliakie ist ein Krankheitsbild, das durch eine Überempfindlichkeit gegenüber Gluten hervorgerufen wird. Diese Empfindlichkeit besteht aber nicht nur gegenüber Weizengluten, sondern nach meiner persönlichen Erfahrung als Arzt auch gegenüber anderen glutenähnlichen Substanzen wie dem Avenin aus Hafer. Wenn also Haferprodukte als glutenfrei verkauft werden, so ist das zwar chemisch gesehen korrekt, kann aber aus klinischer Sicht gefährlich für Betroffene sein. Denn Zöliakiepatienten sollten aus meiner Sicht keine aus Hafer hergestellten Produkte essen! Gluten führt bei diesen Menschen fast nie zu sofortigen Beschwerden, sondern zu einer langsam einsetzenden Atrophie der Darmschleimhaut und damit zu einem Malabsorptionssyndrom. Dabei wird die Darmschleimhaut ganz dünn und verkümmert. Durch die daraus resultierende Funktionseinschränkung werden *alle* Nahrungsmittel schlecht aufgenommen, Verdauungsstörungen treten erst nach langer Zeit auf. Bei Kindern wird Zöliakie

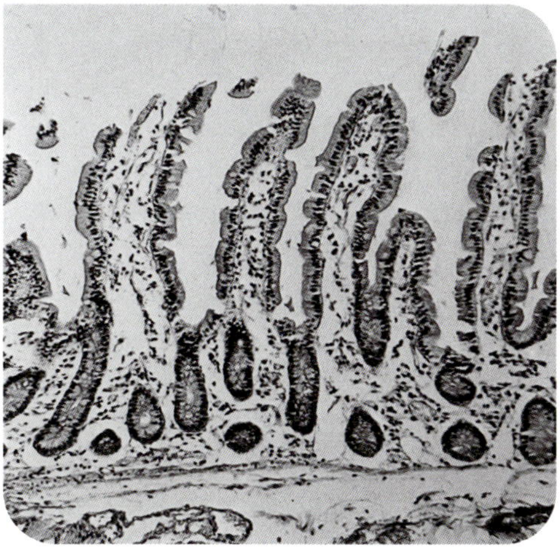

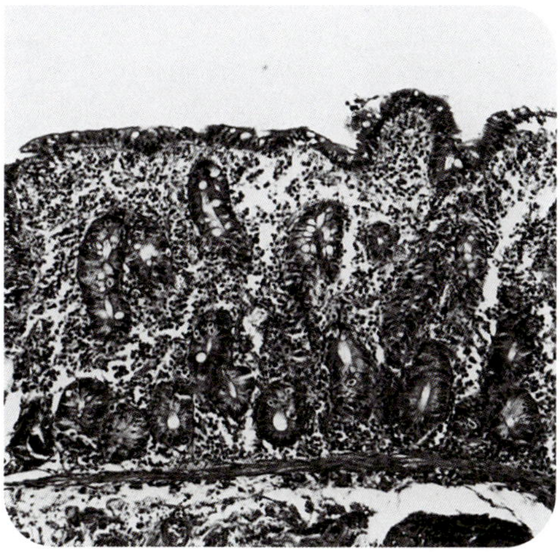

Links: Normalbefund, rechts: Atrophie der Dünndarmschleimhaut bei Zöliakie (Quelle: Fried M, Bauerfeind P, Müllhaupt B, Rogler G. Diagnostik. In: Battegay E, Hrsg. Differenzialdiagnose Innerer Krankheiten. 21., vollständig überarbeitete und erweiterte Auflage. Stuttgart: Thieme; 2017)

oft nur dadurch bemerkt, dass es zu Wachstumsstörungen kommt. Zöliakie verläuft sehr langsam. Bei Erwachsenen dauert es durchschnittlich 10 Jahre vom Auftreten der ersten Symptome bis zur Diagnose.

Wer erfahren möchte, ob er unter Zöliakie leidet, darf mindestens 6 Wochen vor der ärztlichen Untersuchung *keine* glutenfreie Diät einhalten, denn sonst könnten trotz Vorliegens einer Zöliakie die Untersuchungsergebnisse (Gastroskopie-Labor) unauffällig sein. Die Diagnose erfolgt durch die Bestimmung von Antikörpern im Blut und evtl. einer Gastroskopie, bei der Gewebeproben aus dem Dünndarm entnommen werden.

Weniger als 1 Prozent der Bevölkerung ist von Zöliakie betroffen, also nicht wirklich viele Menschen. Die Therapie besteht in einer gluten*freien* Diät, bei der Weizen, Dinkel, Roggen, Gerste und Hafer vollkommen und lebenslang vermieden werden müssen.

Weizenunverträglichkeit und -allergie

Wenn es um die Unverträglichkeit von Weizen geht, werden die meisten Fehlinterpretationen gemacht. Echte Weizenallergien sind sehr selten und kommen in unterschiedlichen Formen vor. Eine öfter übersehene Form ist die Wheat dependent exercise induced Anaphylaxis (WDEIA). Dabei wird Weizen nur nach anschließender körperlicher Belastung nicht vertragen, dann kann eine ausgeprägte allergische Reaktion die Folge sein. Auftretende Bauchschmerzen und Durchfall können leicht zu einer Verwechslung mit einem Reizdarmsyndrom führen. Die Diagnose lässt sich durch den Nachweis des Allergens Omega-5-Gliadin (f416, rTri19) mittels RAST-Test machen, die Betreuung sollte bei dieser Diagnose durch einen Allergologen erfolgen.

Die häufigste Ursache einer Weizenunverträglichkeit ist weder in einer allergischen Reaktion noch einer Unverträglichkeit gegenüber Gluten zu finden, sondern in den sogenannte ATIs (Amylase-Trypsin-Inhibitoren). Diese Enzymblocker befinden sich in fast allen Getreidesorten und sollen die Pflanze davor schützen, von Tieren (und Menschen) gefressen zu werden. ATIs hemmen die Enzyme, die für die Aufspaltung und Verdauung von Weizen notwendig sind. Dadurch werden diese Kohlenhydrate nicht mehr verdaubar und dienen den Darmbakterien als Nahrung. Blähungen, Bauchschmerzen und Durchfall sind die Folgen, die dann als Glutenintoleranz oder Weizenallergie fehlinterpretiert werden. Obwohl das nichts mit Gluten zu tun hat, werden Patienten, die gegenüber ATI empfindlich sind, oft mit der Diagnose Reizdarmsyndrom oder glutensensitives Reizdarmsyndrom entlassen.

Die Therapie besteht aus einer ATI-reduzierten Ernährung, die im Wesentlichen einer glutenfreien Diät entspricht, aber nicht so streng wie bei der Zöliakie eingehalten werden muss. Manchmal müssen auch Prolamine in anderen Zerealien, beispielsweise Maisprodukten, vermieden werden.

Roggenunverträglichkeit

Auch gegen Roggen kann eine Unverträglichkeit bestehen, sie geht fast immer mit einer Süßgräser-Allergie einher und wird dort näher beschrieben (Seite 47).

Schwefelunverträglichkeit

Schwefel (Sulfite) in der Nahrung ist eine wenig bekannte Ursache für Verdauungsbeschwerden und Reizdarmsymptomatik. Wer nach dem Genuss von Balsamico-Essig schon einmal eine laufende Nase hatte, ist womöglich von einer Schwefelunverträglichkeit betroffen.

Schwefel zur Konservierung

Zum einen wird Schwefel Nahrungsmitteln zur Konservierung zugesetzt, weil Schwefelverbindungen als Konservierungsmittel sehr wirksam sind. Dadurch kommt es bei der »üblichen« Ernährung zu einer unnötig hohen Belastung mit Schwefel, obwohl Schwefel eigentlich ein lebensnotwendiges Spurenelement wäre.

Die Lebensmittelindustrie konnte erreichen, dass der Einsatz sehr vieler schwefelhaltiger Substanzen bei der Produktion gesetzlich genehmigt wird. Alleine aus der Menge der erlaubten Additiva (E-Nummern siehe Kasten)) lässt sich erahnen, dass Lebensmittel sehr oft mit Schwefel versetzt werden.

Schwefel in proteinhaltigen Lebensmitteln

Zum anderen sind zahlreiche Lebensmittel von Natur aus reich an schwefelhaltigen Verbindungen. Dazu gehören alle Formen von Kohl- und Lauchgemüse (Zwiebeln, Knoblauch, Lauch). Obwohl diese Nahrungsmittel zu Blähungen führen, werden sie als gesund bezeichnet, was sie aber gerade für Patienten mit Reizdarmsyndrom nicht sind.

Auch proteinreiche Nahrungsmittel können zu einer Schwefelbelastung führen. Proteine enthalten immer auch schwefelhaltige Aminosäuren, deren Schwefelatome im Rahmen der Eiweißverdauung freigesetzt werden. Erfolgt die Freisetzung schon im Darm, kann das zu Beschwerden führen. Deshalb sollten Proteinkonzentrate, wie sie in Fitnessstudios angeboten werden, gemieden werden.

Da man schwefelhaltigen Nahrungsmitteln kaum ganz aus dem Weg gehen kann, ist

E-Nummern, die Schwefelverbindungen beinhalten

E150b (Sulfitlaugen, Zuckercouleur)
E150d (Ammonsulfit, Zuckercouleur)
E220 (Schwefeldioxid)
E221 (Natriumsulfit)
E222 (Natriumhydrogensulfit)
E223 (Natriumdisulfit)
E224 (Kaliumdisulfit)
E225 (Kaliummetabisulfit)
E226 (Kalziumsulfit)
E227 (Kalziumhydrogensulfit)
E228 (Kaliumhydrogensulfit)
E407 (Carrageen, enthält Schwefel)
E514 (Natriumsulfat, Natriumhydrogensulfat)
E515 (Kaliumsulfat, Kaliumhydrogensulfat)
E516 (Kalziumsulfat)
E517 (Ammoniumsulfat)
E521 (Aluminiumnatriumsulfat)
E522 (Aluminiumkaliumsulfat)
E523 (Aluminiumammoniumsulfate)
E950 (Acesulfam K, Süßstoff)
E952 (Cyclamat, Süßstoff)

eine vegetarische oder vegane Ernährung eine Möglichkeit, seine Aufnahme zu reduzieren, denn auch Fleisch, Fisch, Eier, Milch und Milchprodukte enthalten viel Schwefel.

Schwefel in alkoholischen Getränken

Gleichzeitig sollte auch Alkohol gemieden werden, denn alkoholische Getränke werden sehr oft mit Schwefel behandelt. Diese Behandlung kann schon vor der eigentlichen Alkoholproduktion erfolgen, nämlich dann, wenn Schwefel bei Fehlgärungen der Maische als Korrekturmaßnahme zum Einsatz kommt. Auch Essig wird sehr oft geschwefelt, sogar mit relativ hohen Konzentrationen. Deshalb lässt sich der Test mit Balsamico-Essig schon als »diagnostisches« Mittel anwenden (vorher prüfen, ob diesem wirklich Schwefel zugesetzt wurde – in Bio-Balsamico-Essig ist das nicht immer der Fall). Kommt es dann zu den schon genannten Beschwerden wie einer verstopften oder laufenden Nase, kann davon ausgegangen werden, dass Schwefel eine gewisse Rolle bei den Verdauungsbeschwerden spielt und deshalb vorübergehend reduziert werden sollte.

Diagnostik

Leider kann eine Überempfindlichkeit gegenüber schwefelhaltigen Nahrungsmitteln kaum mit diagnostischen Tests festgestellt werden. Zwar werden genetische Untersuchungen dazu angeboten, die Tests sind aber sehr teuer und ihr Geld meistens nicht wert.

Viel einfacher und billiger ist es, die betreffenden Lebensmittel einige Zeit wegzulassen oder einfach auszuprobieren, ob Balsamico-Essig vertragen wird. Ganz vermeiden sollte man schwefelhaltige Nahrungsmittel aber nicht, da Schwefel wie erwähnt ein lebenswichtiges Spurenelement ist. Die intermittierende Vermeidung von Schwefel kann jedoch zu einer Verbesserung der Verdauungsbeschwerden führen.

Salizylatunverträglichkeit

Das bekannteste Salizylat, das allerdings nicht in der Nahrung vorkommt, ist Aspirin® (ASS). Wir alle kennen die positiven, aber auch die negativen Wirkungen von ASS und den davon abgeleiteten Schmerzmitteln (NSAR). Schmerzmittel aus der Gruppe der nicht-steroidalen Antirheumatika (NSAR) führen ebenso wie ASS bei chronischer Anwendung fast immer zu Reizdarmbeschwerden. Unglücklicherweise werden NSAR sehr oft verschrieben, sogar zur Behandlung von Bauchschmerzen. Bei der Verordnung wird viel zu selten in Betracht gezogen, dass es gerade diese Medikamentengruppe ist, die am häufigsten Bauchschmerzen und eine Reizdarmsymptomatik verursacht. Schon eine einzige Tablette führt zu messbaren Veränderungen der Durchlässigkeit der Darmwand. Auch NSAR der zweiten Generation und sogenannte COX-2-Hemmer oder die Kombination mit Säureblockern ändern an dieser Tatsache nichts. Alle diese Medikamente machen den Darm über kurz oder lang kaputt und sollten deshalb nicht über längere Zeit eingenommen werden, wenn man an Reizdarmbeschwerden leidet.

Salizylate in der Nahrung

Salizylate finden sich aber nicht nur in Medikamenten, sondern auch in der Nahrung und können, wenn sie in größerer Menge zugeführt werden, ebenfalls zu Beschwerden führen. Sie werden in großen Mengen als Konservierungsmittel zugesetzt. Meist

E-Nummern, die Salizylate beinhalten:

E210 (Benzoesäure)
E211 (Natriumbenzoat)
E212 (Kaliumbenzoat)
E214 (p-Hydroxybenzoesäure-ethylester)
E216 (p-Hydroxybenzoesäure-n-propylester)
E217 (p-Hydroxybenzoesäure-n-propylester-Natriumverbindung)
E218 (p-Hydroxybenzoesäure-methylester)
E219 (p-Hydroxybenzoesäure-methylester-Natriumverbindung)

handelt es sich dabei um Benzoesäure und deren Abkömmlinge (siehe Kasten). In sehr vielen Konservengläsern findet sich Benzoesäure oder ein Derivat davon.

Natürlicherweise kommen Salizylate in Obst und Gemüse wie Pflaumen, Preiselbeeren, Heidelbeeren, Erdbeeren, Zitrusfrüchten, Tomaten und Kartoffeln sowie in Gewürzen wie Curry und Zimt vor. Ganz umgehen lassen sich Salizylate daher nicht. Das ist aber auch nicht nötig, denn eine Salizylatunverträglichkeit heilt von selbst aus, wenn die entsprechenden Medikamente und E-Nummern weggelassen werden.

Symptome, die auf eine Salizylatunverträglichkeit hinweisen, sind Asthma bronchiale, chronische Nasennebenhöhlenentzündung und Unverträglichkeit von Aspirin®. Vor allem, wenn diese Beschwerden zusammen auftreten, sollte eine Salizylatunverträglichkeit in Betracht gezogen werden. Dieser Symptomkomplex wird auch als Samter-Trias oder Morbus Widal bezeichnet. Dass Salizylate nicht nur die Darmschleimhaut, sondern auch die Schleimhäute von Nase, Nasennebenhöhlen und Bronchien schädigen, ist schon lange bekannt.

Ursache für eine Überempfindlichkeit dürfe ein Mangel am Enzym Phenol-Sulfotransferase-P sein. Dieser Mangel lässt sich mit genetischen Untersuchungen feststellen.
So eine Untersuchung ist aber in der Regel nicht notwendig, da Salizylate auch bei einer vorliegenden Unverträglichkeit nicht vollständig, sondern nur in übergroßen Mengen vermieden werden müssen.

Nahrungsmittelallergien

Über 1000 Allergene sind heute bekannt. Sie können vielfältige Symptome verursachen und auch für Reizdarmsymptome verantwortlich sein.

Warum werden Nahrungsmittelallergien so selten erkannt, während das bei Pollenallergien nicht der Fall ist? Ein Grund dafür dürfte darin liegen, dass Allergologen meist aus dem Bereich der Dermatologie, Pulmologie oder HNO-Medizin stammen und sich deshalb nicht so sehr mit Reizdarmbeschwerden befassen. Auf der anderen Seite kennen sich Gastroenterologen in der Regel nicht sehr gut in der Allergologie aus. Erst mit der Etablierung der molekularen Allergologie haben Allergologen erkannt, dass es Kreuzallergien zwischen inhalativen Allergenen und Nahrungsmittelbestandteilen gibt. Trotzdem findet die Allergiediagnostik in der Gastroenterologie nur schleppend Einzug in den medizinischen Alltag.

Wie lassen sich Nahrungsmittelallergien erkennen?

Eine Nahrungsmittelallergie wird leicht erkannt, wenn die allergische Reaktion bereits im Mund stattfindet. Schwellen beim Biss in einen rohen Apfel die Lippen an und es entsteht Juckreiz im Mund, ist die Diagnose klar: Es handelt sich um ein orales Allergiesyndrom. Weniger klar fällt die Diagnose aus, wenn die allergische Reaktion in der Speiseröhre, im Magen, Darm oder sogar erst am After auftritt.

Ob eine allergische Reaktion erst in den unteren Darmabschnitten stattfinden kann, ist unter Ärzten sogar umstritten. Viele sind der Ansicht, dass sie beim ersten Schleimhautkontakt, also im Mund, auftreten muss und es nicht sein kann, dass ein Allergen den Mund symptomlos passiert und erst im Darm Beschwerden verursacht. Diese Auffassung ist meiner Ansicht nach nicht ganz richtig. Wer z. B. unter allergischem Asthma bronchiale leidet und ein Allergen inhaliert, kann ohne Weiteres die allergische Reaktion nicht in der Nase, sondern erst in den Bronchien zeigen. Genauso erscheint es mir möglich, dass Nahrungsmittelallergene erst in den unteren Darmabschnitten ihre Wirkung entfalten. Dazu kommt noch, dass sehr viele

Menschen Säureblocker einnehmen, wodurch die Zerstörung von Nahrungsmittelallergenen durch die Magensäure wegfällt. Man kann sich also gut vorstellen, dass die allergische Reaktion nach stundenlangem Kontakt des Speisebreis mit der Schleimhaut erst im Darm beginnt. Reizdarmsymptome sind dann die Folge.

Allergene identifizieren

Alle bekannten Nahrungsmittelallergene aufzuzählen ist hier nicht möglich. In den Allergie-Datenbanken sind bereits weit mehr als 1000 verschiedene Allergene beschrieben. Das erklärt, warum eine komplette Allergieaustestung derzeit nicht machbar ist. Es gibt zwar Biochips, mit denen über 100 Allergene mit einem einzigen Blutstropfen bestimmt werden können, doch ist ihr Einsatz noch nicht überall möglich und es bleiben dann immer noch hunderte Allergene übrig, die im Klinikalltag nicht untersucht werden können.

Deshalb möchte ich hier nur einige häufige Kreuzallergien, die mit Reizdarmbeschwerden einhergehen können, ansprechen, aber vorher noch einen praktischen Tipp geben: Meist wird nach klassischen Nahrungsmittelallergenen gesucht und Labore bieten Suchtests für Nahrungsmittelallergien an. Die eigene Erfahrung zeigt, dass sowohl Pricktests als auch RAST-Tests zur Erfassung von Nahrungsmittelallergien meistens nicht hilfreich sind, denn sehr oft fallen die Testergebnisse negativ aus, obwohl klinisch eindeutig eine Unverträglichkeit besteht. Schneller kommt man mit Untersuchungen gegen inhalative Allergene zum Ziel, denn diese Tests auf Allergene gegen Gräser, Bäume und Kräuter sind sehr gut etabliert. Sind diese Allergene identifiziert, lassen sich die entsprechenden Kreuzallergene in Nahrungsmitteln finden. Durch die Gruppenzugehörigkeit lässt sich dann bestimmen, ob die entsprechenden Nahrungsmittel ganz weggelassen werden müssen oder die Allergene durch Kochen oder Säureeinwirkung zerstört werden können und damit trotz bestehender Allergie gegessen werden können.

Süßgräser-Allergie

Eine Allergie gegen Gräser geht fast immer mit einer Roggenallergie einher. Diese Kombination ist so konstant, dass viele Ärzte beim Allergietest (Pricktest) das Roggen-Allergen schon gar nicht mehr austesten. Wenn bei einer allergologischen Untersuchung eine Roggenallergie festgestellt wird, raten viele Ärzte dennoch nicht von Roggenmehl ab. Meist heißt es dann, eine Roggenallergie sei nur für Bäcker relevant, die in der Backstube Roggen-Mehlstaub einatmen und ein sogenanntes Bäckerasthma entwickeln können.

Das ist aus meiner Sicht nicht ganz richtig. Natürlich sollten bei einer Roggenallergie kein Roggenmehl und keine Roggenpollen inhaliert werden. Meine Erfahrung hat aber gezeigt, dass die meisten Gräser-Allergiker auch Roggenmehl in Nahrungsmitteln, vor allem in Brot, nicht vertragen. Beim Backen wird das Roggenallergen nicht zerstört. Es ist daher nicht einzusehen, warum bei einer nachgewiesenen Roggenallergie die allergische Reaktion nur in der Lunge und nicht ebenso im Darm passieren kann, wenn ein Roggenallergen dorthin gelangt.

Es geht aber noch weiter. Bei einer Gräserallergie besteht oft nicht nur eine Empfindlichkeit gegenüber Roggen, sondern auch gegenüber anderen Süßgräsern, zu denen Mais, Weizen, Hirse und Reis gehören. Wer eine Gräserallergie hat, hat auch bei Roggen, Mais und Weizen relativ häufig eine Kreuzreaktion im Darm. Das heißt nicht, dass jeder Mensch mit Gräserallergie alle diese Lebensmittel vermeiden muss. Doch bei einem gleichzeitig bestehenden Reizdarmsyndrom ist der Versuch, diese Nahrungsmittel einige Wochen wegzulassen, sinnvoll. Oft heilt allein durch die Nahrungskarenz die Darmschleimhaut schon nach wenigen Tagen so gut ab, dass die allergische Reaktion auch nach neuerlicher Zufuhr ausbleibt. Es kann also sein, dass ein Reizdarmsyndrom durch vorübergehendes Vermeiden unverträglicher Nahrungsmittel längerfristig ausheilt. Bei den meisten Betroffenen muss aber eine solche Allergenkarenz öfter wiederholt werden. Dabei ist zu beachten, dass eine klinisch relevante allergische Reaktion gegen Mais oder Weizen bestehen kann, ohne dass die entsprechenden Allergieteste positiv ausfallen.

Die relativ rasch auftretenden Unverträglichkeitsreaktionen äußern sich in saurem Aufstoßen, Refluxbeschwerden, Blähungen und weichem Stuhlgang. Mit Gluten haben diese Symptome aber nichts zu tun, denn dieses führt wie erwähnt fast nie zu Sofortreaktionen.

Die Diagnose lässt sich am einfachsten mit einem Pricktest stellen, bei dem eine Hautreaktion gegen Gräser und Roggen schnell und einfach provoziert werden kann. Eine Hyposensibilisierungstherapie gegen Gräser, die vorzugsweise sublingual erfolgen sollte, führt in der Regel zur Besserung der Verdauungssymptome. Eine Allergiediagnostik gehört in meinen Augen zur Basisdiagnostik eines Reizdarmsyndroms, wird aber bei Reizdarmpatienten fast nie durchgeführt.

Allergie gegen Birkenpollen und Frühblüher

Bei einer Allergie gegen Birkenpollen besteht fast immer auch eine Kreuzallergie auf Nahrungsmittel, die sogenannte PR-10-Proteine enthalten. Diese allergen wirksamen Proteine finden sich leider in sehr vielen Nahrungsmitteln. Die gute Nachricht ist aber, dass sie hitzelabil sind, also durch Erhitzen sehr leicht zerstört werden können. Wer an einer Allergie gegen Birkenpollen leidet und gleichzeitig Reizdarmbeschwerden hat, sollte zunächst den Versuch machen, alle Lebensmittel, die PR-10-Proteine enthalten, wegzulassen. Ist das erfolgreich, kann im nächsten Schritt versucht werden,

Nahrungsmittel, die PR-10-Protein enthalten

Steinobst (Pfirsiche, Nektarinen, Kirschen, Pflaumen, Quitten, Aprikosen)
Kernobst (Äpfel, Birnen)
Beeren (Brombeeren, Erdbeeren, Himbeeren, Hagebutten)
Exotische Früchte (Kiwis, Mangos, Zuckermelonen u. a.)
Nüsse (Haselnüsse, Walnüsse)
Gemüse (Möhren, Kartoffeln, Paprika, Sellerie, Tomaten)
Kräuter (Petersilie)
Hülsenfrüchte (Mungobohnen, Sojabohnen, Sojaprodukte, Erdnüsse)

diese Nahrungsmittel nur im gut erhitzen Zustand zu essen.

Nahrungsmittel, die PR-10-Proteine enthalten, sind im Kasten (Seite 48) zusammengefasst. Sie sollten vor dem Verzehr immer gut erhitzt werden. Allerdings kann es in seltenen Fällen vorkommen, dass das erhitzte Allergen nach dem Abkühlen wieder eine ähnliche Ausgangsstruktur zurückerlangt, sodass trotz ausreichendem Erhitzen Beschwerden auftreten können. Das dürfte vor allem bei Nüssen der Fall sein.

Von der Birkenpollenallergie sind mindestens 7 verschiedene Unterarten bekannt. Wer eine Birkenpollenallergie hat und selbst gekochte Äpfel, Birnen oder Möhren nicht verträgt, leidet möglicherweise unter einer selteneren Art dieser Allergie. Die Allergie richtet sich dann nicht gegen die besagten PR-10-Proteine, sondern gegen andere allergene Proteinfamilien. Dabei kann es sich um solche aus der Familie der Profiline oder Polcalcine handeln. Betroffene sollten sich in solchen Fällen an einen Allergologen wenden, der sich mit *molekularer* Allergologie beschäftigt.

Rohkost meiden

Die Birkenpollenallergie ist ein gutes Beispiel dafür, dass die allgemeine Empfehlung, möglichst viel Rohkost zu essen, nicht für alle Menschen passt. Es stimmt zwar, dass durch das Kochen Vitamine verloren gehen können, aber ein Vitaminmangel entsteht in Europa weniger aufgrund mangelnder Vitaminzufuhr, sondern wegen mangelnder Aufnahme im Darm. Das ist ein wesentlicher Unterschied, denn die Aufnahme von Vitaminen hängt nur teilweise von der Zufuhrmenge ab. Viel wichtiger ist die ordentliche Funktionsfähigkeit der Darmschleimhaut. Bei Reizdarmpatienten ist die Funktion der Darmschleimhaut oft gestört. Das gilt ebenfalls für Allergiker, wenn sie Nahrungsmittel zu sich nehmen, bei denen die Allergene nicht durch Erhitzen zerstört wurden.

Allen Allergikern mit Reizdarmbeschwerden kann ich deswegen nur raten, sich *nicht* mit Rohkost zu ernähren, sondern alles zu erhitzten. Auch Säureblocker sollten gemieden werden, denn die Magensäure spielt eine wichtige Rolle bei der Zerstörung von Nahrungsmittelallergenen.

Milcheiweiß-Allergie

Milchprodukte spielen als Allergen bei der Entstehung eines Reizdarmsyndroms kaum eine Rolle. Eine Milcheiweißallergie betrifft vor allem Kleinkinder unter 7 Jahren und in dieser Altersgruppe kommt ein Reizdarmsyndrom kaum vor. Sollte aber dennoch bei einem Erwachsenen mit Reizdarmbeschwerden der Verdacht einer Milcheiweißallergie vorliegen, so zahlt es sich aus, diese bei einem Allergologen abklären zu lassen. Es gibt viele verschiedene Milcheiweiße, die zu allergischen Beschwerden führen können. Einige dieser Eiweiße sind hitzelabil und können durch Kochen zerstört werden. Andere Milcheiweißallergene sind wiederum spezies-spezifisch. In diesen Fällen kann man durch das Ausweichen auf Produkte von Schaf oder Ziege allergische Reaktionen vermeiden. Diese Differenzierung kann aber nur durch einen Allergologen erfolgen.

IgG-Screening-Tests: zur Allergiediagnostik ungeeignet

Bevor Sie sich auf Nahrungsmittelallergien untersuchen lassen, muss noch ein Wort zu den in letzter Zeit sehr modern gewordenen Screening-Tests auf Nahrungsmittelallergien gesagt werden.

Bei Screening-Tests auf Nahrungsmittelallergien werden meistens Antikörper vom IgG4-Typ bestimmt. Viele Ärzte verdienen sich damit ein Zubrot, da IgG4-Antikörper-Bestimmungen nicht von den Kassen bezahlt werden.

Das Problem bei dieser Untersuchungsart liegt darin, dass damit gar keine Allergien erfasst werden können. Allergien entstehen ausschließlich durch Antikörper vom IgE-Typ. IgG4-Antikörper werden immer dann gebildet, wenn die Darmwand für Nahrungsmittelbestandteile durchlässig wird. Gelangen diese Bestandteile in die Blutbahn, würde es für den Körper eine Gefahr darstellen, wenn er keine schützenden IgG4-Antikörper produzieren würde. Diese Antikörper bilden also einen *Schutz* vor Nahrungsmittelallergien. Ihr Anstieg bedeutet demnach nur, dass die Barriere der Darmwand ihre Funktion nicht mehr gut erfüllt. Es heißt aber nicht, dass eine Allergie gegen diese Nahrungsmittel besteht!

Zahlreiche Patienten haben mir solche Befunde mit Tränen in den Augen gezeigt, bei denen von fast 400 untersuchten Nahrungsmitteln etwa 300 als positiv getestet wurden. Die Worte der Betroffenen waren immer die gleichen: »Wovon soll ich mich denn jetzt ernähren? Das sind doch genau die Dinge, die ich immer esse.« Das ist der Punkt: Bei einem Darmbarriere-Problem werden genau die Lebensmittel positiv getestet, die am häufigsten gegessen werden. Lässt man diese dann weg, geht es den Betroffenen zwangsläufig besser, weil einfach fast nichts mehr übrigbleibt, was gegessen werden kann. Wenn die meisten Allergene weggelassen werden, heilt fast jede allergiegeplagte Schleimhaut ab, weil sie nach wenigen Tagen neu aufgebaut ist. Dieses Ergebnis ist aber auch durch hin und wieder eingelegte Fasttage ohne teure IgG4-Tests erreichbar.

Weitere (Pseudo-)Allergien und Intoleranzen

Viele weitere Allergien können zu Reizdarmbeschwerden führen. Sie sind so zahlreich, dass sie ein eigenes Buch füllen würden. Es sei hier nur erwähnt, dass Allergien familiär gehäuft vorkommen. Wenn ein Elternteil Allergiker ist, besteht für die Kinder ein 20-prozentiges Risiko, auch an einer Allergie zu erkranken. Sind beide Elternteile Allergiker, steigt das Risiko auf 80 Prozent. Weitere Risikofaktoren betreffen Entbindung per Kaiserschnitt, Einzelkinder, Stadtkinder, Raucher (auch Passivraucher), nicht gestillte Kinder, operative Magenverkleinerung, Infektionen mit manchen Keimen u. v. a.

Nickel und Kobalt

Allergien gegen Nickel und Kobalt können beim Reizdarmsyndrom eine Rolle spielen und werden regelmäßig unterschätzt. Sie gehören zu den Typ-IV-Allergien und werden auch als Kontaktallergien bezeichnet, weil sie meist durch den Hautkontakt mit Schmuck oder Metall von Kleidungsstücken entstehen. Dabei wird oft nicht bedacht, dass Nickel und Kobalt ebenfalls in Nahrungsmitteln in größerer Menge vorkommen können.

Eine allergische Reaktion tritt bei dieser Art von Allergien nicht sofort, sondern erst nach 48 bis 72 Stunden auf, sodass selten ein Zusammenhang hergestellt wird. Auch hier können durch stundenlangen Schleimhautkontakt Reizdarmbeschwerden entstehen. Es zahlt sich deshalb aus, beim Hautarzt einen Epicutantest durchführen zu lassen und danach eine mehrwöchige nickelarme Diät einzuhalten. Welche Nahrungsmittel dann möglichst gemieden werden sollten, zeigt der Kasten (s. u.). Kommt es nach 2 bis 3 Wochen zu keiner Besserung, kann wieder zur ursprünglichen Ernährungsweise zurückgekehrt werden. In diesem Fall dürfte der Nutzen nicht dafür stehen, eine entsprechende Ernährungsform durchzuhalten.

Histaminintoleranz

Histaminintoleranz führt zu allergieähnlichen Symptomen und wird deshalb auch als Pseudoallergie bezeichnet. In meinen Augen ist sie keine eigenständige Erkrankung, sondern ein Symptom für andere Krankheiten, bei denen die Darmfunktion so gestört ist, dass es zur Entgiftungsstörung gegenüber Histamin kommt (mehr dazu im Kapitel »Histamin, Mastozytose und Reizdarm« Seite 79).

Nickelhaltige Nahrungsmittel

Hoher bis mäßiger Gehalt: Tee, Kaffee, Nüsse (Haselnüsse, Mandeln, Walnüsse, Erdnussprodukte), Kakao-Produkte, Schokolade, Hartkäse, Obst (Bananen, Kirschen, Pfirsiche, Äpfel, Beeren, Birnen, Aprikosen, Melonen, Pflaumen, Rhabarber, Rosinen), Zerealien (Reis, Mais, Getreidemehl, Vollkornmehl, Weizen), Hülsenfrüchte (Bohnen, Soja, Erbsen, Erdnüsse), Meeresfrüchte (Fisch, Hummer, Austern, Heringe, Shrimps)

Mäßiger Gehalt: (Rot-)wein, Fleisch, Dauerwurst, Gemüse (Gurken, Möhren, Kartoffeln, Sauerkraut, Sellerie, Spargel, Tomaten, Zwiebeln), Apfelsaft, Traubensaft, Milch, Honig

Histaminintoleranz ist nichts anderes als ein Ungleichgewicht zwischen der Anflutung und dem Abbau von Histamin. Da Histamin natürlicherweise in fast jedem Nahrungsmittel vorkommt, muss es Ziel jeder Therapie sein, die Histamin-Abbaukapazität so zu verbessern, dass es hier nicht mehr zu einer dauernden Überforderung des histaminabbauenden Systems kommt. Nur dann, wenn die Ursache für den gestörten Abbau nicht behoben werden kann oder die Ursache für die ständig erhöhte Anflutung von Histamin nicht gefunden wird, ist eine histaminreduzierte Diät sinnvoll. Eine Therapie bei Histaminintoleranz kann nicht darin bestehen, Betroffene unter eine »biochemische Glasglocke« zu stellen und ihnen jede Entgiftungsarbeit abzunehmen. Vielmehr sollte sie die Verdauung so stabil machen, dass der Darm ausreichend entgiften kann.

Die gleichen Symptome wie bei Histaminintoleranz kommen auch bei Mastzellenerkrankungen vor, deshalb muss eine Erkrankung der Mastzellen unbedingt ausgeschlossen werden. Das ist relativ einfach durch die Bestimmung des Enzyms Tryptase im Blut möglich. Da die Abklärung und Therapie von Mastzellenerkrankungen in der Regel durch Dermatologen geschieht, die sich nicht mit Reizdarmbeschwerden befassen, müssen Betroffene sich selbst darum bemühen, dass diese Untersuchung veranlasst wird.

Zeichen einer generellen Schleimhauterkrankung?

Auffallend viele Patienten, die wegen Reizdarmsymptomatik in meine Sprechstunde kamen, hatten auch Beschwerden in anderen mit Schleimhaut ausgekleideten Körperregionen. So war die Diagnose Reizdarmsyndrom oft mit Diagnosen wie chronische Nasennebenhöhlenentzündung, Asthma bronchiale, sinubronchiales Syndrom oder Reizblase vergesellschaftet. Bei Patientinnen wurde oft die Diagnose »Pilzinfektionen« der Vagina oder chronische Unterleibsschmerzen bei »chronic pelvic pain syndrome« gestellt.

Die Kombination von Asthma bronchiale, chronischer Nasennebenhöhlenentzündung mit Polypen und der Überempfindlichkeit gegenüber Aspirin® ist schon seit langem als Samter-Trias bekannt. Für mich stellt sich die Frage, ob bei Reizdarmsyndrom immunologische Reaktionen durch Bakterien im Darm getriggert werden. Es könnten sich dadurch Antikörper gegen diese Darmbakterien bilden, die dann über die Blutbahn durch den ganzen Körper zirkulieren. Finden diese Antikörper an irgendeinem anderen Ort die gleichen Keime, kommt es auch dort zu einer Entzündungsreaktion. Das ist nur eine Vermutung, die ich nicht beweisen kann. Meine Erfahrung zeigt mir aber, dass bei erfolgreicher Behandlung eines Reizdarmsyndroms oft auch die Entzündungen in anderen Regionen abheilten.

In jedem Fall ist es bei chronischen Reizdarmbeschwerden sinnvoll zu untersuchen, ob andere Regionen, die mit Schleimhaut ausgekleidet sind, Beschwerden bereiten. Es sollte eine allergologische Abklärung und Erhebung der eingenommenen Medikamente und Nahrungsergänzungsmittel erfolgen. Danach können versuchsweise die Nahrungsmittel, von denen eine schleimhautschädigende Wirkung bekannt ist, für einige Wochen gemieden werden, vor allem salizylathaltige (Seite 45) und schwefelhaltige Lebensmittel (Seite 43).

Unerkannte Infekte

Viele Infekte gehen mit Magen-Darm-Beschwerden einher, deshalb sollte beim Reizdarmsyndrom immer auch auf mögliche Infektionen untersucht werden.

Wer mit Bauchschmerzen und Durchfall zum Arzt geht, geht davon aus, dass gastrointestinale Infektionen untersucht und ausgeschlossen werden. Das ist nur zum Teil richtig. Auf dem Anforderungsschreiben des Arztes für das Labor steht in der Regel »Untersuchung auf pathogene Keime erbeten«. Abhängig von Labor und Krankenkasse beinhaltet diese Untersuchung jedoch nur den Nachweis von wenigen Keimen. Damit ist aber fast nichts erreicht, Betroffene gehen aber fälschlicherweise davon aus, dass im Stuhl »alles« untersucht wurde.

Mikrobiom-Diagnostik wenig hilfreich

Deshalb bieten immer mehr Labore Stuhluntersuchungen mit »Bestimmung der gesamten Darmflora« an, die oft auch als Mikrobiom-Diagnostik beworben werden, aber wenig sinnvoll sind. Genauso wie es keine normale Schuhgröße gibt, gibt es auch keine normale Darmflora. Für jeden Menschen ist eine andere Darmflora normal. Dazu kommt, dass die Masse der Darmbakterien sogenannte Anaerobier sind, das heißt, dass diese Keime nur unter vollkommenem Luftabschluss überleben können. Sobald Luft an diese Bakterien gelangt, sterben sie ab, was aber die gesamte Stuhldiagnostik verfälscht. Da eine anaerobe Abnahme des Stuhls ohne technische Hilfsmittel nicht machbar ist und die Stuhlprobe mit der Post verschickt werden muss, kommen im Labor vollkommen veränderte Proben an. Die diagnostische Aussage dieser Stuhlproben ist daher für die weitere Behandlung meistens nutzlos.

Genetische Untersuchungsmethoden von Stuhlproben sind nur dann hilfreich, wenn sie für die gezielte Suche nach krank machenden Keimen genutzt werden. Die generelle genetische Mikrobiom-Diagnostik ist derzeit noch nicht so ausgereift, dass sie klinisch brauchbare Informationen liefern könnte.

Es bleibt also nur übrig, gezielt nach gewissen Erregern im Darm zu suchen und diese Untersuchungswünsche auf dem Anforderungsschein explizit anzugeben. Jeder einzelne Keim, nach dem gesucht werden soll, muss einzeln angefordert werden. Welche Keime relevant sind, habe ich im Kapitel »Stuhluntersuchungen« (Seite 154) zusammengestellt. Damit sind zwar nicht alle Erreger komplett erfasst, die zu Reizdarmbeschwerden führen können. Aber es stellt einen Kompromiss dar, der von den Krankenkassen noch bezahlt wird.

Vor allem wenn das Reizdarmsyndrom mit extremem Kohlenhydrathunger, Gereiztheit, Impulskontrollverlust, Depressionen oder anderen psychischen Auffälligkeiten einhergeht, sollten (gastrointestinale) Infekte besondere Aufmerksamkeit finden. Denn alle diese genannten Symptome sind Ausdruck einer chronischen Immunstimulation.

Postinfektiöses Reizdarmsyndrom

Wurde ein Infekt ausfindig gemacht und behandelt, kann es sein, dass die Beschwerden trotzdem weiter bestehen. Dieser Zustand wird als postinfektiöses Reizdarmsyndrom bezeichnet. Es kommt häufig vor, dass Beschwerden weiter bestehen bleiben, obwohl der Infekt vergangen ist, doch man sollte die Hoffnung nicht aufgeben. Lungenfachärzte kennen zum Beispiel das Krankheitsbild des postinfektiösen Asthma bronchiale. Dabei bleibt nach einer Bronchitis der Hustenreiz noch wochenlang bestehen, obwohl der ursprüngliche Infekt bereits ausgeheilt ist. In all diesen Fällen besteht die Entzündungsreaktion des Körpers weiter, obwohl die Infektion gar nicht mehr da ist. Dann helfen oberflächlich wirksame Steroide weiter, wie z. B. Budesonid, das bei postinfektiösem hyperreagiblem Bronchialsystem als Asthmaspray und bei postinfektiösem Reizdarmsyndrom in Form von Tabletten erhältlich ist.

Ein Reizdarmsyndrom nach einer Infektion oder Antibiotikatherapie kann aber auch durch eine Dysbiose, ein bakterielles Ungleichgewicht im Darm bedingt sein. Hier hilft es oft, eine weitere antibiotische oder antimykotische Therapie anzuschließen, die sich gegen anaerobe Keime bzw. Pilze richtet.

Die häufigsten gastrointestinalen Infekte, die ein Reizdarmsyndrom hinterlassen können, sind im Folgenden beschrieben.

Parasitäre Infekte

Manche Parasiten können im Darm leben und dann zu typischen Reizdarmsymptomen führen.

Giardiasis (Lambliasis)

Eine Infektion mit den Parasiten Giardia (früher Lamblia genannt) führt zu Bauchschmerzen, chronischem Durchfall, hellem, schmierigem Stuhl und Müdigkeit. Selten können auch Übelkeit und Schwindel dazukommen. Die Diagnose ist durch die Stuhluntersuchung mit einem Copro-Antigen-Test bzw. einer PCR-Bestimmung einfach zu stellen. Über 90 Prozent der betroffenen Patienten könnten eine entsprechende Diagnose erhalten, doch diese Untersuchungen werden nur in sehr wenigen Laboren durchgeführt und die Kosten dafür oft nicht von den Krankenkassen übernommen. Deshalb bleiben die meisten Infektionen mit Giardia unentdeckt.

Der Nachweis von Antikörpern im Blut, der mikroskopische Nachweis von Lamblien im Dünndarmsekret oder der direkte Nachweis im Stuhl ist meistens sehr unbefriedigend. Werden bei einer Gastroskopie Gewebeproben entnommen, gehen Pathologen oft von einer Zöliakie aus, weil die Darmzotten atroph, also verkümmert sind und der Lamblien-Nachweis nicht immer gelingt. Die Diagnose Laktoseintoleranz kann ebenso irreführend sein, denn Patienten mit Giardiasis zeigen sehr oft eine *sekundäre* Laktoseintoleranz. Bei einem positiven Laktoseintoleranz-Atemtest sollte daher immer auch eine genetische Untersuchung durchgeführt werden!

Giardiasis ist mit einem speziellen Antibiotikum aus der Gruppe der Nitroimidazole einfach zu behandeln. Diese Antibiotika sind kostengünstig, werden aber aus unerklärlichen Gründen von Ärzten nicht gerne verschrieben. Ich habe viele Patienten gesehen, die mit der Diagnose Reizdarmsyndrom kamen und bei denen eine Infektion mit Lamblien übersehen wurde.

Wer ist nun besonders gefährdet? Menschen mit Tierkontakt (Tierärzte, Landwirte) und Reiserückkehrende aus tropischen Regionen, vor allem aus Mittel- und Südamerika. Patienten, die seit einer Reise nach Mexiko beispielsweise an Reizdarmbeschwerden leiden und möglicherweise dort sogar eine Durchfallerkrankung (»Reisediarrhö«) hatten, sollten sich auf eine chronische Infektion mit Lamblien untersuchen lassen.

Amöben

Der Begriff Amöbenruhr sagt schon, dass es sich bei diesem Parasitenbefall um eine Durchfallerkrankung handelt. Dieser Durchfall kann sogar blutig sein und mit starken Bauchschmerzen einhergehen – so steht es jedenfalls im medizinischen Lehrbuch. Weniger bekannt ist, dass die Symptomatik auch nur schwach ausgeprägt sein kann und nur wie ein Reizdarmsyndrom verlaufen kann.

Typischerweise bringt man Amöben nach einer Reise mit nach Hause. Es gibt verschiedene Amöben und bei einigen Arten sind sich alle Mediziner einig, dass diese krankmachend, also pathogen sind (Entamoeba histolytica, Entamoeba coli etc.). Bei Infektionen mit anderen Amöben dagegen verläuft die Symptomatik oft so mild, dass sich Mediziner streiten, ob diese Parasiten überhaupt als pathogen bezeichnet werden können. Meiner Meinung nach sollten auch Betroffene mit Reizdarmsymptomatik, bei denen nur »harmlose« Amöben nachgewiesen wurden, antibiotisch behandelt werden. Erstaunlicherweise geht es vielen nach einer solchen Therapie deutlich besser und das Reizdarmsyndrom heilt ab. Oft waren auch begleitende Gelenkschmerzen nicht mehr da und scheinbar unerklärlich erhöhte Leberwerte wieder normal.

Wie wird die Diagnose einer Amöbiasis gestellt? Das ist wirklich ein Problem, denn hierzu braucht man ein Labor, bei dem sich die Untersucher die Zeit nehmen, die Amöben bzw. ihre Zysten im Mikroskop zu suchen. Dazu kommt, dass Zysten, die im Stuhl gesucht werden, nicht konstant ausgeschieden werden. Deshalb sollten behandelnde Ärzte mindestens dreimal Stuhlproben einschicken und ein Labor hinzuziehen, das ihnen bekannt ist und mit dem sie gute Erfahrungen haben. Es gibt auch Tests, die das typische Amöbenprotein im Stuhl nachweisen können, die aber teuer sind und nur in wenigen Laboren durchgeführt werden. Auch Antikörperbestimmungen im Blut sind möglich, sagen aber nicht unbedingt etwas darüber aus, ob es sich um eine aktive Infektion handelt. In letzter Zeit gibt es auch PCR-Untersuchungen. Diese sind viel genauer und zuverlässiger, werden aber ebenfalls nur in wenigen Laboren durchgeführt.

Balantidiasis

Der Parasit Balantidia coli wird durch verunreinigtes Wasser oder verunreinigte Nahrung aufgenommen. Das Unangenehme an ihm ist, dass er ein Enzym bildet, das Hyaluronsäure im Bindegewebe auflöst. Dadurch kann er durch die Darmwand wandern und überallhin gelangen. Anfänglich entstehen nur schmerzhafte Geschwüre im Dickdarm, bei längerem Bestehen kann es auch zu Bauchfellentzündung oder Harnwegsinfekten kommen. Meistens verlaufen diese Infektionen jedoch relativ mild und werden unter der Diagnose schmerzdominantes Reizdarmsyndrom geführt. Die Diagnose erfolgt durch Nachweis von Zysten im Stuhl. Der Erregernachweis ist, so wie bei Amöben auch, sehr schwierig. Die Therapie ist dagegen einfach, denn hier hilft in den meisten Fällen ein Antibiotikum, das nicht resorbiert wird, also nur im Darm verbleibt.

Blastocystis hominis

Bei dieser Infektion kommt es unter Medizinern sehr häufig zu Meinungsverschiedenheiten. Im Allgemeinen herrscht die Meinung vor, dass es sich um einen normalen Bewohner des Darms handelt. Das ist auch teilweise richtig. Aber eben nur teilweise, denn es gibt vom Parasiten Blastocystis hominis beim Menschen 9 verschiedene Subtypen, von denen der Subtyp 3 pathogen ist, also krankmacht.

Nur sehr wenige Labore können die Typisierung von Blastocystis hominis überhaupt durchführen. In Österreich beispielweise gibt es nur ein einziges, das dazu in der Lage ist. Da aber der Stuhl von allen Reizdarmpatienten nicht an ein einziges Labor geschickt werden kann, sind vernünftige Diagnosen kaum möglich. Dazu kommt, dass dieser Parasit nicht ganz leicht zu behandeln ist, weil sehr oft Resistenzen gegen die üblicherweise verwendeten Antibiotika bestehen. Manchmal halten Patienten die Nebenwirkungen nicht aus, weil das Antibiotikum relativ hoch dosiert werden muss.

Die Übertragung des Parasiten erfolgt fäkal-oral, d. h. Stuhl gelangt ins Trinkwasser, auf die Nahrung oder die Finger und dann in den Mund. Tiere sind sehr oft mit Blastocystis besiedelt, deshalb ist Tierkontakt ein Risikofaktor für diese Infektion. Frisst ein Hund Kot von einem anderen Hund und schleckt dann nachher Frauchen oder Herrchen ab, ist die Wahrscheinlichkeit für diese groß, auch mit Blastocystis angesteckt zu werden.

Neben der Reizdarmsymptomatik (Durchfall oder Verstopfung, Bauchschmerzen) sind Symptome oft Juckreiz, vor allem an Handflächen und Fußflächen, evtl. sogar ein Nesselausschlag (chronische infektinduzierte Urtikaria), Müdigkeit, Gelenkschmerzen, Übelkeit und Schwindel. Blastocystis-Infektionen verlaufen typischerweise ziemlich chronisch und werden fast nie diagnostiziert. Falls doch, dann werden sie gerne bagatellisiert. Ist eine ganze Familie an Reizdarmsyndrom erkrankt oder sind die Reizdarmbeschwerden langanhaltend, sollte immer auch eine Infektion mit Blastocystis hominis in Betracht gezogen werden, denn dieser Parasit kommt gar nicht so selten vor. Bis zur Klärung sollte das Trinkwasser abgekocht werden und Tierhalter sollten auch bei ihren Lieblingen immer wieder Stuhluntersuchungen vornehmen lassen. Eine Reihe anderer parasitärer Infekte gehen auch mit Reizdarmsymptomatik einher. Klassische Wurmerkrankungen sind ein eigenes Thema und werden hier nicht behandelt.

Bakterielle Infekte

Auch bakterielle Infektionen können Darmprobleme verursachen, die nicht immer akut verlaufen müssen und die Ursache für eine Reizdarmsymptomatik sein können. Die verbreitetsten stelle ich im Folgenden vor.

Salmonellen

Infektionen mit Salmonellen werden fast immer entdeckt, stellen daher bei der Abklärung eines Reizdarms meist kein Problem dar. Der Keim ist leicht nachzuweisen und überlebt auch längere Postwege. Mit einer Salmonelleninfektion werden jedoch meistens akute Durchfallerkrankungen mit Fieber und schwerem Verlauf (Typhus) verbunden. Daneben gibt es aber viele verschiedene Salmonellenarten, die nicht alle mit der Verlaufsform eines Typhus einhergehen. Viele Menschen »freunden sich an« mit der einen oder anderen Salmonellenart und lassen sie dauerhaft in ihrem Darm oder in der Gallenblase wohnen. Man spricht dann von Dauerausscheidern. Diese sind vor allem für andere Personen gefährlich, weil sie selbst symptomlos sind, aber andere anstecken können und so zu Superspreadern werden. Dauerausscheider dürfen daher nicht in Berufen arbeiten, in denen sie Kontakt zu Lebensmitteln haben, wie Bäcker, Koch oder Kellner.

Shigellen

Shigellen führen weniger zu chronischen Reizdarmbeschwerden, sondern zu akuter Durchfallerkrankung mit blutiger Diarrhö und starken Bauchschmerzen. Shigellen-Infektionen können aber relativ oft ein postinfektiöses Reizdarmsyndrom zurücklassen. Die Diagnose ist insofern problematisch, als der Keim den Transport in der Stuhlprobe nur selten überlebt.

Fallbeispiel

Shigellennachweis durch schnelle Untersuchung

» *Ich habe selbst einmal erlebt, dass bei einer Familie, in der alle akut einsetzenden blutigen Durchfall hatten, mehrere eingesandte Stuhlproben negativ waren. Nachdem ich mir nicht erklären konnte, wie bei einer offensichtlichen Infektionskrankheit nichts in der Stuhlkultur gefunden werden konnte, bat ich die Familie, die Stuhlproben unmittelbar nach der Gewinnung ohne Verzögerung selbst sofort ins Labor zu bringen. Und siehe da: Von 5 Patienten konnten plötzlich bei 4 Proben Shigellen nachgewiesen werden. Körperwarmer Transport und sofortige Untersuchung war hier der Trick, der zur Diagnose führte.* «

Escherichia coli

Escherichia coli (E. coli) sind Bakterien, die normalerweise im Darm leben und auch dort hingehören. Sie zählen zu den am besten untersuchten Keimen und gelten als »Haustierchen der Mikrobiologen«. Umso erstaunlicher ist es, dass ihre abartigen Schwesterkeime bei Stuhluntersuchungen nur dann untersucht werden, wenn man es extra anfordert.

Was meine ich mit abartig? Manche E. coli »lernen« von anderen Bakterien, giftige Stoffe zu bilden. So kann es vorkommen, dass E. coli von Shigellen »lernt«, deren Toxin (neuerdings Verotoxin genannt) zu produzieren. Diese »neue« Art von E. coli wird dann als VTEC bezeichnet (Abkürzung für Verotoxin bildende E. coli). Das sind dann besonders üble Keime, die vom körpereigenen Immunsystem kaum erkannt werden, denn nach außen hin sind sie ja weiterhin E. coli, also normale Bewohner des Darms, die deshalb vom Immunsystem nicht angegriffen werden dürfen. Und doch sind es Gift bildende Shigellen, die zu schmerzhaften Entzündungen des Darmes führen können.

Sie sind also Wölfe im Schafspelz, denen wir nur wenig entgegenzusetzen haben. Hier dürfen (mit wenigen Ausnahmen) keine Antibiotika gegeben werden, denn das könnte die Infektion zur Explosion bringen, da jedes wirksame Antibiotikum auch die normalen E. coli, die als wichtige Platzhalter dienen, verdrängen würde. Zur Behandlung kommen nur Substanzen infrage, die das Toxin abbinden, wie zum Beispiel die (leider wenig wirksame) Tierkohle oder modernere, sehr wirksame, aber teure gentechnisch hergestellte Antikörper gegen das Toxin.

Die Betreuung von hartnäckigen Verläufen sollte in einem spezialisierten Zentrum erfolgen. Bei dieser Infektion besteht auch eine der wenigen Indikationen für eine Therapie mit einem Probiotikum, das E. coli Nissel enthält.

Neben VTEC gibt es noch weitere »abartige« E. coli-Arten mit den Bezeichnungen EHEC (enterohämorrhagische E. coli), EPEC (enteropathogene E. coli), ETEC (enterotoxische E. coli), EIEC (enteroinvasive E. coli), EAEC (enteroaggregative E. coli), DAEC (diffus adhärente E. coli) usw. Manche Bezeichnungen wurden doppelt vergeben, sodass es oft zu Ungenauigkeiten kommt. Wichtig zu wissen ist nur, dass E. coli auch in einer »bösartigen« Form vorkommen kann und manche von ihnen nicht antibiotisch behandelt werden dürfen, andere wiederum antibiotisch behandelt werden müssen. Viele dieser Abarten können relativ lange im Darm überleben, weil sie nicht als fremd und bösartig erkannt werden. Sie verursachen regelmäßig

E. coli Nissel

Dieser Keim hat wenig mit den üblichen Probiotika zu tun und eine interessante Geschichte: Im Ersten Weltkrieg kam damals eine ganze Kompanie durch Typhus zu Tode – bis auf einen einzigen Soldaten. Der findige Arzt Alfred Nissel konservierte von diesem Patienten den Stuhl und konnte einen Keim isolieren, der dann nach ihm E. coli Nissel benannt wurde. Dieses Bakterium wurde bis heute erhalten und dient Ärzten immer noch als letzte Hilfe, wenn viele andere Therapieoptionen versagen oder nicht erlaubt sind.

Reizdarmbeschwerden. Wichtig zu wissen ist zudem, dass der Nachweis dieser Keime nicht erbracht wird, wenn nicht gezielt danach gefragt wird. Bei länger andauernden Reizdarmbeschwerden sollten deshalb diese Keime bei den Stuhluntersuchungen immer explizit angefordert werden.

Bösartige E. coli-Infektion werden hauptsächlich durch den Verzehr von rohem Fleisch, Fisch oder Rohmilchprodukten sowie von kontaminiertem Wasser ausgelöst.

Fallbericht

ETEC durch Sushi

» *Eine Mutter kam mit ihrem 10-jährigen Kind wegen chronischen Durchfalls in die Praxis. Teilweise war der Stuhl wässrig. Auf Nachfrage gab die Mutter an, dass auch der kleine Bruder immer wieder Durchfall hat, aber nicht so stark. In meiner Patientendatei konnte ich sehen, dass das Kind schon einmal wegen chronischer Durchfallerkrankung bei mir war. Damals wurde neben einer Fruktoseintoleranz auch eine ETEC-Infektion festgestellt. Bei der neuerlichen Untersuchung war der Nachweis für ETEC wiederum positiv. Als Infektionsquelle konnten Sushi-Mahlzeiten ausfindig gemacht werden. Nach einer antibiotischen Behandlung und der Vermeidung von rohem Fisch war das »Reizdarmsyndrom« des Kindes geheilt.* «

Clostridien

Clostridien sind eine Bakterienfamilie, die zu vielen verschiedenen Krankheitsbildern führen kann. Bekannt sind Tetanus (Wundstarrkrampf, hervorgerufen durch Clostridium tetani), antibiotikainduzierte pseudomembranöse Colitis (Cl. diffizile), Lebensmittelvergiftung durch Botulinustoxin (Cl. botulinum), Darmbrand (Cl. perfringens) etc. Sehr viele Clostridien bilden Toxine und sind deshalb besonders gefährlich, zumal einige dieser Gifte lebensbedrohliche Zustände induzieren können. Gemeinsam ist allen Clostridien die Fähigkeit zur Sporenbildung. Damit können sie in der Umwelt sehr lange Hitze, Trockenheit und andere lebensfeindliche Umstände überleben. Kommen Sporen über die Nahrung wieder in den menschlichen Körper, keimen sie aus und treiben dann im Körper ihr Unwesen.

Die Symptomatik hängt wesentlich davon ab, wie viele Sporen in den Körper gelangen, wie viele auskeimen, ob sie Toxine bilden und wie giftig diese Toxine sind. Mikrobiologen haben bereits gute Tests für viele, aber nicht alle Toxine entwickelt. Manche Labore weisen deshalb nicht mehr die Keime, sondern nur die Bakterientoxine nach, mit dem Argument, dass keine klinisch relevante Infektion bestehe, wenn kein Toxin nachgewiesen wird. Das ist meiner Meinung nach nicht ganz richtig. Bei Stuhlproben kommt es öfter vor, dass der Toxinnachweis positiv, das Kulturergebnis aber negativ ausfällt und umgekehrt. Deshalb empfehle ich immer, beide Untersuchungsmethoden durchführen zu lassen.

Milde Formen auch behandeln

Besteht bei einer Cl.-diffizile-Infektion das volle Krankheitsbild einer pseudomembranösen Colitis mit blutigen Durchfällen, sind sich alle Ärzte einig, was zu tun ist. Was ist aber, wenn jemand nur weichen Stuhl, nur einen positiven Nachweis für irgendeine Clostridienart, aber keinen positiven Toxin-Nachweis hat? Diese Menschen fallen durch das Raster und erhalten die Diagnose Reizdarmsyndrom, denn laut Schulmedizin sind die Betroffenen nicht krank. Meine Erfahrung zeigt aber, dass es Patienten mit dieser Befundkonstellation nach einer Behandlung deutlich besser geht und keine Episoden mehr mit Durchfall oder weichem Stuhl bestehen.

Auch beim Krankheitsbild einer Lebensmittelvergiftung mit Botulinustoxin (Cl. botulinum), das mit Lähmungserscheinungen, Doppelbildern, Sprechstörungen, Schluckstörungen bis zu lebensbedrohlicher Atemlähmung einhergehen kann, sind sich die Ärzte einig, worum es sich handelt. Was ist aber mit den Menschen, die nur kleinste Mengen dieses hochgiftigen Nervengiftes zu sich nehmen, weil sie zum Beispiel viel Rohkost essen? Sporen, die sich vor allem auf nicht erhitzten Nahrungsmitteln finden, gelangen so in größeren Mengen in den menschlichen Körper. Im Darm können sie auskeimen und zu geringgradigen vorübergehenden Infektionen mit minimalen Vergiftungssymptomen führen. Die betroffenen Personen werden mit solchen wiederholten Mini-Infektionen im Großen und Ganzen fertig, aber eben nicht ganz. Kommen dann noch infektionsbegünstigende Faktoren dazu wie die Einnahme von Eisen- oder Kortisontabletten, Stress oder Belastungen mit Viren, können diese subklinischen Infektionen immer wieder aufflammen und zu Reizdarmsymptomen führen.

Im Jahr 2005 wurde bei Kühen eine Krankheit beschrieben, die als chronischer Botulismus oder Morbus Kerner bezeichnet wurde. Etwas später fand man ähnliche Symptome wie Durchfall, Verstopfung, Muskelschmerzen, Lähmungserscheinungen auch bei Landwirten, die mit diesen Kühen in Kontakt waren. Dadurch ist ein Streit unter Medizinern entbrannt, ob es so etwas wie chronischen Botulismus bei Menschen gibt. Eine in Zukunft verbesserte Diagnostik wird uns zeigen, ob hier nicht auch Patienten mit Reizdarmsyndrom zu finden sein werden. Sie wird uns auch zeigen, ob der immer häufigere Einsatz von Botulinustoxin in Form von Botox-Injektionen zur Schönheitsbehandlung nicht auch zu systemischen Beschwerden oder entzündlichen Reaktionen führen könnte.

Risikofaktoren

In erster Linie ist die von Vielen als so gesund angesehene Rohkost ein Risikofaktor. Aber auch häufige antibiotische Therapien und Therapien mit Eisentabletten (fast alle Multivitaminpräparate enthalten Eisen!) begünstigen Infektionen mit Clostridien. Auch die moderne Milchwirtschaft stellt einen Risikofaktor für solche Infektionen dar. Kühe, die mit Silo- oder Kraftfutter gefüttert werden, scheiden über die Milch vermehrt Clostridien-Sporen aus, die durch normale Pasteurisierung nicht zerstört werden. Fäkalien (Jauche, Gülle), die auf die Felder ausgebracht werden, kontaminieren das dort angebaute Gemüse und manchmal auch das Trinkwasser. Inzwischen sind Flüsse, Seen und sogar das Meerwasser mit Clostridien verseucht. Nicht erhitzte Nahrungsmittel, roher Fisch in Sushi, rohes Fleisch wie Beefsteak-Tatar oder Prosciutto crudo oder Rohmilchkäse wie Camembert und Brie steigern das Infektionsrisiko schon erheblich. Besonders hohe Clostridien-Belastung finden sich in vorgeschnittenen und abgepackten Salaten, wie sie in Supermärkten oft verkauft werden. Werden dann vom Hausarzt zur Behandlung von Magenbeschwerden Säureblocker verschrieben, ist die letzte Abwehrlinie auch noch zerstört und eine Infektion wird schon fast zur Gewissheit.

Fallberichte

Frettchen als Clostridienträger

» *Ein 12 Jahre altes Mädchen kam mit seiner Mutter in die Sprechstunde, weil es immer wieder Bauchschmerzen hatte. Sein Kinderarzt stellte die Diagnose schmerzdominantes Reizdarmsyndrom.*

Nachdem ich bei dieser Beschwerdekonstellation schon bei der Erstuntersuchung Clostridien bestimmen ließ, wurden wir rasch fündig. Das Mädchen hatte Clostridium diffizile in seinem Stuhl, wurde behandelt und es ging ihm besser. Bei der ersten Kontrolle waren keine Clostridien mehr nachzuweisen. Bald kamen die Beschwerden aber wieder. Jedes Mal, wenn es Bauchschmerzen hatte, konnten Clostridien nachgewiesen werden. Ich brauchte mehrere Monate, bis ich herausfand, dass es ein Frettchen besaß, in dessen Stuhl ebenfalls Clostridium diffizile (der gleichen Sorte) gefunden werden konnte. Nachdem das Tier verschenkt wurde und noch einmal eine antibiotische Behandlung erfolgte, war das »Reizdarmsyndrom« dauerhaft ausgeheilt.

Clostridien durch Muschelmehl

Eine ältere Dame bereitete mir lange Zeit Kopfzerbrechen. Sie hatte immer wieder Bauchschmerzen und Clostridium diffizile in ihrem Stuhl. Bis ich darauf kam, dass sie, statt die vom Hausarzt vorgeschriebene Osteoporosetherapie durchzuführen, ihre Osteoporose selbst mit Muschel- und Haifischmehl behandelte. Muscheln sind mikrobiologische Dreckschleudern. Sie leben im Brackwasser, wälzen große Mengen Wasser durch ihren Körper und reichern damit Schadstoffe und Mikroorganismen an. Sie filtern diese so gut heraus, dass sie von Umwelttechnikern sogar zur Abwasserreinigung verwendet werden. Wenn aus Muscheln gewonnenes Mehl nicht unter Druck erhitzt und sterilisiert wird, bleiben Clostridien-Sporen darin bestehen. Gelangen sie in den Darm des Menschen, keimen sie dort wieder aus und leben munter weiter. Erst nachdem ich die Patientin überzeugen konnte, auf dieses Muschelmehl und andere natürliche Nahrungsergänzungsmittel zu verzichten, verschwanden auch die Bauchschmerzen und die Durchfallepisoden. «

Campylobacter

Waren früher Salmonellen das Hauptproblem für Infektionen, die von Geflügel ausgingen, sind es heute Campylobacterinfektionen. Es gibt so gut wie keine industriell gehaltene Geflügelart mehr, die nicht mit Campylobacter infiziert wäre. Das trifft auch auf Bio-Geflügel zu. Campylobacter war einst, als Geflügel noch hauptsächlich tiefgefroren verkauft wurde, so gut wie unbekannt, da diese Keime beim Einfrieren absterben. Heute findet man nur noch selten tiefgefrorene Puten. Dafür gibt es umso mehr mit Campylobacter verseuchtes Geflügel, denn diese Bakterien besiedeln fast jeden Vogeldarm. Auch in Vogelkäfigen und bei Fütterungsstellen für Vögel halten sie sich auf, so sind Vogelliebhaber einer zusätzlichen Gefahr ausgesetzt, sich mit einem Keim zu infizieren, der zu Reizdarmbeschwerden führen kann. Die Hauptinfektionsquellen sind aber das Huhn aus dem Supermarkt und Fliegen, die ihren Kot und ihre Eier auf Nahrungsmittel abgelegt haben. Dabei erfolgt die Infektion weniger durch das verspeiste Huhn als durch den damit servierten, oft kontaminierten Salat.

Symptome

Es gibt unterschiedliche Campylobacterkeime. Campylobacter jejunii und Campylobacter coli sind die bekanntesten. Sie führen zu chronischem Durchfall, Harnwegsinfekten, Augen- und Gelenkentzündungen. Generell sollte deshalb bei Reizdarmsyndrom auch auf eine Campylobacterinfektion untersucht werden. Dies muss aber explizit beim untersuchenden Labor angefordert werden.

Fallbericht

Vermeintliche Magersucht »dank« Präbiotika

» *Ich kann mich an eine Jugendliche erinnern, die fast ein Jahr in der psychosomatischen Abteilung einer Universitätsklinik stationär aufgenommen war. Die Diagnose lautete Anorexia nervosa, Magersucht. Auf Bitte ihres Onkels, eines Anästhesisten, untersuchte ich sie. Bei der Erstuntersuchung berichtete sie über chronischen Durchfall. Auffallend war, dass sie, angeregt durch eine Wissenschaftssendung im Fernsehen, regelmäßig Präbiotika bestellte. Wie schon erwähnt, gibt es kein Präbiotikum, das ausschließlich »guten« Bakterien als Nahrung dient (Seite 15).*

Bei dieser Patientin mit »Anorexia nervosa« ließ sich eine chronische Infektion mit Campylobacter jejunii finden. Durch die tägliche Einnahme eines Präbiotikums dürften genau diese Keime chronisch herangezüchtet worden sein. An eine spontane Ausheilung ist unter solchen Umständen nicht mehr zu denken. Nach einer wenige Tage dauernden Behandlung mit einem Makrolid-Antibiotikum und dem Absetzen des Präbiotikums war die junge Frau geheilt. Auch die vermeintliche Anorexie war nicht mehr vorhanden. Ein Jahr stationäre Aufnahme und damit verlorenes Leben hätten ihr erspart bleiben können. Dieses für mich sehr beeindruckende Beispiel zeigt, wie Gesundheitssendungen und vermeintlich »gesunde« Nahrungsergänzungsmittel Schaden anrichten können. «

Virale Infekte

Von viralen Darminfekten sind hauptsächlich Kinder betroffen, diese Infekte verlaufen in der Regel akut. Es kommen aber immer öfter chronisch verlaufende Virusinfekte bei Erwachsenen vor, was ungewöhnlich ist und daher oft übersehen wird. Bei Reizdarmsyndrom sollte deshalb auch nach Virusinfektionen gesucht werden. Als Suchtest für Virusinfektionen und Entzündungen hat sich die Bestimmung von Neopterin im Blut, Harn oder Stuhl bewährt. Für manche Viren gibt es auch Direktnachweise im Stuhl.

Noroviren

Ein Norovirusinfekt führt normalerweise zu einer akuten Erkrankung mit Bauchschmerzen und Durchfall. Die Viren sind sehr stabil und überleben auf Lebensmitteln auch Temperaturen von -20 bis +60 Grad. Sie können deshalb auch durch Tiefkühlkost übertragen werden. In Deutschland gab es einmal eine Epidemie in Altersheimen und Kindergärten. Dort wurden aus Kostengründen tiefgekühlte Erdbeeren aus China (!) verarbeitet, die mit Noroviren verseucht waren.

Die Diagnose wird durch einen Virusnachweis im Stuhl gestellt. Eine Therapie existiert nicht, es lassen sich lediglich die Symptome behandeln und es müssen strikte Hygieneregeln eingehalten werden, um die Infektion nicht weiterzuverbreiten. Normalerweise heilt die akute Durchfallerkrankung wieder spontan ab. Ganz selten kann als Souvenir eine Zöliakie (Glutenunverträglichkeit) zurückbleiben. Ich habe aber auch schon Patienten mit der Diagnose Reizdarm erlebt, die ein Jahr lang Noroviren ausgeschieden haben. Nachdem das Virus nicht mehr nachweisbar war, verschwand auch die Reizdarmsymptomatik.

Rotaviren

Auch Rotaviren sind sehr ansteckend, sodass sie zu den Kinderkrankheiten gezählt werden. Fast jedes Kind macht bis zum 3. Lebensjahr einen Rotavirusinfekt durch. Seitdem Säuglinge schon in den ersten Lebenswochen geimpft werden, sind Rotaviren selten geworden. Damit verlagert sich aber bei den nicht geimpften Personen der erste Rotavirus-Infekt immer öfter ins Erwachsenenalter. Während eine Rotavirus-Infektion bei Kindern in der Regel folgenlos ausheilt, werden Erwachsene nicht so leicht damit fertig.

Die Diagnose kann über den Virus-Nachweis im Stuhl gestellt werden. Die Therapie besteht in der Vorsorgeimpfung im Kindesalter. Für Erwachsene ist diese Impfung nicht zugelassen. Es muss bedacht werden, dass offenbar nicht alle Geimpften eine ausreichende Immunität aufbauen können.

Fallbericht

Rotavirus bei einer Kinderkrankenschwester

» *Ich habe eine Kinderkrankenschwester erlebt, die trotz Impfung immer wieder Rotavirusinfektionen hatte und vermutlich deshalb mit der Diagnose Reizdarmsyndrom herumlief. Erst nachdem sie die Station wechselte und keinen Kontakt mehr mit Durchfall-Kindern hatte, heilte ihr Reizdarmsyndrom aus.* «

Pilzbesiedelung

Hier sind wir bei einem beliebten Streitthema unter Ärzten angelangt. Die einen sind überzeugt, dass Pilze zur normalen Darmflora gehören, die anderen verneinen das. Die Wahrheit dürfte irgendwo zwischen diesen extremen Ansichten liegen. Wir essen immer wieder Pilze, wenn wir mit Hefe vergorene oder zubereitete Nahrungsmittel zu uns nehmen (Kuchen und Pizza aus Hefeteig, Bier etc.). Nur wenige Menschen scheiden diese Pilze auch wieder mit dem Stuhl aus. Das kann entweder daran liegen, dass Pilze im Verdauungstrakt abgetötet werden oder aber, dass sich die meisten Pilze im Stuhl nicht nachweisen lassen, da dort nur diejenigen Pilzanteile gefunden werden, die nicht fest mit der Darmwand verwachsen sind. Dazu kommt noch, dass sich Pilze, bedingt durch lange Transportwege von Stuhlproben, explosionsartig vermehren können und deshalb nicht die im Darm herrschende Situation darstellen. Die Pilzdiagnostik ist jedenfalls nicht ganz einfach.

Welche Rolle Pilze im Darm spielen, ist noch nicht ganz klar. So gibt es Hefepilze wie Sacharomyces boulardii, die sogar zur Behandlung von Durchfallerkrankungen verwendet werden. Dann gibt es Arten, die man auch bei Gesunden sieht (Candida albicans) und manche Arten, die nur nach langer Antibiotikatherapie auftauchen (Candida glabrata, Candida krusei, Candida tropicalis, Geotrichum candidum u.a.). Letztere Gruppe dürfte tatsächlich mit Reizdarmbeschwerden einhergehen. Ich hatte Patienten, bei denen solche Pilze nachgewiesen wurden und bei denen nach einer systemischen Pilztherapie eine deutliche Besserung der Reizdarmbeschwerden eintrat.

Häufig ist es so, dass Pilzbesiedelungen immer wiederkehren. Wenn solchen Befunden keine Antibiotikatherapien vorangegangen sind und kein besonderer Süßhunger besteht, was beides Indizien für Pilzbefall sein können, muss man auch einen Abwehrdefekt in Betracht ziehen, der weiter abgeklärt werden sollte. Bei jeder Form von wiederholter Überwucherung mit Pilzen und Reizdarmsymptomatik ist aber zu empfehlen, alle Arten von Zucker zu vermeiden, denn Pilze ernähren sich mit Vorliebe von Zucker.

Störungen des weiblichen Zyklus

Weibliche Sexualhormone steuern nicht nur den Zyklus, sondern greifen auch in andere Vorgänge ein. Damit können Sie für bestimmte Reizdarmbeschwerden verantwortlich sein.

Nachdem in meiner Praxis sehr viele Frauen über Verdauungsbeschwerden klagten, die sich im Verlauf des Zyklus änderten, begann ich damit, meine Patientinnen zu bitten, einen Zykluskalender zu führen. Darin sollten sie ihre Beschwerden im Laufe des Menstruationszyklus eintragen. Es war unglaublich zu sehen, in wie vielen Fällen die Verdauungsbeschwerden zyklusabhängig auftraten. Besonders auffallend war, dass das Symptom »Brustspannen« sehr oft mit einer Verstärkung von Reizdarmbeschwerden einherging.

Leider werden zyklusabhängige Beschwerden fast immer von Gynäkologen abgeklärt. Damit werden aber zyklusbedingte Veränderungen, die andere Organe als die Sexualorgane betreffen, fast nie untersucht. Deshalb bot sich dieses Thema für eine Dissertation an. Die Studentin, die dieses Thema daraufhin untersuchte, betrachtete verschiedene Beschwerden im Verlauf des normalen Zyklus bei ihren Mitstudentinnen, wobei sie jeweils unterschied, ob diese die Antibabypille nahmen oder nicht. Studentinnen, die andere hormonhaltige Verhütungsmittel wie Spirale, Hormon abgebende Ringe, Hormonspritzen oder eine reine Gestagenpille verwendeten, wurden von der Untersuchung ausgeschlossen. Die Ergebnisse möchte ich nicht vorwegnehmen, sie waren aber so interessant, dass ich noch öfter auf diese Diplomarbeit zurückkommen werde.

Zyklisch bedingte Resorptionsstörung

Jeder Gynäkologe und viele Frauen kennen das klinische Bild des prämenstruellen Syndroms (PMS). Dabei kommt es u.a. zu Wassereinlagerungen mit oft schmerzhafter Schwellung der Brüste, geschwollenen Augenlidern am Morgen und Anschwellen der Füße am Abend. All diese Symptome nehmen in der 2. Zyklushälfte, also nach dem Eisprung, zu. Erst mit dem Einsetzen der Regelblutung setzt dann allmählich Erleichterung ein.

Aber es kommt nicht nur zu Wassereinlagerungen im Bindegewebe. Auch die Gebärmutterschleimhaut schwillt bei diesen Patientinnen ausgeprägter an, was eine stärkere Monatsblutung (Hypermenorrhö) zur Folge hat, die oft sogar schmerzhaft ist (Dysmenorrhö). Bei einigen Frauen kommen noch Stimmungsschwankungen dazu, die zyklusabhängig auftreten und von Psychiatern als Prämenstruell Dysphorisches Syndrom (PMDS) bezeichnet werden. PMS und PMDS können gemeinsam oder auch unabhängig voneinander vorkommen. Beide Symptomkomplexe haben viel mit der Entstehung von Reizdarmbeschwerden zu tun.

Die erste Zyklusphase, auch Follikelphase genannt, umfasst den Zeitpunkt vom Beginn der Blutung bis zum Eisprung. Die 2. Zyklusphase beginnt mit dem Eisprung und endet mit dem Eintreten der Regelblutung. Sie wird auch Lutealphase genannt. In der Follikelphase steigt der Östrogenspiegel langsam, aber kontinuierlich an und erreicht kurz vor dem Eisprung ein Maximum (siehe Abb. Seite 67). Die Östrogene bewirken, dass sich vermehrt Wasser im Körper einlagert, indem die Ausscheidung von Wasser über die Nieren gehemmt wird. Durch die vermehrte Wasserretention kann es zur Schwellung der Augenlider, der Füße und Beine sowie zur Schwellung der Brüste kommen.

In der zweiten Zyklusphase (Lutealphase) wird vermehrt Gelbkörperhormon gebildet – ein Hormon, das unbedingt benötigt wird, um eine evtl. eingetretene Schwangerschaft aufrechtzuerhalten. Wird nicht genügend Gelbkörperhormon gebildet, kann es zum Verlust der befruchteten Eizellen und langfristig sogar zur Unfruchtbarkeit kommen. Gynäkologen sprechen dann von einer Corpus-luteum-Insuffizienz, einer zu schwachen Gelbkörperhormon-Produktion.

Fallbericht

Vollmondzyklen

» *Ich hatte eine jüngere Patientin, bei der die Gebärmutter entfernt werden musste, sodass sie keine Menstruation mehr hatte. Damit hörte die Monatsblutung zwar auf, der »innerliche« Hormonzyklus ging jedoch weiter. Deshalb spürte sie weiterhin, wie ihre Brüste regelmäßig im Lauf das Zyklus anschwollen, gleichzeitig nahmen auch Bauchschmerzen zu. Nachdem die Beschwerden immer bei Vollmond auftraten, vermutete sie, dass diese durch die Mondphasen bedingt seien. Ich erklärte ihr, dass auch der Mond einen 28-Tage-Zyklus hat und durchaus zufällig beide Zyklen synchron verlaufen können. Die Bestimmung einiger Hormone im Zyklusverlauf bestätigen diese Vermutung. Durch eine Substitutionstherapie mit Gelbkörperhormon konnten dann sowohl das Brustspannen als auch die Verdauungsbeschwerden erfolgreich behandelt werden.* «

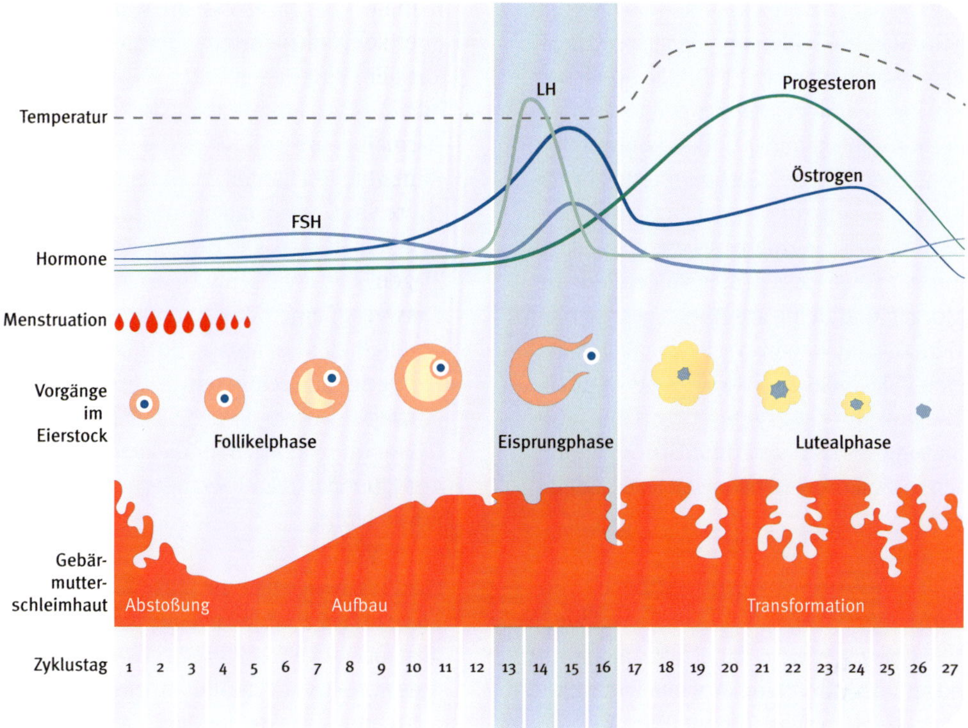

Breitenbach, V. Ganz intim. 1. Aufl. Stutgart: TRIAS; 2020

Der Menstruationszyklus

Aus internistischer Sicht ist es interessant zu wissen, dass Gelbkörperhormone auch eine sogenannte antimineralokortikoide Wirkung haben. Mineralokortikoide sind Hormone, die die Wasserausscheidung über die Nieren hemmen. Hemmt man diese Wirkung, dann wird die Ausscheidung von Wasser über die Niere gefördert und mehr Wasser ausgeschieden. Die Kenntnis über das Zusammenspiel dieser beiden Hormone ist für das Verständnis um den Zusammenhang mit dem Reizdarmsyndrom von Bedeutung: Östrogene führen zu Wassereinlagerungen, Gelbkörperhormone bewirken eine vermehrte Wasserausscheidung. Kommt es zu einem Ungleichgewicht dieser beiden Hormone in Form einer sogenannten Östrogendominanz, resultieren daraus vermehrte Wassereinlagerungen, die auch zu Funktionsstörungen des Dünndarms führen können.

Unfruchtbarkeit durch Stress

Stress kann bei Frauen unter Umständen zu Unfruchtbarkeit führen, nämlich dann, wenn es nicht mehr bei jedem Zyklus zu einem Eisprung kommt. Diese Schutzfunktion des Körpers ist sehr sinnvoll, denn in Zeiten gefährlicher Lebensumstände ist es nicht sehr zielführend, ein Kind zu bekommen. Deshalb gibt es bei Hungersnöten oder in Kriegszeiten einen Geburtenrückgang. Die Natur hat es so eingerichtet, dass Stress zu einer Reduktion der Fruchtbarkeit führt. Der Körper unterscheidet jedoch nicht, ob der Stress durch Krieg und Hungersnot oder durch psychische Belastung am Arbeitsplatz oder in der Familie entsteht. In beiden Fällen kommt es zu Zyklen ohne Eisprung, sogenannte anovulatorische Zyklen. In diesem Fall werden nicht ausreichend Gelbkörperhormone gebildet und es kommt zum klinischen Bild der Corpus-luteum-Insuffizienz. Bei einem Mangel an Gelbkörperhormon wird vermehrt Wasser eingelagert mit der Folge, dass Brüste, Augenlider am Morgen und Beine am Abend geschwollen sind. Gynäkologen verschreiben dann evtl. eine Pille, möglicherweise sogar ohne Unterbrechung im Langzyklus, damit die Regelblutung vollkommen unterdrückt wird und schon sind die Beschwerden »behandelt«.

Schleimhautschwellungen auch im Darm

Nicht beachtet wird dabei, dass nicht nur Augenlider und Beine anschwellen, sondern auch die Darmschleimhaut. Damit entsteht aber eine oft massive Resorptionsstörung (siehe auch Kapitel »Die Darmschleimhaut ist zu dick« Seite 24). Werden Nahrungsmittel nicht mehr ausreichend aufgenommen, bleiben sie im Darm zurück und dienen den dort ansässigen Bakterien als Nahrung. Diese freuen sich über das unerwartete Nahrungsangebot und beginnen, diese Nährstoffe zu vergären und sich enorm zu vermehren. Dadurch kommt es zu einem Druckanstieg im Darm. Der Druck steigt nicht nur durch die Gase an, die im Rahmen der Gärung entstehen, sondern auch durch den vermehrten Flüssigkeitseinstrom aus dem Blut in den Darm. Täglich werden hier etwa 10 Liter Wasser vom Blut in den Darm abgepresst und wieder zurück in die Blutbahn geschaufelt. Wenn nur 10 Prozent davon im Darm bleiben, fühlt sich das sehr unangenehm an. Die betroffenen Frauen klagen, sich »wie schwanger« zu fühlen und weisen auf einen vorgewölbten Bauch knapp oberhalb der Harnblase. Dort befinden sich die Dünndarmschlingen, in denen keine Gärung stattfinden dürfte. Das heißt, die Bakterien sind aus dem Dickdarm bereits in den Dünndarm eingewandert und vermehren sich dort.

Die verschriebene Pille hilft hier tatsächlich. Vielen Frauen ist jedoch nur dann geholfen, wenn sie ein alleiniges PMS und kein PMDS haben. Bestehen zusätzlich Stimmungsschwankungen, deutet dies auf eine Störung im Serotoninstoffwechsel hin. Doch dazu kommen wir noch etwas später (Seite 70). Jedes Ungleichgewicht im Wasserhaushalt des Darms, jede Änderung in der Dicke der Darmschleimhaut, führt zu Reizdarmbeschwerden. Nachdem zwischen psychischer Belastung, Stress, Gefahrensituationen und Reizdarmbeschwerden noch die Hormonbildung im Verlauf des Zyklus steht, sollten Patientinnen mit zyklusabhängigen Reizdarmbeschwerden zunächst zum Gynäkologen gehen, um sich behandeln zu lassen.

Östrogendominanz und Xenoöstrogene

Ein Zuviel an Östrogenen bzw. ein Zuwenig an Gelbkörperhormonen führt zu einer Reihe von Beschwerden. Als Ursache werden oft Xenoöstrogene, also fremde Östrogenquellen, vermutet.

Die Östrogendominanz durch Umweltschadstoffe dürfte eine zunehmende Rolle spielen. Xenoöstrogene stammen vor allem aus Weichmachern in Plastik. Nachdem es heute schon keinen einzigen Menschen mehr gibt, der nicht Mikroplastik im Darm hat, wird es bald auch keinen mehr geben, der keine Probleme mit Xenoöstrogenen bekommt. Diese stammen u. a. aus Rückständen der Pille, die mit dem Harn ausgeschieden werden. Die synthetischen Hormone gelangen so ins Abwasser und von dort wiederum ins Trinkwasser. Abwasser wird zwar von krankmachenden Keimen gereinigt, nicht aber von Hormonen. Auch die zunehmende Zeugungsunfähigkeit von Männern dürfte etwas mit der vermehrten Östrogenbelastung zu tun haben.

Wie stark Östrogenreste im Abwasser wirken können, zeigte sich bei den Schafen eines australischen Farmers, der seine Weiden mit Menschenfäkalien gedüngt hatte. Die Schafe, die auf diesen Wiesen weideten, wurden dann unerklärlicherweise unfruchtbar. Es soll Jahre gedauert haben, bis man darauf kam, dass die Schafherde mit dem Gras auch Rückstände der Pille gefressen hatten.

So gesehen macht mangelnde Umweltpolitik die Gedärme von immer mehr Menschen krank. Doch nicht nur Entscheidungsträger und Politiker tragen die Verantwortung, sondern auch Gesundheitsberater, die immer öfter phytoöstrogenreiche Nahrungsmittel oder Nahrungsergänzungsmittel mit Phytoöstrogenen empfehlen. Auch wenn es unterschiedliche Arten von Phytoöstrogenen gibt, die teilweise sogar anti-östrogene Wirkung zeigen, macht die unkritische Einnahme von pflanzlichen Östrogenen schon etwas Sorgen.

Für die interessierte Leserin: Wenn Sie nicht nur an einem Reizdarmsyndrom leiden, sondern auch ein Uterusmyom (einen gutartigen Tumor der Gebärmuttermuskulatur) haben, ist die Wahrscheinlichkeit sehr groß, dass bei Ihnen eine klinisch relevante Östrogendominanz besteht. Myome entstehen immer dann, wenn langfristig eine zu hohe Östrogenwirkung besteht. In meinen Augen ist aber die häufigste Ursache dafür, neben Hormonen aus der Umwelt, der zunehmende Dauerstress, unter dem immer mehr Frauen leiden.

Gestagenunverträglichkeit

Das bekannteste Gelbkörperhormon ist Progesteron. Es hat den Vorteil, natürlich und gut verträglich zu sein. Sein Nachteil besteht aber darin, in Form von Tabletten ganz schlecht aufgenommen zu werden. Weder aus dem Darm noch vaginal appliziert werden therapeutisch ausreichende Mengen erreicht. Deshalb wurden sehr viele synthetische Gelbkörperhormone (Gestagene) entwickelt, die dann in der Antibabypille oder in anderen Hormonpräparaten zur Anwendung kommen konnten, weil sie eine sichere Resorption aus dem Darm versprechen. Auch der Einsatz in Form einer Hormonspirale war damit plötzlich möglich.

Der Nachteil dieser künstlichen Gestagene besteht aber darin, ins Gehirn zu gelangen und dort zu unterschiedlich starken Reaktionen zu führen. Der Vorgang ist sehr komplex und noch nicht in allen Einzelheiten verstanden. Doch es gibt auch im Gehirn Rezeptoren für Gelbkörperhormone. Wenn sich Medikamente an diese Rezeptoren binden, bestimmen sie die Stimmung und das Verhalten. Die dadurch hervorgerufenen Veränderungen sind aber bei jeder Frau sehr unterschiedlich. So gibt es Frauen, die sich während einer Schwangerschaft sehr wohl fühlen, ausgeglichener werden, lieblichere Gesichtszüge bekommen und am liebsten immer wieder schwanger werden würden. Dann gibt es aber auch Frauen, für die eine Schwangerschaft von Anfang bis zum Ende eine Qual ist, die sogar während der Schwangerschaft mit Antidepressiva behandelt werden müssen. Diese Frauen schwören sich, nie wieder ein Kind zu bekommen. Um es ganz kompliziert zu machen, gibt es auch noch Frauen mit wechselnder Empfindlichkeit, die die eine Schwangerschaft als angenehm und die andere als unangenehm in Erinnerung haben. Natürlich können auch psychosoziale Umstände eine Rolle spielen. Aber die Erfahrung zeigt, dass auch die verschiedenen Gelbkörperhormone in der Pille sowohl die eine als auch die andere Reaktion auslösen können.

Fallbericht

Depression durch die Spirale

» *Ich kann mich an eine junge Patientin erinnern, die 14 Tage nach dem Einsetzen einer Hormonspirale mit Selbstmordgedanken in meine Praxis kam, um sich diese sofort wieder entfernen zu lassen. Ich musste lange herumtelefonieren, um einen Gynäkologen zu finden, der bereit war, die Spirale noch am selben Tag herauszunehmen. Zuerst hielt ich diese Patientin für etwas hysterisch, als sie mir sagte, dass sie sofort die Spirale herausbekommen müsse. Erstaunlicherweise war sie am Tag nach der Entfernung wieder vollkommen »normal«, glücklich und zufrieden. Im Laufe meines Berufslebens hatte ich mehrmals ähnliche Erlebnisse.* «

Wie hängt der Reizdarm damit zusammen?

Man muss sich also die Frage stellen: Was haben Gelbkörperhormone mit Reizdarm zu tun, vor allem, wenn sie als Gegenspieler von Östrogenen eine günstige Wirkung zeigen? Um das zu beantworten, möchte ich auf die bereits zitierte Dissertation (Seite 65) zurückkommen. Wie schon erwähnt, gibt es ein PMDS, also ein prämenstruelles dysphorisches Syndrom, bei dem die prämenstruellen Stimmungsschwankungen im Vordergrund stehen – eigentlich eine psychiatrische Erkrankung und keine gynäkologische. In der Studie konnte festgestellt werden, dass es mit dem Eisprung vermutlich durch vermehrte Progesteronwirkung zu einer vermehrten Ausscheidung von Tryptophan über den Harn kommt. Tryptophan ist eine essenzielle Aminosäure, die wir mit der Nahrung zuführen müssen. Diese vermehrte Ausscheidung von Tryptophan hat zur Folge, dass die Eiweißsynthese in den Zellen gehemmt wird, was vor allem auf Gewebe mit einem sehr hohen Zellumsatz große Auswirkungen zeigt. Solche Gewebe nennt man auch Wechselgewebe, weil sie ständig neu gebildet werden müssen. Zu ihnen gehören unter anderem Zellen des Immunsystems. Ist weniger Tryptophan im Körper, weil es vermehrt ausgeschieden wird, stoppt die Eiweißsynthese immer dort, wo ein Tryptophanmolekül gebraucht würde. Damit kommt es zu einer Art Immunsuppression, also einer Unterdrückung des Immunsystems. Der Sinn liegt darin, dass eine Frau dadurch fruchtbarer wird. Wir wissen ja noch immer nicht genau, wieso eine befruchtete Eizelle, die eigentlich Fremdgewebe darstellt, nicht sofort abgestoßen wird. Neben vielen anderen Mechanismen dürfte die Immunsuppression durch

Nachteile von Zuckerverzicht

Ernährungsexperten verteufeln gerne den guten alten Haushaltszucker sowie schnell aufschließbare Kohlenhydrate. In manchen Ländern hat dies schon zur Einführung einer Zuckersteuer auf Getränke geführt und die EU ermöglicht die Einführung der Lebensmittelampel, auch Nutri-Score genannt. Die Folge ist, dass Lebensmittelhersteller auf andere Süßungsmittel wie Zuckeralkohole, Süßstoffe usw. ausweichen und damit von der Natur nicht vorgesehene Substanzen zum Einsatz kommen. Daraus resultiert nicht nur das Ausbleiben der stimmungsaufhellenden Wirkung, sondern auch die Veränderung der ganzen Darmflora. Zuckeralkohole können schlecht bis gar nicht verdaut werden und dienen daher vor allem Bakterien im Darm als Nahrung. Dadurch verändert sich das Mikrobiom und es kommt zu Reizdarmbeschwerden. Wer Zucker verteufelt, sollte wissen: Die Sucht nach süßen Nahrungsmitteln ist ein Symptom für einen Mangel an Tryptophan bzw. anderen essenziellen Aminosäuren und keine Unart, die mit Verboten oder Steuern behandelt werden kann. So wie die Prohibition in den USA nur zu Kriminalität und noch mehr Alkoholismus geführt hat, werden wir uns durch solche gesundheitspolitischen Maßnahmen neue, vermutlich kompliziertere Probleme einhandeln. Das Reizdarmsyndrom ist eines davon und macht sich schon jetzt deutlich bemerkbar.

den vermehrten Tryptophanverlust einer der Gründe dafür sein.

Diesen Zuwachs an Fruchtbarkeit erkaufen sich Frauen jedoch mit Stimmungstiefs, denn durch den Tryptophanmangel fehlen Bausteine für den Aufbau der Transmittersubstanz Serotonin im Gehirn. Betroffene Frauen fühlen sich dadurch einige Tage furchtbar schlecht. Manche werden grantig, andere weinerlich, andere wieder antriebsschwach oder unruhig. In den meisten Fällen kommt es gleichzeitig zu Süß- oder Kohlenhydrathunger, denn Zucker und Kohlenhydrate, z. B. aus Süßigkeiten wie Schokolade, bewirken eine Insulinausschüttung mit der »Nebenwirkung«, dass die restlichen noch vorhandenen Tryptophanmoleküle wesentlich besser ins Gehirn aufgenommen werden können. Das verbessert wiederum die Stimmung. Frauen mit PMDS erkaufen sich ihre Fruchtbarkeit mit schlechter Stimmung und »heilen« anschließend diese schlechte Stimmung mit vermehrtem Kohlenhydratkonsum.

Prämenopause

Wenn ein Mädchen zu menstruieren beginnt, wird es anfänglich keinen Zyklus haben, der regelmäßig wie ein Uhrwerk funktioniert. Mal dauert es 26, dann wieder 32 Tage, manchmal bleibt der Zyklus dann wieder ganz aus. Mit zunehmendem Alter pendelt sich der Zyklus ein, d. h. er wird immer regelmäßiger, bis dann die Menopause naht. In den Jahren vor Eintritt der Menopause wird er wieder unregelmäßiger, er verläuft holpriger. Auch das ist normal und dadurch bedingt, dass sowohl am Anfang als auch am Ende der geschlechtsreifen Lebensphase der Zyklus öfter ohne Eisprung abläuft. Mediziner nennen solche Zyklen ohne Eisprung auch anovulatorische Zyklen. Frauen sind in diesen Lebensabschnitten etwas *unfruchtbarer*, aber nicht ganz unfruchtbar. Die Phase, in der vermehrt anovulatorische Zyklen auftreten, beginnt etwa 10 Jahre, bevor die letzte Blutung geschieht. Frauen beginnen daher sehr oft schon zwischen dem 40. bzw. 45. Lebensjahr, einen unregelmäßigeren Zyklus zu bekommen.

Dieser Lebensabschnitt wird Prämenopause genannt und leitet die Wechseljahre ein. Die Frau bereitet sich gewissermaßen auf die Zeit mit einer verminderten Geschlechtshormonproduktion vor. Wenn ein Zyklus ohne Eisprung erfolgt, kommt es auch zu weniger Gelbkörperhormonbildung. Der Progesteronspiegel nimmt ab, während der Östrogenspiegel noch normal bleibt. Es entsteht eine (physiologische) Östrogendominanz, bei der es zur Schwellung der Darmschleimhaut und damit zu Resorptionsstörungen und Reizdarmsymptomatik kommen kann. Frauen in der Prämenopause, also zwischen dem 40. und 55. Lebensjahr, haben daher ein höheres Risiko, an einem Reizdarmsyndrom »unbekannter Ursache« zu erkranken. Dieser Zusammenhang wird oft nicht erkannt, da die entsprechenden Fachärzte sich entweder nicht mit dem Darm oder nicht mit den Hormonen beschäftigen.

Die Therapie besteht in diesen Fällen vor allem in der zyklischen Substitution eines Gelbkörperhormons jeweils etwa 10 Tage lang vom 15. bis 24. Zyklustag. Jeder Gynäkologe hat sein Lieblingspräparat, ich selbst favorisiere die Substitution entweder mit einem natürlichen Progesteron oder noch wirksamer mit Dydrogesteron, da diese Substanz besser resorbiert wird und weniger psychische Nebenwirkungen als andere synthetische Gelbkörperhormone verursacht.

Endometriose des Darms

Das Krankheitsbild der Endometriose verursacht sehr ähnliche Beschwerden wie die beschriebenen hormonbedingten Verdauungsbeschwerden. Leitsymptom der Endometriose ist die Dysmenorrhö, also schmerzhafte Regelblutungen. Vor allem, wenn diese Schmerzen nicht gleichzeitig mit einer verstärkten Regelblutung einhergehen, sollte man an eine Endometriose denken. Endometriose kann aber nicht nur im Bereich der Fortpflanzungsorgane, sondern in jedem Organ vorkommen. Endometrioseherde sind sogar im Gehirn, in der Lunge, in der Leber und vor allem auch im Darm beschrieben. Meistens werden sie aber von behandelnden Gynäkologen, in deren Fachgebiet die Endometriose fällt, nicht gefunden, während sie von Ärzten anderer Fachgebiete kaum einmal gesucht werden, weil diese sich darauf verlassen, dass sich Gynäkologen darum kümmern. Deshalb möchte ich hier ein bisschen näher auf dieses Krankheitsbild eingehen.

Kaum ein Krankheitsbild wird von Ärzten so emotional bewertet wie die Endometriose. Manche Gynäkologen führen nahezu alle Beschwerden auf eine Endometriose zurück. Dementsprechend erhalten sehr viele Patientinnen diese Diagnose. Dann gibt es die Gynäkologen, die durch Endometriose hervorgerufene Beschwerden gerne den psychischen Erkrankungen zuordnen. Am schlimmsten ist es, wenn die betroffenen Frauen versuchen, sich über das Internet zu informieren und dann an der Überzeugung verzweifeln, ab sofort unfruchtbar zu sein. Eines vorweggenommen: Unfruchtbarkeit durch Endometriose wird sehr stark überschätzt. Ich kenne zahlreiche Patientinnen, die trotz einer Endometriose mehrfach schwanger wurden und ihre Schwangerschaften erfolgreich austrugen. Oft muss die Endometriose als »Alibi-Diagnose« herhalten, wenn aufgrund nicht ausreichender Abklärung keine andere Ursache für eine Unfruchtbarkeit gefunden wurde.

Fallbericht

Endometriose psychisch bedingt?

» *Ich kann mich an eine Patientin erinnern, bei der ich als Internist eine Endometriose diagnostizierte. Sie wurde in Norddeutschland von ihrem Gynäkologen erfolgreich operiert, die Diagnose wurde also bestätigt. Noch aus dem Operationssaal rief mich der Gynäkologe an und sagte: »Die Herde sind alle entfernt, aber die Beschwerden der Patientin sind alle psychisch.« Ich möchte diese Aussage nicht näher kommentieren, aber sie zeigt, wie unterschiedlich Gynäkologen auf die Vermutungsdiagnose Endometriose reagieren. Vielleicht liegt das daran, dass stecknadelkopfgroße Endometrioseherde mehr Beschwerden hervorrufen können als kindskopfgroße Herde.* «

Definition und Diagnose

Was ist eine Endometriose eigentlich? Ganz genau ist das noch immer nicht geklärt. Das ursprüngliche Bild der Endometriose war, dass Gebärmutterschleimhaut nicht nach außen abblutet, sondern zurück in die Bauchhöhle versprengt wird. Die Reste der Schleimhaut siedeln sich dann an Eierstöcken oder im Bereich des gesamten Bauchfells ab. Ähnlich wie bei einem Tumor können diese Endometrioseherde auch in die Lymphbahnen oder Blutbahn einbrechen und so in jedes Organ verschleppt werden.

Da Endometriose übrigens sogar bei Männern beschrieben wurde, wird die alte Vermutung mittlerweile angezweifelt. Möglicherweise ist Endometriose eine Stammzellenerkrankung. Die Zukunft wird vermutlich zeigen, ob die Endometriose des Mannes überhaupt das gleiche Krankheitsbild ist wie die Endometriose der Frau.

Fallbericht

Schulterschmerzen durch Endometriose

» *Zu mir kam eine Patientin in die Praxis, die immer wieder Schmerzen in der rechten Schulter hatte. Nachdem sie einige Monate die Schmerzen in einen Zykluskalender eingetragen hatte, konnte ich eine auffallende zeitliche Übereinstimmung der Schulterschmerzen mit den Regelschmerzen feststellen. Da Schulterschmerzen sehr oft durch eine Spannungszunahme der Leberkapsel entstehen (sogenanntes Eiselsberg-Phänomen), machte ich eine Sonografie der Leber, fand aber nichts. Bei einer MRT während der Zyklusphase konnte man aber einen Endometrioseherd in der Leber feststellen. Dieser Fall ist nur einer von vielen Beispielen, wie ungewöhnlich die Symptome bei Endometriose verlaufen können.* «

Herde kommen wie erwähnt sogar in Lungen oder Gehirn vor, was aber sehr selten ist. Relativ häufig findet man dagegen in der Darmwand Endometrioseherde. Diese Herde sind weder bei der endoskopischen Untersuchung noch bei der Laparoskopie zu entdecken, also bei der operativen Inspektion der Bauchhöhle. Die Diagnose kann nur klinisch gestellt werden. Manchmal ist der Tumormarker CA-125 leicht erhöht, während der Tumormarker HE4 typischerweise nicht erhöht ist. Rechnet man dann das Verhältnis dieser beiden Tumormarker mittels des sogenannten ROMA-Index aus, ist eine Endometriose auch ohne operativen Eingriff mit guter Treffsicherheit zu diagnostizieren. Beide Tumormarker werden sonst nur bei älteren Frauen bestimmt, wenn der Verdacht auf ein Ovarialkarzinom besteht, sind aber auch für die Diagnose einer Endometriose bei jungen Frauen hilfreich.

Manchmal sind bei Endometriose auch Antikörper positiv, wie beispielsweise mikrosomale Autoantikörper, die zu einer Hashimoto-Thyreoiditis führen können. Anti-Laminin-111-Antikörper werden leider nur in wenigen Laboren bestimmt, sind aber ein Zeichen dafür, dass das Risiko für Infertilität erhöht ist und sie kommen auch bei Endometriose vor. Auch Gerinnungsstörungen mit Laborparametern, die eigentlich bei einem Antiphospholipidsyndrom positiv sind, können manchmal durch eine Endometriose bedingt sein. Oft führen aber die assoziierten Krankheiten und nicht etwa die Endometriose zu Unfruchtbarkeit. Diese assoziierten Krankheiten könnten aber leicht behandelt werden. Deshalb sollten sich Frauen mit Fruchtbarkeitsstörungen nicht mit der Diagnose Endometriose zufriedenstellen lassen, sondern weiter nach assoziierten Krankheiten suchen.

Da Endometrioseherde aus Gebärmutterschleimhaut bestehen, machen sie die hormonellen Veränderungen der Gebärmutterschleimhaut mit. Egal, ob sie sich im Genitalbereich, in der Lunge, der Leber oder dem Darm befinden, zumal die Hormone systemisch wirken und in allen Organen ihre Wirkung entfalten. Deshalb ist es für die betroffenen Frauen auch so wichtig, einen Zykluskalender zu führen, damit überhaupt eine Chance besteht, eine extra-genitale Endometriose zu entdecken.

Hier kommt das schmerzdominante Reizdarmsyndrom wieder ins Spiel: Immer, wenn Verdauungsbeschwerden und Bauchschmerzen zyklisch auftreten, sollte auch eine »enterale« Endometriose in Betracht gezogen werden. Betroffene Frauen können mit der Einnahme einer Pille im Langzyklus einen diagnostischen Selbstversuch durchführen (sofern sie diese vertragen). Sind die Beschwerden plötzlich verschwunden, muss auch an eine Endometriose gedacht werden.

Die Rolle biogener Amine

Botenstoffe sind Signalüberträger, die vielfältige Aufgaben im Körper haben. Sie können damit auch für Reizdarmsymptome verantwortlich sein.

Serotonin und Reizdarm

Der Botenstoff Serotonin spielt im Gehirn bei der Entstehung von Depressionen eine große Rolle. Serotonin wird deshalb auch als Glückshormon oder Antriebshormon bezeichnet (obwohl es kein Hormon ist).

Sehr viele Antidepressiva greifen direkt in die Wirkung von Serotonin ein. Gebildet wird es aus der essenziellen Aminosäure Tryptophan. Aus diesem Grund glauben viele Menschen, durch die Einnahme von Tryptophan oder 5-HO-Tryptophan Depressionen behandeln zu können. Mit diesem Nahrungsergänzungsmittel werden viele Geschäfte gemacht, obwohl man damit manchmal sogar eine Verschlechterung erreicht.

Weniger bekannt ist, dass Serotonin im Darm eine noch viel wichtigere Rolle spielt. Über 90 Prozent des gesamten Tryptophans wird schätzungsweise für den Aufbau von Serotonin im Darm verbraucht. Nur der kleine Rest wird im Gehirn verwendet. Deshalb darf es auch nicht wundern, dass Störungen im Tryptophan- und Serotoninhaushalt im Darm oft stärker ausgeprägt sind als im Gehirn.

Wie Serotonin im Darm wirkt

Im Darm wird Serotonin in sogenannten ECL-Zellen (enterochromaffin-like cells, also enterochromaffin-ähnliche Zellen) zusammen mit anderen gastrointestinalen Hormonen gebildet. Kommt bei einer Mahlzeit Speisebrei im Darm an, führt dies zu einer Dehnung der Darmwand. In der Folge werden die ECL-Zellen gereizt und schütten unter anderem sehr viel Serotonin aus. Dieses entfaltet im Darm zwei wichtige Wirkungen: Einerseits führt es zu einer Kontraktion der Darmmuskulatur, wodurch der Speisebrei weitertransportiert wird (Peristaltik). Andererseits wirkt es aber auch an der Darmwand wie ein körpereigenes Antibiotikum. Diese kleine Wunderwaffe richtet sich aber nicht nur gegen Bakterien, sondern auch gegen Pilze, Viren und möglicherweise auch gegen Parasiten. Das Tolle an diesem Molekül ist, dass es offenbar die günstigen Bakterien verschont und nur ungünstige Mikroorganismen abtötet. Überschüssiges Serotonin muss dann wieder eingesammelt werden. Das geschieht durch die an der Gerinnung beteiligten Blutplättchen (Thrombozyten).

Thrombozyten wirken also als eine Art Serotonin-Speicher. Das hat Vor- und Nachteile: Ein Vorteil ist, dass die Blutstillung dadurch verbessert wird, ein Nachteil, dass dadurch leichter Gerinnsel und Embolien entstehen. Bei einer zu ausgeprägten Gerinnungsneigung spricht man von Thrombophilie. Dabei kommt es immer wieder zu winzigen Embolien (Mikroembolien), die aber vom Gerinnungssystem wieder aufgelöst werden müssen. Klinisch werden diese Mikroembolien meist gar nicht bemerkt, es lässt sich lediglich an einem Anstieg des sogenannten D-Dimer messen, ob vermehrt Gerinnsel entstanden sind.

Nachdem Serotonin eine nicht unwichtige Rolle bei der Entstehung dieser Gerinnsel spielt, gibt das D-Dimer auch ein wenig Auskunft über die Serotonin-Wirkung im Körper. Depressive Patienten haben auch signifikant höhere D-Dimere (eigene, nicht veröffentlichte Daten). Die Auswertung dieses Gerinnungsmarkers ist nicht so einfach, da der D-Dimer-Spiegel ebenfalls durch Entzündungsreaktionen ansteigt. Hier zeigt sich, dass Verdauung, Entzündung, Gerinnung und Depressionen in ganz komplexer Weise zusammenhängen. Leider werden diese Zusammenhänge so gut wie gar nicht erforscht.

Fallbericht

Ursache durch Fasten gefunden

» *Ich hatte eine Patientin, die wegen chronischen Durchfalls an 3 Kliniken untersucht und von allen Kliniken mit der Diagnose Diarrhö-dominantes Reizdarmsyndrom entlassen wurde. Dabei hätte nur geprüft werden müssen, ob der Durchfall durch Fasten besser wird. Ist das nicht der Fall, sollte nie von einem Reizdarmsyndrom ausgegangen werden und es muss weiter nach einer Ursache gesucht werden. In ihrem Fall war das im Blut leicht nachweisbare CGA (Chromogranin-A) massiv erhöht. Mit einer anschließenden nuklearmedizinischen Untersuchung war die Diagnose einer multiplen endokrinen Neoplasie (das sind winzige hormonproduzierende Tumore) innerhalb einer Woche gestellt. Nach der operativen Entfernung war die Patientin geheilt.* «

Zu viel Serotonin

Sehen wir uns dazu an, was bei Patienten passiert, in deren Darm sich ein serotoninproduzierender Tumor befindet. Das ist zwar sehr selten, zeigt aber modellhaft, was Serotonin alles bewirken kann. Solche Tumore nennt man auch Karzinoide und es gibt sie in sehr vielen unterschiedlichen

Arten. Ich möchte deshalb nur von einem Serotoninom, also einem rein serotoninproduzierenden Tumor, ausgehen. Betroffene Patienten haben unstillbare Durchfälle, keinen Appetit, Hitzewallungen (Flush-Symptomatik), Thrombosen, aber auch Blutungen, Störungen des Schlaf-, des Sexual- und des Essverhaltens, der Thermoregulation, der Schmerzempfindung, der Gedächtnisleistung und der Stimmung. Mit einem Satz: Fast alles wird durch eine Überproduktion von Serotonin beeinflusst.

Ein serotoninproduzierender Tumor führt zu einer extrem überschießenden Serotonin-Wirkung. Doch auch schon kleine »Serotonin-Stürme« können durch Einnahme von bestimmten Nahrungsmitteln, Nahrungsergänzungsmitteln oder auch nur durch Stimmungsschwankungen ausgelöst werden. Dabei wird nicht nur die Peristaltik des Darms angeregt, sondern auch die glatte Muskulatur zahlreicher Hohlorgane. Betrifft es die Gallenwege, kommt es zu Gallenkoliken (Gallenwegsdyskinesie), die gelegentlich zu einer unnötigen Gallenblasenoperation führen.

Stimmungsschwankungen und Funktionsänderungen der glatten Muskulatur (Peristaltik) sind oft miteinander gekoppelt. Dieser Zusammenhang ist so bekannt, dass er schon lange in den Sprachgebrauch übergangen ist: Man spricht dann davon, dass jemandem »eine Laus über die Leber gelaufen ist« oder dass man sich »aus Angst in die Hose macht«. Gallenblase, Enddarm oder Harnblase besitzen Botenstoffe, die stimmungsabhängig ausgeschüttet werden, wobei Serotonin einen Teil dieses Steuerungssystems ausmacht. Die Diagnose schmerzdominantes Reizdarmsyndrom oder Diarrhö-dominantes Reizdarmsyndrom sollte jedenfalls auch in Betracht ziehen, dass mit dem Serotoninstoffwechsel etwas nicht stimmen könnte. Doch die Interpretation von Serotoninspiegel und Serotoninwirkungen ist nicht ganz einfach.

Zu wenig Serotonin

Laien und Psychiater sprechen gerne von einem Serotoninmangel, obwohl das nicht ganz korrekt ist. Serotonin hat so viele Entstehungsorte und so viele verschiedene Rezeptoren (bis heute sind 7 Rezeptorfamilien und mindestens 16 Subtypen für Serotoninwirkungen bekannt), dass man nicht wirklich von einem Mangel, sondern eher von diesem oder jenem Serotoninmangel-Symptom oder von einem niedrigen Serum-Serotonin-Spiegel sprechen sollte. Manche Menschen haben sogar einen extrem niedrigen Serotoninspiegel im Serum, ohne Serotonin-Mangelsymptome aufzuweisen.

Wenn ein serotoninproduzierender Tumor zu Durchfall führt, kann davon ausgegangen werden, dass der gegenteilige Fall, also ein Serotoninmangel, zumindest im Bereich des Darms Verstopfung auslöst – und zwar eine slow transit constipation, also eine Verstopfung, die auf eine verlängerte Colontransitzeit zurückgeführt werden kann (siehe auch Kapitel »Seltener Stuhlgang« Seite 28). Genauso, wie sich eine Depression im Gehirn sehr oft durch Antriebsstörungen auszeichnet, besteht bei Serotoninmangel im Darm eine Antriebsstörung des Darmes. Man könnte also sagen, eine Verstopfung ist eine »Depression des Darms«.

So wie eine Depression mit antriebssteigernden Antidepressiva behandelt wird, sollte auch die slow transit constipation nicht mit Abführmitteln, sondern mit diesen Antidepressiva behandelt werden. Ich empfehle die Behandlung mit Antidepressiva, die in den Serotoninstoffwechsel eingreifen (sogenannte SSRI) allerdings nicht deshalb, weil ich der Meinung bin, dass diese Form der Verstopfung eine psychosomatische Krankheit ist. Nein, der Grund ist, dass eine Störung von serotoninhaltigen Nervenzellen sich nicht nur im Gehirn, sondern in allen Organsystemen manifestiert, die ebenfalls serotoninhaltige Nervenzellen besitzen. Ich würde in diesem Fall aber trotzdem raten, zu einem Psychiater zu gehen, einfach deshalb, weil diese Ärztegruppe mehr Erfahrung mit der Anwendung und Dosierung von Antidepressiva hat und weiß, welche Medikamente antriebssteigernd sind und in den Serotoninstoffwechsel eingreifen.

Über Krankheiten des Serotoninstoffwechsels ließe sich ein eigenes Buch schreiben. Hier soll nur noch erwähnt werden, dass jede Entzündung einen Eingriff in den Serotoninstoffwechsel bedeutet, damit sind alle Autoimmunkrankheiten, rheumatischen Erkrankungen, Infektionen, Tumorerkrankungen etc. beteiligt. Im Serotoninstoffwechsel spielen auch die Vitamine B_3 und B_6 sowie Geschlechtshormone eine Rolle. Welchen Einfluss Zyklus und Wechseljahre auf den Serotoninstoffwechsel haben, haben wir bereits im Kapitel »Reizdarmbeschwerden bei Störungen des weiblichen Zyklus« (Seite 65) betrachtet. Ich erwähne dies alles nur, um davor zu warnen, als Laie in den Serotoninstoffwechsel einzugreifen. Selbst für Ärzte ist der Serotoninstoffwechsel nicht immer wirklich verständlich. Auf Nahrungsergänzungsmittel, die hier Besserung versprechen, sollte auf jeden Fall verzichtet werden.

Histamin, Mastozytose und Reizdarm

Histamin ist ein Botenstoff, der sowohl von Nerven als auch von sogenannten parakrinen Zellen gebildet wird. Das sind Zellen, die

Symptome, die auf einen gestörten Serotoninstoffwechsel deuten können

Energie: Unruhe, Agitiertheit oder Antriebsstörung, evtl. sogar kombiniert (»fahre mit Vollgas und angezogener Handbremse durchs Leben«)
Darm: Störungen der Darmmotilität (Übelkeit, Brechreiz, Durchfall, Verstopfung)
Schlaf: Schlafstörungen (Einschlaf-, Durchschlaf-, Ausschlaf- oder Biorhythmusstörungen)
Sexualität: gestörter Orgasmus (vorzeitiger Samenerguss, aber auch verzögerter oder ausbleibender Orgasmus), Libidoverlust, aber auch Sexsucht
Kopf: Kopfschmerzen (Migräne)
Psyche: Depressionen, Angstzustände, Zwangsstörungen
Wärmeregulation: Störungen der Thermoregulation (Kältegefühl, kalte Hände und Füße, aber auch Fieber und fehlende nächtliche Temperaturabsenkung)
Schilddrüse: Störungen der Schilddrüsenfunktion (Unterfunktion, häufige Fehldiagnose »Antikörpernegative Hashimotothyreoiditis«)

ihren Nachbarzellen über die Ausschüttung von Botenstoffen an die Umgebung Informationen vermitteln. Entfernt gelegene Zellen werden von diesen parakrinen Wirkungen fast nicht mehr erreicht. Vergleichbar ist das vielleicht mit der Anwesenheit eines freundlichen oder eines griesgrämigen Menschen: Auf seine Umgebung wirkt er durch die Verbreitung von Freude oder Ärger ansteckend, aber eben nur auf die nähere Umgebung.

Die Wirkung von Histamin

Die Information, die Histamin vermittelt, könnte man übersetzen mit »beeil dich«. Im Gehirn wird dadurch einerseits Unruhe erzeugt, andererseits aber auch die Aufnahmefähigkeit und die Fähigkeit, zu lernen, verbessert. Histamin reguliert ebenfalls den Schlaf-Wach-Rhythmus. Während des Schlafs sinkt der Histaminspiegel gegen null, tagsüber und vor allem bei körperlicher Belastung steigt er wieder an. Bei der Verdauung sorgt Histamin dafür, dass der Appetit gehemmt wird, die Magensäureproduktion zunimmt und vor allem die Darmperistaltik angeregt wird. Explosionsartiger Durchfall, der womöglich nach Beginn einer körperlichen Belastung auftritt, deutet auf ein Histaminproblem hin.

Ein weiterer Wirkungsort von Histamin ist das Blutgefäßsystem. Dort fördert es die Durchblutung und führt zu einer zunehmenden Durchlässigkeit der Gefäße. Damit können Botenstoffe und Nahrungsstoffe besser an die benötigten Orte gelangen. Ist die Wirkung aber zu stark, kann so viel Flüssigkeit aus den Gefäßen ins Gewebe übertreten, dass es zu Flüssigkeitsansammlungen (Ödemen) in den Geweben kommt. Aus diesem Grund klagen manche Menschen über geschwollene Finger oder Zehen, wenn sie Sport treiben. Tritt die Flüssigkeit aus den Gefäßen ganz plötzlich heraus, wie das bei einer allergischen Reaktion der Fall ist, kann es zu einem raschen Blutdruckabfall mit Kreislaufzusammenbruch kommen, einem anaphylaktischen Schock. Vermehrte Durchblutung mit Weitstellung der Gefäße im Brust- und Gesichtsbereich führt zu Erröten und Hitzegefühl. Man spricht dann von Flush-Reaktion.

An der Haut führt Histamin zu Juckreiz, bei sehr ausgeprägter Wirkung auch zu Quaddeln, dem sogenannten Nesselausschlag (Urtikaria). Auch die unwillkürliche Muskulatur wird von Histamin beeinflusst. Dort führt es zur Kontraktion der Bronchien, was im schlimmsten Fall einen Asthmaanfall und in milderen Fällen einen trockenen Husten verursachen kann. Auch Gebärmutterkontraktionen und Kontraktionen der Darmmuskulatur können durch Histamin ausgelöst werden, was sich in ausgeprägten Fällen in Bauchkrämpfen oder Koliken äußert, in milden Fällen zu Antiperistaltik mit Übelkeit und Refluxbeschwerden. Auch das Innenohr reagiert sehr empfindlich auf Histamin und es dauert oft lange, bis HNO-Ärzte Schwindel und Hörstörungen, die durch Histamin oder Antihistaminika ausgelöst werden, als solche diagnostizieren.

Bildung von Histamin

Histamin wird hauptsächlich in den Mastzellen gebildet, die überall im Körper vorkommen, aber im Darm und in der Haut besonders dicht sind. Hier spielen sie bei der allergischen Reaktion eine wichtige Rolle: Gelangt ein Allergen in den Körper, dann schnappt es sich einen Antikörper (vom IgE-Typ) und transportiert ihn zu den Mastzellen, wo sich der Antikörper-Allergen-Komplex anlagert. Das führt dann dazu, dass die Mastzellen das in ihnen gespeicherte Histamin plötzlich freisetzen. In der Folge kommt es zu all den oben beschriebenen Hautreaktionen und Kreislaufreaktionen, was wir in der Summe als allergische Reaktion bezeichnen.

Histamin kann von den Mastzellen aber auch ohne allergische Reaktion freigesetzt werden. Die Freisetzung geschieht fortwährend, in manchen Situationen aber vermehrt. So kann es bei manchen Menschen durch körperliche Belastung zu einer massiven Histaminausschüttung kommen. Juckende Haut, asthmatische Beschwerden, Husten bei Belastung, Belastungskopfschmerzen, Seitenstechen durch Spasmen der Darmmuskulatur usw. sind dann die Folgen.

Fallbericht

Histamin stört das Lauftraining

» *Ich erinnere mich an eine sehr sportliche Patientin, die ihr Lauftraining nur in der Abgeschiedenheit der Natur ausüben konnte, weil sie jedes Mal nach den ersten hundert Metern wegen plötzlich einsetzenden Durchfalls hinter einem Busch verschwinden musste. Hatte sie sich dann entleert, konnte sie ohne Problem 10 Kilometer weiterlaufen.* «

Symptome, die bei einer Histaminintoleranz auftreten können

»Kontrastmittelallergie« (Beschwerden nach Kontrastmittelgabe, ohne dass eine *echte* Kontrastmittelallergie besteht)
Verhalten: Unruhe, Agitiertheit, Schlafstörungen
Nahrungsmittelunverträglichkeiten mit Flush-Reaktion (auf Alkohol, Erdbeeren, Tomaten, Balsamico u. v. a.)
Lunge: Reizhusten, Atemnot, Hyperventilation, Asthma bronchiale, Zunahme bei Belastung und/oder Kälteexposition
Oberer Verdauungstrakt: Aufstoßen, Refluxkrankheit, Gastritis
Unterer Verdauungstrakt: Reizdarmsymptomatik (krampfartige Bauchschmerzen, Koliken, Blähbauch, Durchfall v. a. bei Belastung oder explosionsartiger Durchfall), Seitenstechen bei körperlicher Belastung
Urogenitaltrakt: Regelschmerzen, »unerklärliche« Spuren von Blut im Harn
Herz-Kreislauf-System: Herzrhythmusstörungen, schneller Pulsschlag, niedriger Blutdruck
Haut: Juckreiz, Nesselausschlag, bei Belastung starke Rötung der Haut
Blut: Eisenmangel (durch gastrointestinale Mikro-Blutungen und/oder starke Regelblutungen)
Kopf: Kopfschmerzen, Migräne (vor allem perimenstruell, »Käse-und-Wein-Kopfschmerz«, belastungsinduzierter Kopfschmerz)
HNO: chronischer Schnupfen, chronische Sinusitis, »unerklärlicher« Schwindel
Mund: Zahnabdrücke auf der Zunge, Zungenbrennen

Histaminintoleranz

Auch Nahrungsmittel können zu solchen Beschwerden führen. Zum einen, weil in ihnen Histamin enthalten ist, aber auch, weil sie Stoffe beinhalten, die Histamin aus Mastzellen im Darm freisetzen (Histaminliberatoren). In diesem Fall liegt eine Histaminintoleranz vor.

Da Histamin lebensnotwendig ist, wird es auch ständig gebildet und freigesetzt. Wird es nicht mehr gebraucht, weil es seine Funktion bereits erfüllt hat, wird es wieder zerstört, besser gesagt abgebaut. Das erfolgt hauptsächlich durch das Enzym DAO (Diaminoxidase). Auch andere Enzyme bauen Histamin ab, fallen aber nicht so ins Gewicht. Vor diesem Hintergrund lässt sich das Krankheitsbild der Histaminintoleranz (HIT) definieren: Sie liegt vor, wenn mehr Histamin anfällt als abgebaut werden kann. Die möglichen Beschwerden, die dadurch ausgelöst werden können, werden oft als Pseudoallergie bezeichnet. Sie sind im Kasten (Seite 81) zusammengefasst.

Histaminintoleranz hat meistens eine Ursache

Es gibt also sehr viele Symptome, die auf eine vermehrte Histaminwirkung zurückgeführt werden können. Histaminintoleranz gehört aber zu den oft benutzten »Alibi-Diagnosen«. Vor allem Allergologen verwenden diesen Ausdruck gerne, denn bei über 1000 bisher bekannten Allergenen ist es unmöglich und viel zu kostspielig, eine vollständige Allergieabklärung durchzuführen. Nicht jede Allergie muss bis ins Letzte abgeklärt werden. Es ist vor allem dann auch nicht sinnvoll, wenn sich aus einer weiteren Abklärung keine therapeutischen Konsequenzen ergeben. Doch viele Patienten geben sich damit nicht zufrieden und erhalten dann vom Arzt die Diagnose Histaminintoleranz. In meinen Augen ist Histaminintoleranz aber keine eigenständige Erkrankung, sondern nur ein Symptom für eine andere Erkrankung, zu denen auch Allergien und viele Darmerkrankungen gehören.

Natürlich kann auch eine Unverträglichkeit gegenüber histaminhaltigen Nahrungsmitteln bestehen, doch so gut wie immer steckt eine Ursache dahinter. Ein gesunder Mensch muss das in den Nahrungsmitteln enthaltene Histamin entgiften können. Kann er das nicht, dann muss nach der Ursache gesucht und nicht einfach die Diagnose Histaminintoleranz gestellt werden. Bis diese Ursache gefunden ist, sollte Betroffenen zu einer histaminarmen Ernährungsweise geraten werden. Doch niemand sollte es übertreiben. So wie man einem Menschen mit Muskelschmerzen nicht raten kann, sich nicht mehr zu bewegen, sondern die Ursache dafür suchen muss, so sollte auch bei Histaminintoleranz nicht einfach Histamin vermieden, sondern nach einer möglichen Ursache gesucht werden.

Zur Linderung der Beschwerden kann auch vorübergehend das histaminabbauende Enzym Diaminoxidase (DAO) eingenommen werden, das rezeptfrei in Apotheken erhältlich ist. Vor allem bei belastungsabhängigem Auftreten von Seitenstechen wirkt DAO sehr gut. In Situation vermehrter Histaminbelastung helfen aber auch Antihistaminika (H1-Blocker). Auch diese Medikamente sind rezeptfrei erhältlich, können aber müde machen. Langfristig sollte jedoch immer die Ursache dafür gesucht und gefunden werden.

Eine häufig übersehene Ursache sind Fehlbesiedelungen im Verdauungstrakt, die im Kapitel »Reizdarm bei Fehlbesiedelung« (Seite 104) behandelt werden. Auch eine vermehrt durchlässige Darmwand (Leaky gut syndrome) kann eine Ursache sein. Es sickert dann Blutplasma in den Darm, das von dort ansässigen Bakterien verstoffwechselt wird, was eine massive Histaminbildung zur Folge haben kann. Eine massive Histaminanflutung ist auch durch verdorbene Nahrungsmittel und Nahrungsmittel, die einen langen Reifungsprozess hinter sich haben, möglich. Diese rasche Histaminanflutung kann oft nicht mehr schnell genug entgiftet werden.

Wie relevant eine vermehrte Histaminanflutung ist, sieht man daran, dass manche Völker und Religionen eine de facto histaminarme Diät vorschreiben, so z. B. koscheres Essen im Judentum oder halal im Islam (Seite 84).

Jüdische und muslimische Ernährungsvorschriften

Interessanterweise führen diese Ernährungsregeln zu einer histaminarmen Ernährung. Die Bedeutung der Histaminreduktion ist den meisten Menschen, die diese religiös begründeten Regeln befolgen, oft nicht bekannt.

Schächten: Als es noch keine Möglichkeit gab, Lebensmittel zu kühlen, war es vor allem in warmen Regionen von überlebenswichtiger Bedeutung, das Bakterienwachstum auf Nahrungsmitteln möglichst gering zu halten. Besonders Fleisch ist betroffen, denn das stark eisen- und eiweißhaltige Blut ist ein idealer Nährboden für Bakterien. In biblischen Zeiten war es deshalb sinnvoll, Fleisch möglichst blutleer zu bekommen, weil es so haltbarer wurde. Beim Schächten treibt das noch schlagende Herz des Tieres das Blut bis auf den letzten Tropfen aus dem Körper. Damit verringerte sich die Gefahr, dass sich bei der Lagerung von Fleisch biogene Amine wie z. B. Histamin bildeten. Nachdem Fleisch heutzutage gekühlt werden kann, sind solche Regeln nicht mehr sinnvoll – im Gegenteil: Durch die Stressbelastung aufgrund des verlängerten Sterbevorgangs kommt es bei dem Tier zu einer enormen Ausschüttung von Stresshormonen. Diese können auch im Menschen, der das Fleisch verzehrt, weiterwirken und krank machen.

Die Trennung von Milch und Fleisch in der koscheren Küche war in Zeiten mangelnder Hygiene ebenfalls höchst sinnvoll. Frischmilch ist fast immer mit Stuhlkeimen kontaminiert, die besonders effektiv aus der Aminosäure Histidin das biogene Amin Histamin herstellen. Gelangen Stuhlkeime aus der Milch auf Fleisch oder andere eiweißreiche Nahrungsmittel, steigt die Wahrscheinlichkeit, dass es verdirbt und ungenießbar wird.

Verzicht auf Meeresfrüchte: Auch die Regel, dass Meerestiere ohne Wirbelsäule (Muscheln, Tintenfische etc.) nicht verzehrt werden dürfen, kann in einem Zusammenhang mit der Histaminbildung gesehen werden. Meerestiere mit Wirbelsäule lassen sich leicht ausnehmen, während bei den meisten wirbellosen Meeresfrüchten der Darm im Tier verbleibt. Beim toten Tier wandern die Darmbakterien durch die Darmwand in das umgebende Gewebe und bilden dort Histamin. Wird der Fang nicht sofort gekühlt, können enorme Mengen Histamin entstehen, die auch bei Menschen ohne Histaminintoleranz zu deutlichen Vergiftungserscheinungen führen können (Fischvergiftung, Muschelvergiftung).

Verwechslungen mit Histaminintoleranz

Ein weiteres interessantes Phänomen, das oft mit Reizdarm verwechselt wird, ist die anstrengungsinduzierte Anaphylaxie. Dabei kommt es entweder durch Anstrengung alleine oder zusammen mit dem Verzehr mancher Lebensmittel zu Beschwerden, wie sie bei Histaminintoleranz beschrieben sind (siehe auch Kapitel »Weizenunverträglichkeit« Seite 42). Der Verzehr mancher Getreidesorten oder Früchte kann nach anschließender körperlicher Anstrengung zu allergischen Beschwerden führen, während diese Sorten im Ruhezustand vertragen werden. Auf Getreide bezogen nennt sich dieses Phänomen Wheat dependent exercise-induced Anaphylaxis (WDEIA), auf Früchte bezogen spricht man von Fruit dependent exercise-induced anaphylaxis (FDEIA).

Krankheitsbilder, die im Grunde leicht zu diagnostizieren sind und immer wieder bei Reizdarmpatienten übersehen werden, sind die verschiedenen Formen der Mastozytose. Kommt es aus irgendeinem Grund zu einer Vermehrung von Mastzellen, spricht man von einer Mastozytose. Klinisch bedeutet das, dass schon ein relativ kleiner Reiz auf die Mastzellen ausreicht, um eine massive Ausschüttung von Histamin auszulösen, das dort gebildet und gespeichert wurde. Typischerweise führen Nahrungsmittel mit Histaminliberatoren (zum Beispiel Erdbeeren) zu massiven »Histamin-Beschwerden«, auch wenn diese selbst kaum Histamin enthalten. Als Suchtest eignet sich die Bestimmung der Tryptase im Blut. Bei diarrhödominanten und schmerzdominanten Reizdarmpatienten sollte deshalb bei der Basisuntersuchung immer auch eine Bestimmung der Tryptase erfolgen. Ist diese erhöht, sollte ein Hautarzt konsultiert werden, denn dieser kennt sich am besten mit der Behandlung dieser Krankheit aus.

Bradykinin, Angioödem und Reizdarmsymptomatik

Die Schwellung der Darmwand kann eine Ursache für die Entstehung des Reizdarmsyndroms sein, wie bereits mehrfach erwähnt (siehe auch Kapitel »Die Darmschleimhaut ist zu dick« Seite 24). Eine ganze Krankheitsgruppe kann zu massiven Schwellungen der Schleimhäute führen: Zu dieser Gruppe zählen Angioödeme, auch Quincke-Ödeme genannt. Lange ging man davon aus, dass es sich dabei um ein einziges Krankheitsbild handelt, doch inzwischen weiß man, dass es viele Arten von Angioödemen gibt.

Ein Angioödem entsteht, wenn der Botenstoff Bradykinin, der ebenfalls wie Histamin in Mastzellen gebildet wird, in übermäßigem Ausmaß ausgeschüttet wird. Bradykinin wirkt wie Histamin, nur etwa 1000 Mal stärker. Ein wesentlicher Unterschied gegenüber Histamin besteht aber darin, dass Bradykinin so gut wie nie zu Juckreiz führt, also auch keine juckenden Schwellungen der Haut oder der Schleimhäute verursacht.

So gut wie jedes Organ, das mit Schleimhaut ausgekleidet ist, kann betroffen sein. In den Atemwegen kann die Schwellung so stark sein, dass eine lebensbedrohliche Atemnot entsteht. Im Darm ist der Zustand meist nicht lebensbedrohlich, aber doch so, dass die Chancen, in der Notfallambulanz einer Klinik zu landen, gegeben sind. Da Patienten mit akuten Bauchschmerzen meistens in der chirurgischen Abteilung landen und das klinische Bild des enteralen Angioödems dem eines Darmverschlusses sehr ähnlich ist, landen sie meistens auf dem OP-Tisch. Dort wird der Bauch aufgeschnitten, der Darm inspiziert, es wird nichts gefunden und der Bauch wird wieder zugenäht. Bis der Patient bzw. die Patientin, denn meistens sind Frauen betroffen, wieder aufwacht, ist der ganze Spuk vorbei und die Betroffenen sind der Ansicht, es sei ihnen geholfen worden.

Fallbericht

Angioödem durch die Pille

» *Ich erinnere mich an eine Patientin, die in der Pharmabranche tätig war und dort mit der Pille zu tun hatte. Als solche glaubte sie an ihr Produkt und nahm die Pille selbst viele Jahre lang. Sie wurde von immer wieder auftretenden heftigsten Bauchschmerzattacken geplagt und musste teilweise mit dem Hubschrauber ins Krankenhaus gebracht werden. Insgesamt wurde sie 14-mal operiert, manche Chirurgen entfernten sogar Teile des Darmes.*

Ich brauchte selbst fast ein Jahr, bis ich die Idee hatte, sie könne an einem Angioödem leiden. Zwar war damals schon das hereditäre Angioödem bekannt, bei dem es zu grotesken Gesichtsschwellungen kommen kann. Man kannte auch schon den angeborenen C1INH-Mangel als Ursache, konnte aber die verschiedenen Formen dieses Mangels noch nicht bestimmen und kannte auch die erworbenen Arten des Angioödems noch nicht.

Erst mit der Einführung der ACE-Hemmer gegen Bluthochdruck wurde bekannt, dass manche Patientinnen mit unstillbarem trockenen Reizhusten und Schwellungen der Augenlider reagierten. Man konnte dann mindestens 3 verschiedene Formen von Angioödemen identifizieren, die sowohl angeboren als auch erworben sein können. Erst spät wurde bekannt, dass die Einnahme von Medikamenten die Entstehung von Angioödemen triggern kann und noch später, dass Hormone (wie die Pille) und das Gerinnungssystem eine Rolle spielen (siehe Kasten rechte Seite).

Mit dem Absetzen der Pille war die Patientin von ihren Bauchschmerzattacken geheilt. «

Nicht alle Formen eines Angioödem verlaufen so dramatisch wie das bei der erwähnten Patientin (Seite 86) der Fall war. Nachdem die wesentlichen Auslöser Medikamente sein können, die sehr oft und langfristig verschrieben werden, sollte man sich bei immer wieder auftretenden Reizdarmbeschwerden auch mit den Angioödemen beschäftigen. In jedem Fall zahlt es sich aus, beispielsweise bei der Pille einen mehrmonatigen Absetzversuch zu machen oder bei Einnahme von ACE-Hemmern auf andere Hochdruckmittel umzustellen.

Wichtig ist zu wissen, dass es verschiedene Arten von C1-Esterase-Inhibitoren (C1INH) gibt. Wird Blut zur Analyse eingeschickt, müssen immer alle Arten des C1INH bestimmt werden. Dabei sollte auch beachtet werden, dass die Bestimmung möglichst bald nach einem Bauchschmerzanfall durchgeführt wird, denn in den Intervallen zwischen zwei Bauchschmerzattacken können sich die C1INH-Werte wieder normalisieren.

Zusätzlich problematisch wird die Diagnose auch deshalb, weil für die Diagnose eines Angioödems Hautärzte zuständig sind. Doch wer von Bauchschmerzen geplagt wird, geht zu Gastroenterologen oder zu Chirurgen. Diese haben aber wenig Wissen über Hauterkrankungen wie das Angioödem.

Auslöser (Trigger) für Angioödeme

Sichere Trigger

- Einnahme von ACE-Hemmern (Hochdruckmittel)
- Einnahme von östrogenhaltigen Medikamenten (Pille, seltener Hormonersatztherapie)
- Einnahme von Schmerzmitteln (NSAR, Aspirin® bei Leukotrien-vermittelten Angioödemen)

Häufig beobachtete Trigger

- Operationen
- Entzündungen / Infekte
- Schwere körperliche Arbeit (auch Sport)
- Lebererkrankungen

Vereinzelt beobachtete Trigger

- Stress
- seelische Verstimmungen
- physikalische Einflüsse (Kälte)
- Nahrungsmittel (Alkohol, Eier)

Angaben des Histamingehalts in Lebensmitteln

Im Internet, aber auch in Fachbüchern finden sich viele Listen, die genaue Angaben zum Histamingehalt in verschiedenen Lebensmitteln aufführen, oft auf das Komma genau. Da sich der Histamingehalt von Lebensmitteln aber stündlich ändern kann, waren mir diese Listen schon immer sehr suspekt.

Deshalb rief ich den Autor eines dieser Bücher über Histaminintoleranz an, um mich nach der Herkunft dieser Werte zu erkundigen. Er verwies mich an eine Lebensmitteluntersuchungsanstalt, die diese Bestimmungen durchgeführt haben sollte. Da ich den Leiter der genannten Untersuchungsanstalt zufällig kannte, meldete ich mich auch dort und fragte ihn, ob die Werte von seinem Institut stammten. Er verneinte und sagte mir, er schaue selbst immer in dem Lehrbuch des Autors nach, der mich zuvor an ihn verwiesen hatte.

Bis heute weiß ich nicht, wie die Werte in den kursierenden Histaminlisten zustande gekommen sind. Darüber hinaus ist es auch nicht sinnvoll, solche Werte zu messen – es sei denn, man möchte wissen, ob ein Nahrungsmittel verdorben ist, denn der Gehalt an Histamin ist immer ein Maß für Verderb. Sobald Bakterien auf ein eiweißhaltiges Nahrungsmittel gelangen, fangen sie an, dieses zu zersetzen und dabei Histamin zu bilden. Das ist auch der Grund, warum manche Menschen eine Speise zu Hause vertragen, während sie bei ihnen im Restaurant zu Beschwerden führt: Zu Hause wird das Stück Fleisch aus dem Kühlschrank genommen und sofort verarbeitet. In einem Restaurant dagegen, in dem alles sehr schnell gehen muss und die Gäste nicht lange warten sollen, wird das Schnitzel oft schon Stunden vorher geschnitten, zubereitet und bei Bestellung wieder hervorgeholt und gebraten. In der Zwischenzeit hatten die Bakterien sehr viel Zeit, aus dem Schnitzel-Eiweiß Histamin zu bilden. Deshalb ist kein Schnitzel wie das andere und die Bestimmung von Histamin in Nahrungsmitteln nicht sehr sinnvoll.

Daneben gibt es aber Nahrungsmittel, die immer einen sehr hohen Histamingehalt aufweisen müssen, und zwar Nahrungsmittel und Getränke, die durch einen langen Reifungsprozess hergestellt worden sind. Parmesan, Salami, Wein, Sekt etc. sind Beispiele für solche gereiften Nahrungsmittel. So erkauft man sich hier den guten Geschmack gewissermaßen mit einer leichten Histaminvergiftung. Doch solange davon nicht zu viel aufgenommen wird, ist es unbedenklich.

Störungen von Gallenblase und Bauchspeicheldrüse

Die beiden Organe schütten für die Verdauung wichtige Stoffe aus. Ist ihre Funktion gestört, kann es zu Reizdarmsymptomen kommen.

Was hat die Galle mit Reizdarm zu tun?

Medizinstudenten hilft beim Lernen der Risikofaktoren für die Entstehung von Gallensteinen eine Eselsbrücke, die 4 F: female, fertile, fat, forty. Frauen haben ein höheres Risiko (female). Wenn sie mehrere Kinder geboren haben (fertile) erhöht sich das Risiko weiter. Das zeigt, dass weibliche Geschlechtshormone eine Rolle bei der Entstehung von Gallensteinen spielen dürften. Das Risiko wird durch Übergewicht noch mehr gesteigert (fat). Kommen diese Risikofaktoren zusammen, dann können sich etwa um das 40. Lebensjahr (forty) Gallensteine entwickeln. Warum es bei manchen Frauen, die der Risikogruppe angehören, zur Gallensteinbildung kommt und bei anderen nicht, ist noch nicht bekannt.

Viele dieser Patienten werden von dieser Diagnose überrascht, weil sie völlig beschwerdefrei waren. Entgegen der verbreiteten Meinung machen Gallensteine selbst keine Beschwerden. Diese entstehen erst, wenn die Steine entweder abgehen und in den Gallenwegen Koliken auslösen oder wenn sich die Gallenblasenwand entzündet. Solche Entzündungen entstehen durch aufsteigende Keime aus dem Dünndarm, die sich in der Gallenblase ansiedeln. Die mechanische Reizung durch die Steine kann die Entstehung der Entzündung noch begünstigen. Im Falle einer infektiösen Entzündung haben die Betroffenen hohes Fieber und sind schwer krank, landen also meistens in der Klinik und nicht beim Hausarzt. Dasselbe gilt für Patienten mit Gallenkoliken, die entstehen, wenn sich ein Gallenstein in den Gallenwegen verklemmt hat und nicht abgeht. Das löst fürchterliche Oberbauchschmerzen aus und ist auch an der gelben Hautfarbe erkennbar, die durch sich zurückstauende Galle, die ins Blut übergeht, verursacht wird.

Gallenwegsdyskinesie

Die meisten Menschen mit Gallensteinen leiden aber unter einer Gallenwegsdyskinesie. Sie entsteht, wenn die Motorik der Gallenwege nicht mehr harmonisch verläuft. Es kommt dann zu wellenförmigen Bewegungen oder sogar leichten Schmerzen im rechten Oberbauch. Das ist oft die Folge von Ärger, der im Körper eine »Notfallreaktion« auslöst. Wer kennt nicht die Ausdrücke, jemandem ist »eine Laus über die Leber gelaufen« oder ihm »kommt die Galle hoch«? Diese Redewendungen spielen darauf an, dass die Galle etwas mit Emotionen und Ärger zu tun hat.

Bei einem im dauernden Notfallmodus (wie Angst oder Ärger) lebenden Menschen wird der Gallenfluss nicht harmonisch gesteuert. Damit beginnt eine Abfolge von Verdauungsstörungen, die, wenn sie über Jahrzehnte bestehen, fatale Folgen nach sich ziehen kann.

Gallenflüssigkeit ist dazu da, nach einer fetten Mahlzeit die Nahrungsfette zu emulgieren, d.h. löslich zu machen. Das Prinzip ist dasselbe wie mit einer Seife, mit der man sich die Hände wäscht, um das Fett auf der Haut zu lösen und damit abspülen zu können. Genauso dient die Galle dazu, das Fett im Nahrungsbrei aufzulösen, sodass Enzyme, die von der Bauchspeicheldrüse gebildet werden, diese dann weiter aufspalten, also verdauen können. Bei einem Mangel an Gallenflüssigkeit kommt es daher zu einer Störung der Fettverdauung – selbst dann, wenn die Bauchspeicheldrüse perfekt funktioniert.

Bleibt die Fettverdauung aus oder ist eingeschränkt, beginnen die Darmbakterien, die Fette zu verstoffwechseln, sich im Darm sehr wohl zu fühlen und munter zu vermehren. Wer schon einmal ranziges Fett gerochen hat, weiß, wie sehr solche bakteriellen Fettabbauprodukte stinken. Schlechter Geruch bedeutet auch, dass es sich um giftige Substanzen handelt. Der Darminhalt wird bei mangelnder Fettverdauung also giftig. Wer ständig »Gift und Galle speit« hat aber auch sein Entgiftungssystem ständig überlastet, fühlt sich miserabel, das Gehirn wird von Giftstoffen überschüttet und man reagiert nicht besonnen, sondern wütend, eben »cholerisch«. Auch Begriffe wie »Giftzwerg« oder jemanden »angiften« zeigen, wie diese Vorgänge schon im Sprachgebrauch verankert sind.

Im Laufe der Jahre eines solchen »Giftzwerges« gewinnen die Bakterien, die die Fette ranzig werden lassen, im Darm die Oberhand. Der Stuhl wird immer schmieriger, heller und übelriechender. Die Bakterien verbreiten sich vom Dickdarm in den Dünndarm hinauf. Vor allem der Endbereich des Dünndarms, das terminale Ileum, ist dann von einem Bakterienrasen besetzt. Dort kommt es zu einer ständigen leichten Entzündung, sodass dieser Darmabschnitt nicht mehr richtig funktioniert.

Vorgänge im terminalen Ileum

Im terminalen Ileum finden zwei ganz wichtige Vorgänge statt, die von keinem anderen Darmabschnitt übernommen werden können: Erstens wird hier Vitamin B_{12} resorbiert, bei eingeschränkter Funktion kommt es also zu einem Vitamin-B_{12}-Mangel. Da der Körper Vitamin B_{12} jahrelang speichern kann, tritt dieser Mangel nur sehr langsam und schleichend auf. Der zweite Vorgang ist die Rückresorption von Gallensäuren. Gallensäuren sind für den Körper so wertvoll, dass sie, nachdem sie die Fette in der Nahrung emulgiert und damit verdaubar

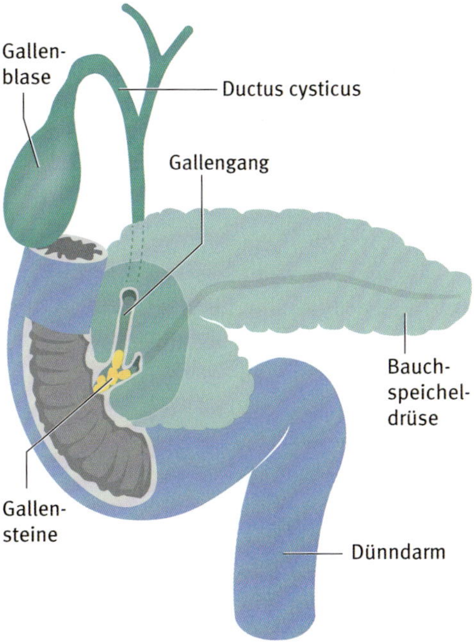

Bauchspeicheldrüse und Gallenblase. Wie Gallensteine die ableitenden Wege verstopfen können.

gemacht haben, zur Wiederverwertung im terminalen Ileum zurückgewonnen werden – ein perfektes Recyclingsystem. Funktioniert dieses Recycling aber nicht mehr, dann gehen im Laufe der Jahre viele Gallensäuren verloren. Das führt zu Durchfall, der Stuhl wird nicht nur schmierig, sondern weicher, manchmal sogar flüssig. Man spricht dann von einem Gallensäureverlustsyndrom.

Damit aber noch nicht genug. Wenn Gallensäuren in den Dickdarm gelangen, weil sie nicht recycelt wurden, dann stürzen sich wiederum andere Bakterien auf sie und machen daraus Oxalsäure. Diese gelangt über die Darmwand ins Blut und wird über die Nieren ausgeschieden. Wenn das jahrelang passiert, bilden sich in der Niere Oxalatsteine, die häufigste Form von Nierensteinen. Es muss aber gar nicht erst zur Steinbildung kommen, denn diese sind erst das Endprodukt bei einer Störung im Oxalsäurestoffwechsel. Schon vorher kommt es zu einer intermittierend erhöhten Oxalsäureausscheidung. Es brennt dann beim Wasserlassen, führt zu Reizung der Schleimhaut der ableitenden Harnwege und zu Blutspuren im Harn. Diese Blutmengen sind so gering, dass sie mit bloßem Auge nicht sichtbar sind. Urologen machen dann eine Blasenspiegelung und nennen den nicht sichtbaren Blutverlust über die Nieren »idiopathische Mikrohämaturie«, wenn sie keinen Grund dafür finden. Da Blut ein idealer Nährboden für Bakterien ist, kommt es zu wiederholten Harnwegsinfekten. Im Rahmen solcher Harnwegsinfekte kann dann so viel Blut im Harn auftreten, dass es auch zu sehen ist. Die Mikrohämaturie wird intermittierend zur Makrohämaturie. Das Wasserlassen schmerzt dann nicht mehr nur ein bisschen, sondern tut richtig weh. Antibiotika sind hier dringend angesagt.

Frauen sind auf besondere Weise betroffen

Frauen mittleren Alters, aber auch junge Frauen, die unter ständiger, meist unerkannt vermehrter Oxalsäureausscheidung (Oxalurie) leiden, klagen meistens über permanente Unterleibsschmerzen. Vor allem nach dem Geschlechtsverkehr kommt es zu einem Krankheitsbild, dass man früher »Flitterwochen-Urethritis« nannte. Heute gibt es Bezeichnungen wie »vulväre Vestibulitis« oder englisch »chronic pelvic pain syndrome«, was ähnliche Beschwerden meint. Dabei kommt es auch ohne Geschlechtsverkehr zu immer wiederkehrenden Schmerzen im Unterleib. Wird dann noch Vitamin C in hohen Dosen eingenommen, das zu Oxalsäure abgebaut wird, verschlechtert sich der Zustand noch einmal zusehends. Manche Gynäkologen versuchen ihre Patientinnen dann zu überzeugen, dass es sich um nicht erkannte Pilzinfektionen handelt (eine Alibi-Diagnose). Antibiotikabehandlung und Pilzkuren helfen auch zu einem gewissen Grad, aber die Beschwerden kehren immer wieder, was bei einem gesunden Menschen eigentlich nicht der Fall sein dürfte. Nachdem sich Urologen und Gynäkologen nicht mit dem Darm beschäftigen und Gastroenterologen nicht mit Harnwegen und Geschlechtsorganen, bleiben die betroffenen Frauen unversorgt. Und so dauert es ungefähr bis zum vierzigsten Lebensjahr, bis dann die fehlenden Gallensäuren auch dazu führen, dass Gallensteine entstehen.

Was hat es aber mit dem weiblichen Geschlecht und mit Schwangerschaft zu tun? Wie bereits gesehen, führen Ungleichgewichte im Hormonhaushalt dazu, dass die Darmschleimhaut anschwillt, was in der 2. Zyklushälfte oder in der gesamten Schwangerschaft über 9 Monate zu einer generellen Resorptionsstörung führt (Kapitel »Störungen des weiblichen Zyklus« Seite 65). Weitere Folgen sind Süßhunger mit nachfolgendem Übergewicht und eine verstärkte Schädigung des terminalen Ileums. Zusammenfassend hängt also alles zusammen: weibliches Geschlecht, mehrere Schwangerschaften, Ärger, Gallensäureverlust, Gallensteine, Oxalsäureausscheidung, Unterleibsschmerzen, Nierensteine, Mikrohämaturie, häufige Harnwegsinfekte usw.

Etwa zu Beginn der Wechseljahre macht sich bei den Patientinnen ihre Gallenwegsdyskinesie durch Spasmen der Gallenwege bemerkbar. Da medizinische Lehrbücher die Entfernung von Gallensteinen, die Beschwerden verursachen, verlangen und nur wenige Chirurgen die Diagnose Gallenwegsdyskinesie kennen, landen die Betroffenen auf dem OP-Tisch, wo die Gallenblase entfernt wird. Fast alle Chirurgen kennen aber die an den Gallenwegen auftretenden spastischen Beschwerden, über die ihre Patientinnen *nach* einer Gallenblasenoperation klagen und nennen das dann Postcholezystektomiesyndrom. Das Postcholezystektomiesyndrom ist aber nach meiner Meinung nichts anderes als eine Gallenwegsdyskinesie bei entfernter Gallenblase. Eine Krankheit, die schon vorher bestanden hat, aber nicht als solche erkannt wurde und nun nach der OP weiterbesteht. Was sollte eine Gallenblasenentfernung auch an einer funktionellen Störung der Gallenwege ändern?

Vor einer OP andere Ursachen abklären
Vor der Diagnosestellung Gallenwegsdyskinesie müssen andere mögliche Ursachen einer Abflussstörung der Gallenwege abgeklärt werden. Es könnte beispielsweise auch ein Tumor im Bereich der Gallenwege sitzen, der dazu führt, dass die Gallenwege nicht mehr so ganz durchgängig sind. Neben Ultraschalluntersuchungen ist hier eine spezielle MRT-Untersuchung, die sogenannte MRCP, angesagt. Die endoskopische Untersuchung mit Kontrastmitteldarstellung der Gallenwege (ERCP) ist zwar noch genauer, führt aber sehr oft zu Nebenwirkungen wie Entzündung der Bauchspeicheldrüse, sodass sie nur unter strenger Indikationsstellung erfolgen sollte.

Hilfe bei Gallenwegsdyskinesien

Was können Sie selbst tun, wenn die Gallenblase nicht mehr so richtig funktioniert?

Wärme hilft relativ rasch und gut. Wenn Sie gerade keine Wärmflasche zur Hand haben oder auflegen können, weil Sie beispielsweise im Büro sitzen, können Sie stattdessen ein paar Schluck heißes Wasser trinken. Dadurch wird die Peristaltik des Darmes und in der Folge auch der Gallenwege angeregt, was zu einer Linderung führen kann. Wählen Sie aber keinen Tee mit darmberuhigender Wirkung. »Beruhigen « heißt in diesem Fall, dass der Darm gelähmt wird (siehe auch Kapitel »Entspannende Tees und Lebensmittel« Seite 131). Ich rate deshalb von allen beruhigenden Teesorten ab, insbesondere von Pfefferminze, sowohl als Tee oder als rezeptfreies Reizdarmpräparat. Die Erfahrung zeigt, dass zwar eine vorübergehende Erleichterung eintritt, langfristig aber die Beschwerden eher schlechter werden.

Krampflösend: Treten richtige Schmerzen auf, können Spasmolytika helfen.

Gallenfluss: Stehen die helle Stuhlfarbe und der weiche Stuhl im Vordergrund, hat man früher sogenannte Choleretika gegeben. Das sind Medikamente wie Artischockenextrakt, die den Gallenfluss anregen sollten. Meiner Erfahrung nach wirken diese Medikamente jedoch nicht wirklich gut. Durch die Zufuhr von Gallensäure in Form von Ursodeoxycholsäure lässt sich eine bessere Wirkung erzielen. Das sind aus Ochsengalle gewonnene Gallensäuren, die ihre Funktion ganz gut erfüllen, wenn sie zu den Hauptmahlzeiten in Kapselform eingenommen werden.

Was hat die Bauchspeicheldrüse mit Reizdarm zu tun?

Die Funktion der Bauchspeicheldrüse besteht vor allem darin, Enzyme bereitzustellen, die die Nahrungsmittel in ihre Bestandteile zerlegen. Im Sekret der Bauchspeicheldrüse finden sich demnach Enzyme zur Aufspaltung von Kohlenhydraten (Amylasen), von Eiweißen (Proteasen) und von Fetten (Lipasen). Lipasen können ihre Wirkung aber erst entfalten, wenn die Nahrungsfette vorher durch die Galle emulgiert wurden.

Da die Bauchspeicheldrüse mit der Galle sehr eng zusammenarbeiten muss, werden beide auch gemeinsam gesteuert. Diese Steuerung erfolgt durch verschiedene Enterohormone, das sind Hormone, die im Verdauungstrakt gebildet werden. Die Zusammenarbeit mit der Galle ist so eng, dass bei manchem Menschen sogar der Gallengang nicht separat, sondern in einer gemeinsamen Öffnung mit dem Bauchspeicheldrüsengang in den Dünndarm mündet. Das ist wichtig zu wissen, denn in diesem Fall führt eine Verstopfung des gemeinsamen Ausgangs immer zu einer Schädigung beider Organe, nämlich Bauchspeicheldrüse und Leber, die die Galle produziert.

Schließlich muss die Magensäure, die mit dem Speisebrei aus dem Magen in den Dünndarm gelangt, neutralisiert werden. Einerseits, weil der Dünndarm nicht viel Säure verträgt, andererseits, weil die Enzyme der Bauchspeicheldrüse ihr Wirkungsoptimum in einem leicht alkalischen Milieu haben. Diese Neutralisation erfolgt durch Bikarbonat, das die Bauchspeicheldrüse gleichzeitig mit den Enzymen in den Dünndarm abgibt.

Maldigestion durch Sekretmangel

Was hat die Bauchspeicheldrüse aber mit dem Reizdarmsyndrom zu tun? Nachdem sie Enzyme für die Verdauung fast aller Nahrungsmittelbestandteile liefert, führt ein Mangel an Bauchspeicheldrüsensekret zu einer mangelnden Aufspaltung der Nahrung, einer sogenannten *Maldigestion*. Dadurch gelangen unverdaute Speisereste in den Dickdarm, wo schon Unmengen von Bakterien auf die unverdauten Speisereste lauern. Werden diese stets und in regelmäßigen Abständen geliefert, dann wachsen die Bakterien regelrecht ihrem Futter entgegen und gelangen so vom Dickdarm in den Dünndarm.

Im Dünndarm haben diese Bakterien aber nichts verloren, daher wehrt sich der Dünndarm mit einer Entzündungsreaktion. Diese milde Entzündungsreaktion kann nicht ohne Weiteres entdeckt werden, denn bei einer Dickdarmspiegelung lassen sich zwar die letzten 10 Zentimeter des Dünndarms (des terminalen Ileums) einsehen, eine vorhandene milde Entzündung kann aber nur anhand einer Gewebeprobeentnahme, die histologisch untersucht wird diagnostiziert werden. Makroskopisch sieht die Schleimhaut dort ganz normal aus, solange die Entzündungsreaktion nicht massiv fortgeschritten ist. Wenn der untersuchende Arzt aber nicht gerade an einen Morbus Crohn denkt oder eine andere schwere Entzündung besteht, wird dort nur sehr selten eine Gewebeprobe entnommen. Die Folge ist, dass die meisten Beschwerden, die hier ihren Anfang nehmen »Reizdarmsyndrom« lauten. Frauen, die davon besonders häufig betroffen sind, klagen dann über einen Blähbauch. Dort, wo die Beschwerden angegeben werden, nämlich im mittleren Unterbauch, befindet sich aber kein Dickdarm, sondern nur Dünndarmschlingen. Dort darf es keine Blähungen geben, denn diese entstehen immer bei überschießender Gasbildung. Diese Gase werden immer von Mikroorganismen gebildet, die Nahrungsmittel vergären, aber in diesem Darmabschnitt gar nicht vorhanden sein dürften, zumal der Dünndarm nur mit ganz wenigen Mikroorganismen besiedelt sein sollte.

Funktionsstörungen

Kehren wir zurück zur Funktion der Bauchspeicheldrüse. Zunächst kann es vorkommen, dass die Produktion des gesamten Bauchspeicheldrüsensekretes vermindert ist. Man kann auch von einer trockenen Bauchspeicheldrüse sprechen, die ihre Funktion zwar erfüllen könnte, aber eben nicht erfüllt. Würde man die Bauchspeicheldrüse mit einem Hormon stimulieren, würde man eine normale Funktion feststellen können. Der Reiz durch den Speisebrei ist aber manchmal nicht mehr ausreichend, um die Bauchspeicheldrüse zur ordentlichen Verdauung anzuregen.

Ich nenne diesen Zustand *»funktionelle Pankreasinsuffizienz«* und möchte damit ein Gegengewicht zur unter Gastroenterologen üblichen Diagnose der Pankreasinsuffizienz setzen. Diese sprechen von einer Bauspeicheldrüsenunterfunktion oder Pankreasinsuffizienz, wenn das Organ kaputt ist oder zumindest 80 Prozent davon zerstört sind. So ein Organ kann dann auch mittels eines Stimulationstests nicht mehr in Gang gebracht werden. Eine unangenehme Diagnose, weil Betroffene zeit ihres Lebens zu jeder Mahlzeit Pankreasfermente in Form von Tabletten einnehmen müssen.

Diese »echte« Pankreasinsuffizienz ist aber eher selten. Weitaus häufiger ist ein Zustand, bei dem das Pankreas »trocken« ist. So wie ein Mund bei Aufregung trocken sein kann, kann auch die Bauchspeicheldrüse vor allem bei Aufregung trocken sein. Stress, Eile, Ärger, Depressionen, Angst(-störungen) und alle Zustände, die eine Notfallsituation hervorrufen, führen dazu, dass die Verdauung und damit auch die Bauchspeicheldrüse abgeschaltet wird oder nur auf Sparflamme läuft. Das Sekret reicht dann nicht mehr aus, um die aufgenommene Nahrung aufzuspalten. Eine eilige Mahlzeit kann also nie richtig verdaut werden. Nicht nur, weil in so einem Fall kaum gekaut, sondern geschlungen wird und damit die Vorverdauung im Mund ausfällt, sondern auch, weil die Hauptverdauung durch Bauchspeicheldrüsenfermente ausbleibt.

Wer also über Mundtrockenheit klagt, die spürbar ist, kann davon ausgehen, dass auch eine trockene Bauchspeicheldrüse vorliegt und damit eine minimale Maldigestion besteht. Somit hat aber jeder Mensch mit Depressionen und jeder Patient, der Medikamente mit anticholinergen Wirkungen einnimmt ein »Mini-Maldigestionssyndrom«. Nachdem ein Maldigestionssyndrom sehr ähnliche Beschwerden wie ein Reizdarmsyndrom verursacht, werden diese Patienten sehr oft mit der Diagnose Reizdarmsyndrom beurteilt.

Funktionsstörungen diagnostizieren

Wie lässt sich eine funktionelle Störung der Bauchspeicheldrüse herausfinden? Klinisch ist eine Störung der Bauchspeicheldrüse in erster Linie an Stuhlveränderungen zu erkennen, mit voluminösen Fettstühlen (Seite 139), die sehr klebrig sind und ziemlich unangenehm riechen. Typischerweise bleibt dieser Geruch in Textilien wie Vorhängen lange Zeit hängen, sodass es auch nach ausreichendem Lüften im WC-Raum noch lange schlecht riecht.

Eine Unterfunktion der Bauchspeicheldrüse lässt sich auf verschiedene Weise feststellen. Beginnen wir mit den einfachen Tests, nämlich der Bestimmung von Chymotrypsin und Elastase im Stuhl. Früher wurde Chymotrypsin im Stuhl bestimmt. War es erniedrigt, lautete die Diagnose Pankreasinsuffizienz, weil Chymotrypsin ein Enzym war, dass von der Bauchspeicheldrüse gebildet wurde. Später kam dann noch die Möglichkeit dazu, im Stuhl ein weiteres Pankreasferment zu bestimmen, die Elastase. Dieses Enzym war viel genauer bei der Diagnose einer Bauchspeicheldrüsenunterfunktion, weshalb man die Bestimmung von Chymotrypsin wieder sein ließ – leider, denn die Kombination der Bestimmung beider Enzyme erlaubt eine viel genauere Diagnose. Der Grund ist, dass Chymotrypsin in Form von Chymotrypsinogen in der Bauchspeicheldrüse gebildet wird, in der es aber im Stuhl nicht nachgewiesen werden kann. Zum Nachweis muss es zuerst von Zellen der Darmwand aktiviert werden. Der Darm ist also daran beteiligt, aus dem inaktivem Chymotrypsinogen das aktive Chymotrypsin herzustellen, das dann auch im Stuhl bestimmt werden kann. Bei der Bestimmung der Elastase ist es nicht so, sie muss nicht zuerst durch die Darmwand aktiviert werden. Ist die Darmwand defekt, ist das Chymotrypsin erniedrigt und die Elastase normal. Sind beide Enzyme im Stuhl erniedrigt, kann man dagegen davon ausgehen, dass die Bauchspeicheldrüse defekt ist.

Nun sagen beide Enzyme nur etwas über die Eiweißverdauung aus, nicht aber über die Aktivität der Lipasen, also die Fettverdauung, oder die Aktivität der Amylasen, also die Kohlenhydratverdauung. Will man hier Erkenntnisse haben, dann wird es komplizierter, denn diese Aktivitäten können nur mithilfe von stabilen Isotopen, sogenannten ^{13}C-Atemtests bestimmt werden. Für diese Tests wird aber ein spezielles Gerät benötigt, das sehr teuer und deshalb nur in sehr wenigen Kliniken vorhanden ist. Noch seltener findet man jemanden, der sich für solche Atemtests interessiert und diese dann auch fachgerecht durchführen kann. Nachdem die Medikamente zur Behandlung der Bauchspeicheldrüseninsuffizienz immer alle 3 Enzymgruppen, also Amylasen, Proteasen und Lipasen enthalten, und sich die Therapie auch einer partiellen Pankreasinsuffizienz nicht von der Therapie einer globalen Pankreasinsuffizienz unterscheidet, interessiert diese Unterscheidung auch niemanden. Leider, denn so bleibt die Erforschung von Pankreasfunktionsstörungen auf der Strecke.

Behandlung

Behandelt wird die Pankreasinsuffizienz wie erwähnt mit Enzymersatzpräparaten. Die meisten Präparate werden aus dem Bauchspeicheldrüsensekret von Schweinen hergestellt. In der Regel lässt sich diese Enzymersatztherapie nebenwirkungsfrei ein Leben lang vor den Mahlzeiten einnehmen. Manche Menschen vertragen diese Medikamente aber nicht. Das kann dann ein Hinweis auf eine Allergie gegen Schweinefleisch oder ein sogenanntes Alpha-Galaktose-Syndrom sein. In diesem Fall lässt sich auf Enzympräparate umsteigen, die auf fleischfreier Basis produziert sind. Das gilt auch für Vegetarier oder Muslime, die keine vom Schwein stammenden Produkte zu sich nehmen wollen. Die Wirkung dieser Präparate ist aber wesentlich schwächer und es muss entsprechend mehr davon eingenommen werden, was auf Dauer ins Geld geht.

In den meisten Fällen liegt aber eine funktionelle Pankreasinsuffizienz vor, bei der es ausreicht, langsam und genussvoll zu essen oder Medikamente mit anticholinerger Wirkung abzusetzen oder eine eventuell vorhandene psychische Erkrankung, die sehr oft mit anticholinerger Symptomatik einhergeht, ausreichend zu behandeln. Leider denken Psychiater aber nicht daran, dass es fast keine psychische Erkrankung gibt, die nicht mit Verdauungsproblemen im Sinne eines Reizdarmsyndroms einhergehen.

Fallberichte

» Unangenehme Nebenwirkung

Mir kam der Fall einer Frau zu Ohren, die ein Medikament zur Gewichtsreduktion einnahm, das die Fett aufspaltenden Lipasen hemmt. Dieses Medikament wird auch heute noch als »nebenwirkungsfreies« Nahrungsergänzungsmittel angeboten. Der Hersteller versichert, dass keine Nebenwirkungen auftreten können, weil die Substanz nicht vom Darm in die Blutbahn aufgenommen wird, sondern im Darm bleibt und mit dem Stuhl wieder ausgeschieden wird. Die betroffene Frau hat mit diesem Nahrungsergänzungsmittel zwar nicht abgenommen, aber ihre Wohnung so verstunken, dass ihre im gemeinsamen Haushalt lebende Tochter ausgezogen ist.

Es ist beachtenswert, dass eine Substanz, die zum Krankheitsbild einer Steatorrhö führt, als nebenwirkungsfrei verkauft werden kann. Aber Nahrungsergänzungsmittel unterliegen so gut wie keiner staatlichen Kontrolle.

Mehr Wasser

Bei einem weiteren Fall von Steatorrhö, den ich zwar nicht selbst erlebt, aber über den ich einem Bericht gelesen habe, war der betroffene Patient Klempner von Beruf. Ihn ärgerte es, dass die Wassermenge im Klosett nicht mehr ausreichte, um seine voluminösen Stühle hinunterzuspülen. Statt sich Gedanken zu machen, wie es zu so voluminösen Stühlen kommen könnte und zum Arzt zu gehen, verdoppelte er kurzerhand seinen Spülkasten. Mit der doppelten Wassermenge ließen sich dann seine Fettstühle zwar hinunterspülen, die Krankheit war damit aber nicht behandelt. Erst Jahre später entschloss er sich dann doch, zum Arzt zu gehen, nachdem schon wertvolle Zeit verstrichen war. «

Störungen von Herz und Nieren

Herz und Nieren sind wesentlich an der Steuerung des Wasserhaushaltes beteiligt. Bei Funktionsstörungen beider Organsysteme kann aber die Darmschleimhaut anschwellen.

Was hat das Herz mit dem Darm zu tun?

Wie schon mehrmals erwähnt, führt die Schwellung der Darmschleimhaut zu einer Funktionsstörung und einer abnehmenden Resorptionsleistung des Darmes. In medizinischen Lehrbüchern wird die Stauungsgastritis beschrieben, bei der die Magenschleimhaut im Rahmen einer Herzinsuffizienz aufgequollen erscheint. Niemand scheint aber daran zu denken, dass es auch eine Stauungsduodenitis oder Stauungsjejunitis in den oberen und mittleren Dünndarmabschnitten geben könnte und die dadurch entstehenden Beschwerden schon lange vor den typischen Herzbeschwerden auftreten können. Kommen also bei einem Patienten sowohl Reizdarm- als auch Herzbeschwerden zusammen, sollte immer daran gedacht werden, dass beides auch zusammenhängen könnte. Eine Zunahme der Reizdarmbeschwerden oder ein nicht ausheilen wollendes Reizdarmsyndrom könnten möglicherweise durch eine unzureichend behandelte Herzinsuffizienz bedingt sein.

Wie lässt sich vorbeugen?

Da es sich dabei fast immer um ein Problem des Blutvolumens handelt und erhöhtes Blutvolumen mit vermehrter Wassereinlagerung einhergeht, nehmen die Betroffenen an Gewicht zu. Herzpatienten sollten sich demnach morgendlich unbekleidet wiegen und so das Gewicht kennenlernen, bei dem sie beschwerdefrei sind. Wenn das Gewicht dann um etwa 1 Kilogramm zunimmt, sollten sie in Absprache mit dem Arzt die Medikamentendosierung anpassen. Meist sind es wassertreibende Mittel, sogenannte Diuretika, die Herzpatienten oft als Zusatzmedikation verschrieben werden. Wer aber ständig Diuretika einnehmen muss, sollte mit seinem Arzt besprechen, wie sich die Therapie optimieren lässt. Diätetische Maßnahmen sind nur selten hilfreich, man kann es aber mit einer reduzierten Kochsalzzufuhr von maximal 5 Gramm pro Tag versuchen. Der

Erfolg einer solchen kochsalzarmen Diät hält sich aber in Grenzen.

Ein weiterer Zusammenhang von Reizdarm und Herzbeschwerden existiert beim Auftreten von Blähungen. Ausgeprägte Gasbildung, wie das vor allem bei Kohlenhydratresorptionsstörungen der Fall ist, führen zum sogenannten Römheld-Syndrom. Durch den Druckanstieg im Bauchraum kommt es zu einem Anheben des Zwerchfells (Zwerchfellhochstand). Das Herz, das direkt auf dem Zwerchfell sitzt, verändert dadurch seine Lage, was Durchblutungsstörungen des Herzens mit Herzrhythmusstörungen, Atemnot, Schwindel und sogar Angina-Pectoris-Anfällen zur Folge haben kann. Die in den Lehrbüchern beschriebene Behandlung mit Entschäumungsmitteln wie Dimeticon oder Simeticon ist erfahrungsgemäß nicht sehr hilfreich. Wenn die Gasbildung vermieden werden soll, muss die Ursache gefunden und behandelt werden. (Ursachen für Blähungen siehe Seite 137).

Was hat die Niere mit dem Darm zu tun?

Auch Nierenpatienten haben oft – ebenso wie Herzpatienten – ein Problem mit Wassereinlagerungen im Gewebe. Typischerweise ist das in besonders »weichen« Geweben der Fall. Als solche gelten die Augenlider, die bei Nierenpatienten oft geschwollen sind. Dieses Symptom ist allgemein bekannt, sodass junge Frauen, die morgens immer wieder unter geschwollenen Augenlidern leiden, einen Arzt aufsuchen, um ihre Nieren untersuchen zu lassen. Wenn die Nierenwerte normal sind, beruhigt der Arzt die Patientinnen und entlässt sie wieder mit den Worten »es ist alles in Ordnung«. Leider beruhigt es die Betroffenen meist überhaupt nicht, denn es ist ja für sie sichtbar etwas nicht in Ordnung, wenn sie jeden Morgen mit Lidödemen aufwachen und sogar von Familienmitgliedern darauf angesprochen werden.

Der Zusammenhang von Zyklus und Wassereinlagerung ist im Kapitel »Störungen des weiblichen Zyklus« (Seite 65) schon ausführlich behandelt worden. Der Mechanismus ist immer derselbe: Bei einer Überwässerung wird das überschüssige Wasser vor allem in weichen Geweben eingelagert. Dazu gehören eben nicht nur die Augenlider, sondern vor allem auch die Darmschleimhaut.

Viele, vor allem junge Leute, tragen heute stets eine Wasserflasche mit sich, um jederzeit einen Schluck trinken zu können. Leider hat diese hohe Flüssigkeitszufuhr nicht nur gute Seiten, sondern kann auch ins ungesunde Gegenteil umschlagen – nämlich dann, wenn die Nieren nicht mehr in der Lage sind, die überschüssige Wassermenge auszuscheiden. Das bedeutet aber auch, dass alle Nierenkrankheiten, die mit einem Flüssigkeitsbilanzproblem einhergehen, zu Reizdarmbeschwerden führen können. Hier gilt gewissermaßen das Gleiche wie für Herzpatienten.

Schließlich kann es durch eine vermehrte Oxalsäureausscheidung zu Nierensteinen kommen, wie im Abschnitt »Was hat die Galle mit dem Reizdarmsyndrom zu tun« (Seite 89) bereits beschrieben.

Fallbericht

» Bauchschmerzen nach Herz-OP

Als ich noch Student war, besuchte ich einen Onkel auf der Intensivstation, der dort nach einer ausgedehnteren Herz-Operation lag. Man hatte ihm den Brustkorb aufgesägt, damit man das Herz offen operieren konnte. Nach erfolgter OP wurde der Brustkorb verschlossen, indem man ihn mit Drähten zusammenband. Diese Drähte waren ein Leben lang auf dem Röntgenbild zu sehen.

Bei meinem Besuch klagte mein Onkel über Schmerzen, was mich nach einem so schweren Eingriff nicht weiter wunderte. Es stellte sich aber heraus, dass es Bauchschmerzen und schreckliche Blähungen waren, die ihn plagten. Weder das Herz noch der malträtierte Brustkorb schmerzten. Ich konnte mir damals noch keinen Reim darauf machen, wie es nach einer Herz-OP zu Bauchschmerzen kommen konnte.

Als ich später als Arzt Patienten mit Reizdarmsyndrom betreute, stellte ich dieses Phänomen häufig fest. Die Betroffenen wurden meist mit der Diagnose Reizdarmsyndrom versehen. Dass Viele zuerst wegen Blähungen kamen und erst einige Tage später dann auch über Atemnot klagten, machte mich stutzig, denn das war ein typisches Symptom für eine abgenommene Pumpleistung des Herzens.

Mehrere Jahre später wurde es dann möglich, im Blut das natriuretische Hormon (ProBNP) zu bestimmen. Dieses wird vor allem im rechten Vorhof des Herzens gebildet und immer ausgeschüttet, wenn dieser sich dehnt – was der Fall ist, wenn die Pumpleistung des Herzens abfällt oder das Blutvolumen zu hoch ist. Das Ausmaß einer Herzinsuffizienz ließ sich damit sehr gut bestimmen, lange bevor es zu merklicher klinischer Verschlechterung kam. Ich begann, dieses Hormon zu bestimmen, wenn Herzpatienten mit Blähungen und zunehmenden Bauchschmerzen zu mir kamen und es zeigte sich, dass das ProBNP der Betroffenen jedes Mal parallel zur Intensität der Bauchbeschwerden anstieg. Wurde die Herzinsuffizienz behandelt, sank auch das ProBNP wieder in den normalen Bereich und die Reizdarmbeschwerden normalisierten sich. «

Störungen der Darmmotorik und Fehlbesiedelung

Der Darm denkt mit – und bestimmt durch seine Motilität die Verdauung. Eine gestörte Darmmotorik oder falsche Bakterienbesiedelung kann dann Reizdarmbeschwerden verursachen.

Störungen des Darmgehirns

Dass der Darm von einem dichten Netz an Nervenzellen umgeben ist, war zwar schon lange bekannt, diesem Nervengeflecht wurde aber lange nicht viel Bedeutung zugemessen. Auch die Tatsache, dass der Bauch gewissermaßen mitdenkt, ist schon lange in das Allgemeinwissen übergegangen, was Begriffe wie »Bauchgefühl« beweisen. Sie deuten darauf hin, dass der Darm bei seelischen Vorgängen mitreagiert. Das Darm- oder Bauchgehirn wird heute von Medizinern als enterisches Nervensystem (ENS) bezeichnet.

Früher ging man davon aus, dass Vorgänge im Kopfgehirn (ZNS) einen starken Einfluss auf das Bauchgehirn (ENS) ausüben. Heute vermutet man sogar, dass es eher umgekehrt sein könnte und mehr Impulse vom ENS ins ZNS laufen. Das Bauchgehirn ist ein sehr komplexes Organ, das fast ebenso viele Nervenzellen wie das Kopfgehirn besitzt. Noch nicht eindeutig geklärt ist, ob vom Gehirn ausgehend eher psychosomatische oder mehr vom Darm ausgehende somatopsychische Reaktionen vorherrschen.

Aufgaben des Bauchgehirns

Wir haben bereits erfahren, dass die Darmmotorik relativ komplex ist und dementsprechend gesteuert werden muss: Da gibt es die vorwärts gerichtete Peristaltik, die rückwärts gerichtete Antiperistaltik und Hin-und-Her-Bewegungen, die Pendelperistaltik. Diese verschiedenen Bewegungsmuster sind nötig, um den Speisebrei möglichst gut zu verdauen. Dabei müssen giftige Bestandteile rasch aus dem Darm entfernt und verwertbare Stoffe möglichst gut aufgespalten und resorbiert werden. Befinden sich unbekömmliche oder gar giftige Nahrungsmittelbestandteile in den oberen Verdauungsabschnitten, reagiert der Körper mit Reflux, Übelkeit und im schlimmsten Fall sogar mit Erbrechen. Wird das Gift erst in unteren Darmabschnitten erkannt, versucht der Darm, dieses möglichst schnell zu eliminieren und das geschieht durch Diarrhö, also Durchfall.

Das alles heißt, dass der Darm in seinem Verlauf ständig »fühlen« muss, was er da so in sich trägt. Am Beginn des Verdauungstraktes, im Mund, heißen diese Sensoren Geschmackssinn. Lange wurde davon ausgegangen, dass diese Sensoren nur im Mund vorkommen. Süß, sauer, salzig, bitter sind die 4 Haupt-Geschmacksrichtungen, später kam noch der 5. Geschmackssinn umami dazu. Meiner Meinung nach gibt es sogar einen 6. Geschmackssinn für Fett, aber das ist umstritten. Das Empfinden »scharf« oder »heiß« wird durch Schmerzrezeptoren an das Gehirn weitergeleitet und nicht durch Geschmacksrezeptoren. Interessanterweise unterscheidet die englische Sprache nicht zwischen scharf und heiß, sondern nennt beides »hot«.

Neuere Forschungsergebnisse lassen vermuten, dass Geschmacksrezeptoren nicht nur im Mund, sondern im gesamten Verdauungstrakt bestehen, für Bitter-Rezeptoren wurde dies bereits nachgewiesen. Wahrscheinlich ist es nur eine Frage der Zeit, bis auch die anderen Geschmackssinne im Darm entdeckt werden. Das würde auch Sinn ergeben, denn das Darmgehirn muss ja ständig entscheiden, was es mit dem Speisebrei anfangen soll.

Lebensmittelchemiker versuchen, den bitteren Geschmack aus Nahrungsmitteln zu eliminieren, indem sie Bitterrezeptoren-Blocker entwickeln, die den produzierten Lebensmitteln zugefügt werden können. Eine in meine Augen sehr gefährliche Entwicklung, denn »bitter« meldet dem Körper »giftig«. Wenn dieses Signal ausbleibt, wird das Nahrungsmittel nicht schon vom Mund wieder ausspuckt und der Darm weiß nicht, was er damit machen soll. Chronische Vergiftungen sind dann vorprogrammiert. Werden solche Entwicklungen vorangetrieben, kann man mit einer weiteren Zunahme des Reizdarmsyndroms rechnen.

Der Geschmack »süß« meldet uns, dass es sich um eine sehr wertvolle Kohlenhydratquelle handelt. Deshalb lieben nicht nur Kinder, sondern auch die meisten Tiere süße Speisen, weil sie für den Körper so wertvoll sind. Ich bezweifle daher, dass es sinnvoll ist, Zucker generell zu meiden. Es widerspricht der evolutionären Entwicklung und das hat noch nie funktioniert.

Der Geschmackssinn »sauer« reguliert unseren Säure-Basen-Haushalt. Da oft vor Übersäuerung gewarnt wird, die durch die falsche Ernährung entstehen soll, wird von Vielen dann fälschlicherweise geschlussfolgert, man dürfe nicht zu viel saure Lebensmittel essen. Der Geschmack eines Lebensmittels sagt allerdings nichts darüber aus, wie es im Körper reagiert. Darüber hinaus wird Übersäuerung auch gelegentlich mit Refluxbeschwerden verwechselt, die entstehen, wenn Mageninhalt in die Speiseröhre zurückfließt und zu Sodbrennen führt, was aber nichts mit einer Störung des Säure-Basen-Haushalts zu tun hat.

Eine echte Übersäuerung des Körpers gibt es im Grunde nur bei schweren Erkrankungen, bei denen der Säure-Basen-Haushalt nicht mehr ausgeglichen werden kann. Wer aber seinem Appetit vertraut, nimmt saure und basische Lebensmittel ganz automatisch im richtigen Verhältnis auf. Jedenfalls funktioniert das besser, als immer nachzudenken, wie sich eine gefürchtete Übersäuerung vermeiden ließe.

Seitdem in der Entwicklungsgeschichte Lebewesen vom Meer ans Land gingen, ist Salzmangel ein großes Problem. Tiere und Menschen haben daher ausgeklügelte salzsparende Mechanismen entwickelt. Wie wichtig Salz für den Menschen ist, zeigt uns wieder einmal die Sprache, wenn es um »salaire«, »salary« oder »salarium«, also den »Gehalt« geht. Hier wird Salz dem Geld gleichgesetzt. Salz an sich ist nicht schlecht, es ist vielmehr lebensnotwendig! Die Salzaufnahme wird bereits im Mund reguliert, wo Salzrezeptoren messen, ob etwas richtig gesalzen oder gar versalzen ist. Daher sind Gesundheitsratschläge, wieviel Salz wir zu uns nehmen sollten, im Grunde überflüssig. Wir sollten aber lernen, mehr auf unseren Geschmackssinn und unseren Appetit zu hören.

Die erst spät entdeckte Geschmacksrichtung »umami« meldet, ob wir eine Eiweißquelle zu uns nehmen. Um diesen Geschmackssensor künstlich zu reizen, wurde vor über 100 Jahren die Herstellung von Glutamat entdeckt. Mit diesem Geschmacksverstärker wird nicht nur die Suppe würziger, sondern auch viele andere Speisen. An den ausgeprägten Geschmack gewöhnt man sich sehr schnell und kann sogar eine Sucht danach entwickeln und sich den natürlichen Geschmackssinn ruinieren, sodass Glutamat einen schlechten Ruf bekommen hat. Nahrungsmittelhersteller werben daher gerne mit der Aufschrift »glutamatfrei«. Leider kann man dann aber häufig feststellen, dass stattdessen Hefeextrakt enthalten ist, was kaum einen Unterschied macht. Konsumenten, die auf der Suche nach gesunden Nahrungsmitteln sind, werden damit regelrecht getäuscht.

Zeitweise hielt man Glutamat sogar für gesund, weil im Gehirn Nervenzellen gefunden wurden, die Glutamat als Transmitter verwenden. Heute ist bekannt, dass eine Überaktivität dieser Zellen zu neurodegenerativen Erkrankungen führen kann und Glutamat gewissermaßen ein Nervengift ist. Patienten mit Morbus Alzheimer werden deshalb auch mit Glutamatrezeptor-*Blockern* behandelt. Aufgrund dessen wird in letzter Zeit statt Glutamat dessen Vorläufer Glutamin verkauft. Diese Aminosäure wird u. a. in Kapselform als Nahrungsergänzungsmittel sehr teuer angeboten. So wichtig die Rolle von Glutamin im Stoffwechsel sein mag – vielen ist nicht bekannt, dass es im Darm zuerst in Glutamat umgewandelt werden muss, um resorbiert werden zu können. Mit Glutamin als Nahrungsergänzungsmittel kauft man sich eine Substanz teuer ein, von der wir in der Nahrung ohnedies schon viel zu viel haben.

Lebensmitteltäuschung und die Folgen

Die Lebensmittelindustrie erfindet immer neue Möglichkeiten, mit denen sich der Geschmackssinn und das gesamte Verdauungssystem täuschen lassen. Das Beispiel Glutamat ist nur eines von vielen. Es beginnt schon im Mund und setzt sich im gesamten Verdauungstrakt fort. Das Bauchgehirn, das sich im Lauf von Jahrmillionen entwickelte und sogar imstande ist, zu lernen und Reflexe zu entwickeln, weiß nicht mehr recht, wie es damit umgehen soll. Mehrere Tausend Rezeptoren und Pumpen, die für die Aufnahme der verschiedenen Moleküle im Darm zuständig sind, können nicht mehr richtig gesteuert werden. Das betrifft auch die Enterohormone. Schließlich funktionieren auch die kompliziert aufgebauten Entgiftungsmechanismen nicht mehr. Die Folge einer solchen Entwicklung ist die Degeneration des ENS und letztlich eine Art »Alzheimer des Darmgehirns«. Die Nervenzellen des Darms reduzieren sich im Lauf des Lebens kontinuierlich mit der Folge einer gestörten Verdauungsfunktion.

Es wird noch viel Forschung nötig sein, bis wir das Bauchgehirn verstehen lernen. Bis dahin gilt die Bitte an alle Lebensmittelhersteller, bei der Produktion möglichst nichts zu »verbessern«. Je mehr an Lebensmitteln manipuliert wird, desto mehr Reizdarmsyndrome wird es geben.

Wie ernähren wir uns also am besten?

Zunächst einmal ist es sinnvoll, nur wenig zu essen, sofern man normalgewichtig ist, um das Entgiftungssystem deutlich zu entlasten. Erkrankungshäufigkeit und Lebenserwartung verbessern sich allein durch diese Maßnahme. Ein weiterer Rat besteht darin, möglichst »einfach« zu essen und sich an der Ernährungsform der eigenen (Ur-)Großeltern zu orientieren, möglichst selbst zu kochen und Fertiggerichte zu meiden.

Schließlich kann man sich auch am Geschmacksempfinden von Kindern orientieren. Ein dreijähriges Kind wird Alkohol sofort ausspucken, weil es erkennt, dass er giftig ist. Es wird bittere Nahrungsmittel sofort ausspucken, weil ihm noch niemand gesagt hat, dass Bitterstoffe gesund sein sollen. Es wird auch zu saure, zu scharfe und zu würzige (umami) Nahrungsmittel ablehnen. Auch manches vermeintlich gesunde Gemüse gehört dazu, welches kleine Kinder ablehnen. Einfach deshalb, weil sie die Giftstoffe, die darin enthalten sind, noch nicht so gut abbauen können. Dafür wird es Brot, Nudeln und Knödel lieben, weil diese Nahrungsmittel ungiftig sind, sofern man nicht zur geschmacklichen Verbesserung Zwiebeln zugefügt hat. Kinder wehren sich auch gegen Lauchgewächse, da sie instinktiv merken, dass sie giftig und gar nicht gesund sind. Kommen Kinder mit Bauchschmerzen aus der Schule, sollte nicht nur eine mögliche psychosomatische Belastung in Betracht gezogen werden, sondern auch die Pausenmahlzeit. »Gesunde Pausenmahlzeiten« mit Schulmilch, Vollkornbrot, Frischkäse mit Lauch und Rohkost können bei den Kindern nicht nur zu Bauchschmerzen führen, sondern programmieren sogar ein Reizdarmsyndrom im späteren Alter vor.

Autonome Neuropathie

Die autonome Neuropathie ist ein Krankheitsbild, bei dem die Nervenzellen des ENS Stück für Stück degenerieren und damit ihre Funktion einstellen. Irgendwann funktioniert im Darm dann gar nichts mehr. Autonome Neuropathien werden durch zahlreiche Krankheiten verursacht, allen voran Diabetes mellitus. Wenn sich bei Diabetikern im Laufe der Zeit ein Reizdarmsyndrom dazugesellt, sollte als Erstes auch an diese Erkrankung gedacht werden. In diesem Fall gilt es für Patienten mit Reizdarmsyndrom, den Diabetes besser einstellen zu lassen.

Reizdarm bei Fehlbesiedelung

Was genau eine Fehlbesiedelung ist, ist gar nicht so einfach zu beantworten, denn ganz genau wissen das auch Ärzte noch nicht. Der Ausdruck wird jedenfalls uneinheitlich definiert und verwendet. Einerseits kann damit die falsche Zusammensetzung der Darmbakterien gemeint sein. Fachausdrücke wie Firmicutes und Bacteroides bezeichnen Bakterienfamilien, die als »gut« oder »böse«

klassifiziert werden. Um eine Bewertung der bakteriellen Zusammensetzung des Darminhaltes kümmert sich die Mikrobiomforschung und die Hersteller von Probiotika verdienen ihr Geld mit als »gut« bewerteten Bakterien. Andererseits kann aber auch nicht die falsche Zusammensetzung der Keime gemeint sein, sondern ihre falsche Lokalisation. So wird von einer Fehlbesiedelung gesprochen, wenn im Dünndarm Keime aus dem Dickdarm eingewandert sind. Genauer gesagt müsste es Dünndarmfehlbesiedelung heißen, was aber immer noch nicht genau genug ist, denn das sagt nichts darüber aus, ob die Fehlbesiedelung im oberen, mittleren oder unteren Dünndarm vorliegt. Schließlich können noch gemischte Fehlbesiedelungen vorkommen, also falsche Zusammensetzung und falsche Lokalisation.

Die normale Bakterienbesiedelung des Menschen

Um für ein wenig Klarheit zu sorgen, möchte ich zunächst über die »normale« Besiedelung des Menschen sprechen.

Im Mund

Geht man von der Konzentration der Mikroben aus, ist der Mund so ziemlich der schmutzigste Ort im ganzen Körper. Etwa 10^{12} bis 10^{14} Keime findet man im Mund, an den Zähnen, zwischen den Zähnen, zwischen Zähnen und Zahnfleisch usw. Diese Bakterien werden geschluckt und dienen damit als Ausgangsmaterial für die Besiedelung des restlichen Darms. Deshalb ist es günstiger, sich vor statt nach dem Essen die Zähne zu putzen (siehe auch Kasten Seite 17).

Die Besiedelung im Mund hängt von zahlreichen Faktoren ab. Dazu gehören Speichelfluss, Dauer des Kauens, aber auch Umweltbedingungen wie Partnerschaft, Küssen, gemeinsam im Haushalt lebende Menschen, Oralverkehr, Partnerwechsel, ja sogar Jahreszeit, Klima und geografische Lage können eine Rolle spielen. Die Coronapandemie zeigt deutlich, dass gegenseitige Ansteckung nicht nur von der Intensität, sondern vor allem auch von der Dauer des Kontaktes mit anderen Menschen abhängt. Genauso ist es auch mit der Besiedelung mit Keimen im Verdauungstrakt. Alle genannten Faktoren tragen dazu bei, welche Keime sich im Körper ansiedeln. Dazu kommen aber noch die Keime in Nahrungsmitteln und Getränken. Deshalb besitzen wir auch sehr viele Abwehrsysteme, um Keime, die wir nicht brauchen, wieder loszuwerden.

Leider stören wir diese Abwehrsysteme aber selbst durch viele verschiedene Faktoren. Das betrifft nicht nur das Immunsystem, sondern die gesamte Steuerung der Verdauung. Jeder Stress sowie psychische Erkrankungen (die ja immer mit Dauerstress einhergehen), führen zu vermindertem Speichelfluss und Mundtrockenheit. Medikamente, die die Magensäure hemmen oder anticholinerge Nebenwirkungen haben, tragen ebenfalls dazu bei. Unter solchen Umständen kann die Verdauung nicht mehr richtig funktionieren und die Entwicklung eines Reizdarmsyndroms ist nur eine Frage der Zeit.

In Magen und Dünndarm

Im Magen werden die meisten Bakterien durch die Magensäure zerstört, sodass die Konzentration auf 10^2 bis 10^3 Keime abfällt. Unter den sauren Bedingungen können nur noch »Spezialisten« überleben, wie das Bakterium Helicobacter pylori, das bekanntermaßen als Verursacher des Magengeschwürs gilt. Sobald dann der Speisebrei in den Dünndarm gelangt, fangen diese Bakterien langsam wieder an zu wachsen. Sie können sich aber durch die dort ansässigen Bakterien und andere keimtötende Substanzen wie zum Beispiel Serotonin nicht sehr gut vermehren. Hier dürfen maximal 10^5 Keime pro ml Darminhalt gefunden werden. Sind es mehr, spricht man schon von einer Dünndarmfehlbesiedelung.

Der Dünndarm ist spezialisiert auf Resorption, also Aufnahme von Nahrungsmittelbestandteilen, deshalb sollten hier keine oder nur ganz wenige Mikroorganismen angesiedelt sein, denn diese zeichnen sich sehr oft dadurch aus, giftige Substanzen zu bilden. Das ist auch der Grund für das im Dünndarm und in der Leber befindliche ausgeklügelte Entgiftungssystem. Ist das Entgiftungssystem des Dünndarms überfordert, gelangen die giftigen Substanzen in die Leber, die dann oft mit Fetteinlagerung reagiert. Es kommt zum Bild der Fettleber. Meistens ist eine Fettleber durch Alkohol bedingt (sogenannte ASH: Alkoholische Steatosis Hepatis), immer öfter hat sie ihre Ursache aber auch in bakteriellen Giften, die im Dünndarm entstehen (sogenannte NASH: Nicht Alkoholische Steatosis Hepatis).

Im Dickdarm

Schließlich gelangen die unverdauten Nahrungsreste in den Dickdarm und hier dürfen sich die Bakterien auch vermehren. Ihre Zahl steigt wieder stark an und erreicht wieder eine Konzentration von 10^{14} bis 10^{15} Keimen/ml. Der Dickdarm hat sich so auf diese Keime eingerichtet, dass er zu einer Art Gärreaktor geworden ist, der nicht nur Fermentationsprodukte davon abhält, ins Blut zu gelangen, sondern sogar auf manche Fermentationsprodukte wie kurzkettige Fettsäuren angewiesen ist. Die Dickdarmzellen gewinnen sogar ihre Energie aus diesen kurzkettigen Fettsäuren, die während des Fermentationsprozesses entstehen.

Nicht nur die Konzentration, sondern auch die Zusammensetzung der Keime in den einzelnen Darmabschnitten ist sehr unterschiedlich. Das ist ein wichtiger Aspekt. So können Keime, die im Dünndarm nicht gut zu gebrauchen sind, im Dickdarm wichtige Funktionen erfüllen und umgekehrt. Ob ein Keim »gut« oder »böse« ist, hängt also auch vom Ort ab, an dem er sich befindet.

Das Problem mit Probiotika

An dieser Stelle zeigt sich schon das erste Problem, das Probiotika, also lebende Bakterienkulturen in Lebensmitteln oder als Nahrungsergänzungsmittel mit sich bringen. Reizdarmpatienten werden diese Mittel über die Werbung sehr schmackhaft gemacht. Doch wo siedeln sich diese aufgenommenen Keime an? Bleiben sie im Dünndarm oder gelangen sie in den Dickdarm? Was passiert bei gesteigerter oder verminderter Peristaltik? Oder gar bei Antiperistaltik oder nicht enden wollender Pendelperistaltik (die wir als Darmgeräusche wahrnehmen)? Obwohl diese Fragen noch nicht geklärt sind, werden große Mengen an Probiotika rezeptfrei verkauft.

Ein weiterer ungeklärter Punkt ist die optimale Zusammensetzung von Darmbakterien. Es wird von den »bösen« Firmicutes-Bakterien und den »guten« Bacteroides-Bakterien sowie einer bestimmten Bacteroides-Firmicutes-Ratio gesprochen, die eingehalten werden sollte. Steigt der Firmicutes-Anteil, führt dies vermehrt zu Übergewicht, Adipositas und anderen bösen

Folgeerkrankungen. An dieser Stelle gibt es einen Widerspruch im Probiotioka-Angebot: Einerseits raten die Hersteller, Firmicutes im Darm zu reduzieren, andererseits bieten sie Laktobazillen in Form von Nahrungsmitteln und Kapseln an. Hat hier noch kein Hersteller gemerkt, dass Laktobazillen eine Ordnung der Klasse Bacilli sind und diese wiederum zur Abteilung Firmicutes gehören? Es wird also einerseits zu weniger Firmicutes geraten, andererseits werden gleichzeitig Bakterien in Kapseln und Nahrungsmitteln verkauft, die genau aus dieser Gruppe stammen. Was stimmt denn nun?

Die Antwort lautet: Man weiß es (noch) nicht. Deshalb ist eine Therapie mit Probiotika noch verfrüht und kann auch nicht generell empfohlen werden. Das Mikrobiom ist so komplex, dass es zum derzeitigen Zeitpunkt von niemandem wirklich verstanden wird. Solange das der Fall ist, sollte auch möglichst nicht mit diesen Mitteln therapiert werden, und schon gar nicht sollten sie in Form von Nahrungsmitteln oder Nahrungsergänzungsmitteln als »Gesundmacher« angeboten werden.

Ich empfehle Probiotika auch deshalb nicht, weil diese Nahrungsergänzungsmittel nicht staatlich kontrolliert werden und nicht wenige »Unfälle« mit solchen Mitteln geschehen.

Fallbericht

Zerstörte Herzklappen durch Probiotika

» *Vor Jahren wurde der Fall eines jungen Mannes bekannt, bei dem zwei von Bakterien zerfressene Herzklappen ersetzt werden mussten. Bei der Untersuchung der entnommenen Herzklappen stellte sich heraus, dass diese durch probiotische Keime zerstört worden waren. Es handelte sich dabei um Keime, die nur in einer gewissen Joghurtsorte, aber nicht in der Natur vorkommen. Der Wunsch nach gesunder Ernährung hat hier zu ruinierten Herzklappen geführt.* «

Ich konnte in der Literatur über 20 Fallbeschreibungen mit schwersten Nebenwirkungen finden, die durch Probiotika verursacht wurden. Dazu gehören nicht nur kaputte Herzklappen, sondern auch die Zerstörung von Gefäßimplantaten, Autoimmunerkrankungen, Endokarditis, Pankreatitis, Enzephalomyelitis bis zur Blutvergiftung. Also alles keine so harmlosen Nebenwirkungen, die es rechtfertigen, dass der Gesetzgeber erlaubt, solche Präparate ohne Kontrolle als Nahrungsergänzungsmittel auf den Markt zu bringen. Patienten, die immunsupprimiert sind (Tumorpatienten, Patienten mit Autoimmunerkrankungen etc.), sollten auf keinen Fall Probiotika zu sich nehmen – selbst dann nicht, wenn sie vorher Antibiotika bekommen haben. Menschen unter immunsuppressiver Therapie sind besonders gefährdet, dass Darmbakterien durch die Darmwand wandern und ins Blut gelangen.

Probiotika nach Antibiotika?

Nach einer Antibiotikabehandlung wird von Ärzten und Apothekern regelmäßig empfohlen, die Darmflora mit Probiotika wieder aufzubauen, denn oral aufgenommene Antibiotika greifen nicht nur die schädlichen Keime an, sondern auch die Bakterien des Darmmikrobioms.

Stellen Sie sich einmal vor, ein Urwald würde niedergebrannt und später sollte an dieser Stelle eine stabile Vegetation erreicht werden. Welche Maßnahme würden Sie als wirkungsvoller erachten? Abwarten bis wieder neue Keimlinge anfliegen, sich im Boden verwurzeln und vermehren oder eine Plantage in Monokultur oder mit nur wenig unterschiedlichen Bäumen anlegen? Meine Antwort ist, besser abzuwarten, bis sich der Urwald von selbst regeneriert hat.

Beim Mikrobiom des Darms ist das nicht anders. Es ist eine Regeneration 3 bis 5 Wochen nach einer antibiotischen Therapie zu erwarten – ohne äußeres Zutun! Nehmen Sie jedoch Probiotika ein, haben Sie gute Chancen, eine »Plantage« im o. a. Sinn aufzubauen und sich dauerhaft ein labiles Mikrobiom im Darm zu schaffen. Nur dann, wenn auch nach mehreren Monaten keine spontane Heilung des Mikrobioms stattfindet, ist die Überlegung sinnvoll, aus der Urwaldfläche, die nicht mehr aufkommt, wenigstens eine Plantage zu machen. Nur in diesen ganz wenigen Fällen sind Probiotika eine Hilfe.

Aber im Grunde ist diese Überlegung überflüssig, denn das Mikrobiom im Darm ist so stabil, dass es fast nicht dauerhaft verändert werden kann. Mit oder ohne Probiotika bleiben nur wenige der aufgenommenen Keime im neuen Darm bestehen.

Weitaus wirkungsvoller lässt sich die Zusammensetzung des Mikrobioms beeinflussen, wenn die Darmbewohner etwas zu »fressen« bekommen. Dieses Futter wird auch als Präbiotikum bezeichnet und auch von Fachleuten gutgeheißen. Die Lebensmittelindustrie freut sich darüber, denn die meisten präbiotisch wirksamen Substanzen zählen zu den Ballaststoffen und sind billige Volumenvergrößerer. So lassen sich vermeintlich mehr Nahrungsmittel mit weniger Geld herstellen und dazu noch das Ganze als gesund verkaufen. Doch leider vermehren sich nicht nur die guten, sondern auch die unangenehmen Bakterien gleichermaßen – mit der Folge von Blähungen und Durchfall (selten auch Verstopfung), eben einem Reizdarmsyndrom.

Fehlgärung durch Schwefel

Ist Schwefel anwesend, kommt es zur Fehlgärung und es stinkt. Der Grund sind entstehende Schwefelalkohole oder Mercaptane. Diese sorgen nicht nur für einen schlechten Geruch, sondern sind auch ziemlich giftig. Im Darm ist immer Schwefel vorhanden, der einerseits von der sich abschilfernden Darmwand und anderen körpereigenen Sekreten, andererseits aus der Nahrung stammt. Körpereigener Schwefel ist immer dort vorhanden, wo Proteine (Sekrete, abgeschilferte Darmepithelien, Entzündungszellen usw.) im Spiel sind, denn fast alle Proteine enthalten schwefelhaltige Aminosäuren. Verdauung ohne die Anwesenheit von Schwefel gibt es nicht, muss es aber auch nicht geben, denn Schwefel ist ein lebenswichtiges Spurenelement. Er ist in Spuren wichtig, in größeren Mengen aber giftig.

Schwefelquellen

Neben schwefelhaltigen Aminosäuren aus der Nahrung sind geschwefelte Nahrungsmittel, also Lebensmittel, denen Schwefel zum Konservieren zugesetzt wurde, eine wichtige Schwefelquelle im Darm. Während der endogene Schwefelanteil nur schwer beeinflussbar ist, ist der exogene relativ leicht beeinflussbar. Fleisch, Milch, Eier, Fisch, aber auch proteinreiche vegetarische Lebensmittel wie Soja, Erbsen, Bohnen etc. sind schwefelhaltig. Bei geschwefelten Produkten ist es nicht mehr so leicht zu ermitteln, ob und wie viel Schwefel enthalten ist (E-Nummern mit schwefelhaltigen Stoffen siehe Kasten Seite 43). Auch Heil- und Mineralwasser kann erhebliche Mengen enthalten, die in der Regel nicht deklariert sein müssen. Am häufigsten werden jedoch Milchprodukte als (versteckte) Schwefelquelle übersehen.

Diagnose

Klinisch ist ein zu hoher Gehalt an Schwefelalkoholen daran zu erkennen, dass der Stuhl ziemlich übel riecht (Kreatorrhoe). Verbessert sich der schlechte Stuhlgeruch trotz schwefelarmer (vor allem veganer) Diät nicht, muss das vom Gastroenterologen abgeklärt werden, denn das weist auf eine erhöhte Zellabschilferung hin und kann ein Zeichen für eine vermehrte Entzündungsreaktion der Darmwand bzw. eine chronische Darmerkrankung sein. Schwefelreduzierte Diäten, also auch vegane Ernährungsformen, sollten aber nicht über sehr lange Perioden eingehalten werden, da Schwefel zugeführt werden muss. Ein Selbstversuch über einige Wochen lohnt sich aber.

Fehlgärung durch Ballaststoffe

Es muss noch einmal darauf hingewiesen werden, dass Ballaststoffe nicht unbedingt gesund sind. Sie haben zwar einige Vorteile und können dazu beitragen, das Stuhlvolumen zu erhöhen und Wasser im Darm zu halten, – aber sie haben auch viele Nebenwirkungen. Allem voran sind das Blähungen.

Das liegt daran, dass Ballaststoffe vom Darm nicht verdaut werden können und alles, was nicht verdaut wird, Bakterien und anderen Mikroorganismen im Darm zugutekommt. Solange die Bakterien nur im Dickdarm mit Ballaststoffen »gefüttert« werden, spielt das keine so große Rolle, denn die dort gebildeten Gase können meist nach unten abtransportiert werden und als Flatulenzen abgehen. Das mag zwar nicht gesellschaftsfähig sein, macht aber aus medizinischer Sicht keine Probleme.

Ballaststoffe, Lieblinge der Lebensmitteltechnologie

Ballaststoffe haben nicht nur den Ruf, gesund zu sein, sondern werden auch aus lebensmitteltechnologischer Sicht sehr gerne verwendet.

Sie sind billig, liefern Volumen, lösliche Ballaststoffe machen ein cremiges Gefühl im Mund und sie binden Wasser. Man glaubt gar nicht, wo sich in unseren Nahrungsmitteln überall Ballaststoffe finden! Selbst im Streichkäse und Speiseeis sind Ballaststoffe zu finden – nicht etwa, weil sie dort natürlicherweise vorkommen, sondern weil Lebensmitteltechnologen sie zufügen, damit der Käse nicht tropft oder schwitzt oder damit das Speiseeis cremiger wird.

Das ist nur ein Beispiel von vielen. Joghurt, Cremes, Mayonnaisen usw.: Überall in Lebensmitteln aus dem Supermarkt finden sich Ballaststoffe. Meist verbergen sie sich auf der Verpackung unter den Begriffen Alginate, Karrageen, Johannisbrotkernmehl oder anderen exotischen Bezeichnungen, die man niemals mit dem Begriff Ballaststoffe in Zusammenhang bringen würde. Selbst fertige Brotbackmischungen enthalten solche Zusatzstoffe. Die Folge ist oft, dass solches selbst gebackenes, vermeintlich gesundes Brot zu Reizdarmbeschwerden führt. Im Kasten (Seite 176) finden Sie eine Liste der entsprechenden E-Nummern, hinter denen sich Ballaststoffe verbergen.

Besonders schlecht haben es dann Reizdarmpatienten getroffen, die beginnen, sich besonders »gesund« zu ernähren. In der Hoffnung, eine Linderung von ihren meist schmerzhaften Blähungen zu erfahren, kaufen sie nicht nur als besonders gesund geltende Nahrungsmittel, die von der Lebensmittelindustrie mit Ballaststoffen angereichert wurden, sondern auch noch Präbiotika, die ja nichts anders sind als Ballaststoffe. Es ist aber kein Wunder, wenn es zu Beschwerden kommt, das Mikrobiom im Darm kippt und alle Nahrung vergoren und nicht mehr verdaut wird.

Anders ist es, wenn die Ballaststoffe schon im Dünndarm vergoren werden, denn dort kommt es zu sehr schmerzhaften Blähungen. Der Unterbauch ist dann meist vorgewölbt und die Betroffen klagen über andauerndes Völlegefühl und Bauchschmerzen, sobald sie auch nur ein wenig essen. Ärzte stellen dann oft die Diagnose »schmerzdominantes Reizdarmsyndrom«. Wärme hilft, aber nur ein wenig, ebenfalls kann ein Schluck heißes Wasser als Erste-Hilfe-Maßnahme auch ein wenig Erleichterung bringen. Immer wenn Blähungen eine Rolle spielen, müssen als Erstes alle Ballaststoffe weggelassen werden. Auch wenn es immer wieder heißt, Ballaststoffe seien gesund, gilt hier das Gegenteil: Ballaststoffe müssen gemieden werden.

Fallbericht

Reizdarm durch »gesunde« Ernährung

» *Ich erinnere mich an einen Patienten, der wegen seiner »unheilbaren« Blähungen extra aus Berlin nach Innsbruck in meine Praxis anreiste. Schon beim ersten Gespräch stellte sich heraus, dass er nur spezielle, als besonders gesund geltende Nahrungsmittel in Reformhäusern oder Bioläden kaufte. Allein mit dem Ratschlag, diese Nahrungsmittel nicht mehr zu kaufen, sich »ungesund« zu ernähren und nur das zu essen, worauf er wirklich Lust hatte, war er geheilt. Es ging ihm schon nach diesem einzigen Ratschlag so gut, dass eine weitere Abklärung gar nicht mehr nötig war.* «

Warum Präbiotika nicht funktionieren können

Warum Präbiotika so propagiert werden, kann ich nicht beantworten, zumal dadurch nicht einmal theoretisch eine günstige Wirkung erzielt werden kann. Es gibt keinen Ballaststoff, der nur das Wachstum günstiger Bakterien fördert, ohne gleichzeitig auch das Wachstum ungünstiger Bakterien zu fördern. Das bedeutet aber, dass das bestehende Verhältnis guter und böser Bakterien niemals verbessert werden kann. Dazu ein Überlegungsmodell mit 3 Möglichkeiten:

Die ungünstigen Bakterien sind in der Überzahl, dann wird sich bei Zugabe von präbiotischen Ballaststoffen dieses Verhältnis nur noch verstärken, weil die ungünstigen Bakterien einen Selektionsvorteil haben.

Die günstigen und ungünstigen Bakterien sind im Gleichgewicht, dann wird sich nichts ändern, da keine der beiden Gruppen einen Selektionsvorteil hat, wenn sie vermehrt »Futter« bekommen.

Die günstigen Bakterien sind in der Überzahl, dann ist es nicht sinnvoll, in ein solches System einzugreifen.

Wozu also sind Präbiotika dann gut, wenn höchstens das Risiko einer Verschlechterung, aber niemals die Chance einer Verbesserung besteht? Meine Erfahrung sagt mir, dass fast immer kommerzielle Interessen dahinterstehen, wenn eine Substanz als gesund beworben wird. Selbst wenn durch solche wirtschaftlich motivierten Ratschläge Menschen erkranken, schreiten die Behörden nicht ein.

Fehlgärung durch Störung der Darmmotorik

Stellen Sie sich vor, Sie besichtigten eine Kläranlage und fragen den Anlagenwärter, warum in den Becken Rührwerke eingesetzt werden. Er wird Ihnen erklären, dass das notwendig ist, um die Reinigung des zu klärenden Wassers zu beschleunigen und die Welt der Mikroben, die zur Reinigung beitragen, im Gleichgewicht zu halten. Würden Sie dieses Rührwerk ausschalten, würde es alsbald zu einer Fehlgärung kommen.

Genau so funktioniert das auch in unserem Darm. Bakterien vergären unverdautes Material und gewinnen daraus Energie. Damit es zu keiner Fehlgärung kommt, muss der Speisebrei ständig durchmischt werden. Dies geschieht durch die verschiedenen Formen der Peristaltik. Ist aber die Peristaltik gestört, passiert das gleiche wie bei einem Stromausfall in der Kläranlage: Es kommt zur Fehlgärung. Das bedeutet aber Verdauungsbeschwerden, die in der Regel vom Arzt nicht erkannt werden. Damit lautet die Diagnose dann wieder einmal Reizdarmsyndrom.

Untersuchung ist schwierig

Es ist schwierig, die Darmmotorik zu untersuchen. Man kann mit Atemtests die sogenannte orozökale Transitzeit messen, das ist die Zeit, die ein Nahrungsmittel von der Aufnahme im Mund bis zum Übergang vom Dünndarm in den Dickdarm braucht. Das gibt schon einen guten Hinweis, wie lange die Nahrung im oberen Verdauungstrakt verweilt. Die gesamte Transitzeit lässt sich radiologisch mittels röntgendichter Marker messen. Motilitätsstörungen können auch mittels Druckmessungen in der Speiseröhre oder im After untersucht werden. Die Interpretation dieser Werte ist aber sehr uneinheitlich und führt nur selten zu einer zielführenden Therapie.

Behandlung

Da die Darmmotorik durch das Darmgehirn gesteuert wird, das aus den gleichen Nervenzellen besteht wie das »Kopfgehirn«, kann hier mit Psychopharmaka gut behandelt werden. Wenn ein Psychopharmakon antriebssteigernd wirkt, wie zum Beispiel die meisten Antidepressiva vom SSRI-Typ, bewirken sie dies ebenso im Darm, wirken also gut bei Verstopfung oder verlangsamter Transitzeit. Sind Psychopharmaka eher antriebshemmend, wie zum Beispiel Antihistaminika oder manche Neuroleptika, dann wirken sie auch auf den Darm beruhigend, also günstig bei Durchfall. Bei Inkontinenzproblemen, also wenn der Stuhl nicht mehr gehalten werden kann, ist Duloxetin oft hilfreich. Psychopharmaka können über Monate oder sogar Jahre angewendet werden, während das bei den meisten Mitteln, die für den Darm entwickelt wurden, nicht der Fall ist. Eine medikamentöse Therapie sollte aber immer erst dann erfolgen, wenn vorher die Ursache für die Motilitätsstörung abgeklärt wurde. Denn meistens möchte der Darm etwas loswerden oder etwas für sich behalten, wenn er mit Störungen der Motorik reagiert und der Grund dafür sollte vor Beginn einer Therapie ersichtlich sein.

Psychosomatische Erkrankungen

Bei Verdauungsbeschwerden, für die keine Erklärungen gefunden werden, wird oft von einer psychischen Ursache ausgegangen. Wie Psychiater helfen können.

Nachdem die meisten Ärzte nicht so gerne Patienten betreuen, bei denen sie nicht mehr weiterwissen, werden diese oft zu einer psychiatrischen Behandlung weiterüberwiesen. Dort wird dann die Diagnose »somatoforme Störung« gestellt, zumal der Psychiater davon ausgehen muss, dass alle notwendigen Untersuchungen bereits durchgeführt und eine organische Ursache der Beschwerden ausgeschlossen wurde.

Auch wenn das nicht der Fall war, ist es kein Schaden, bei einem Psychiater zu landen, denn ohne sich darüber bewusst zu sein, behandeln diese mit ihren Medikamenten sehr viele funktionelle Darmerkrankungen richtig. Der einzige Unterschied besteht darin, dass Psychiater meist mit wesentlich höheren Dosen arbeiten, als es bei funktionellen Darmerkrankungen notwendig wäre. Doch über Dosierungen kann man mit diesen (meistens) verhandeln. Es zahlt sich in der Regel nicht aus, mit dem Arzt zu streiten, welche Störung zuerst da war. Gehen die Beschwerden vom Gehirn (ZNS) oder vom Darm (ENS) aus? Stört das Gehirn die Darmfunktion oder stört der Darm die Gehirnfunktion? Egal, ob es sich um eine psychosomatische oder somatopsychische Krankheit handelt: Die Therapie ist die gleiche oder zumindest sehr ähnlich. Deshalb bleibt es ohne Konsequenzen, welche Sichtweise die richtige ist.

Einige Zustände, die häufig mit einem Reizdarm einhergehen, möchte ich hier noch näher ansprechen.

Das anticholinerge Syndrom

Das anticholinerge Syndrom kennen vor allem Intensivmediziner, die Patienten mit Atropinvergiftungen, dem Gift aus der Tollkirsche, behandeln. Die Betroffenen sind heiß, haben eine trockene Haut und einen rasenden Puls, deshalb gehört das anticholinerge Syndrom auch in das Gebiet der Notfallmedizin.

Notfallmediziner befassen sich aber wenig mit chronisch kranken Patienten, deshalb wird das chronische anticholinerge Syndrom kaum wahrgenommen. Es existiert auch keine entsprechende Diagnose, die offiziell anerkannt wäre. Deshalb möchte ich hier diese Diagnose künstlich schaffen und beschreiben:

Schon im Mittelalter tropften sich Italienerinnen das Gift der Tollkirsche in die Augen, weil die dadurch erweiterten Pupillen als Schönheitsmerkmal galten. Daher wird die Tollkirsche auch heute noch als »Atropa Belladonna« bezeichnet. Offenbar kam es bei den Männern gut an, wenn junge Damen leicht erröteten und große Pupillen hatten, beides Angstsignale. Männer konnten sich so relativ sicher sein, dass sich das weibliche Gegenüber durch ängstliches und unterwürfiges Verhalten auszeichnete und nicht allzu viele Schwierigkeiten machen würde. Auch heute noch werden junge Frauen mit diesen Merkmalen gerne als »süß« oder »herzig« bezeichnet.

Angst als Auslöser

Zur Beschreibung des anticholinergen Krankheitsbildes habe ich das wesentliche Stichwort bereits erwähnt: Angst. Angst ist aus medizinischer Sicht der Ausdruck einer Notfallreaktion. In den Lehrbüchern wird in diesem Zusammenhang meist nur von Kampf- oder Fluchtreaktion gesprochen (fight or flight), doch es gibt als weitere noch den Totstellreflex als wichtige Reaktion auf einen Notfall. Diese Reaktionsweise hat sich im Laufe der Evolution in aussichtslosen Situationen als lebensrettend bewährt. Viele haben bereits einmal einen Ohnmachtsanfall miterlebt, der ohne Folgen blieb und ganz harmlos war. Die bekannten Notfallreaktionen fight or flight müssen deshalb auf »fight, flight and freeze« erweitert werden. Alle drei Reaktionstypen lassen sich als akute Notfallreaktionen zusammenfassen.

Nachdem Notfallreaktionen nicht immer plötzlich auftreten, sondern sich auch ankündigen können, gibt es auch eine gewisse »Vorbereitungsreaktion« auf den akuten Notfall. In diesem Zustand erhöhter Aufmerksamkeit wird Energie für eine eventuell notwendige Flucht- oder Kampfreaktion bereitgestellt – etwa so, wie ein Formel-1-Fahrer in der Startposition schon Gas gibt, während er auf das Startzeichen wartet. Treten solche Vorbereitungsreaktionen aber immer wieder auf und werden chronisch, kann das krank machen.

Die Folgen dieser chronischen Notfallreaktion oder Vorbereitungsreaktion auf einen Notfall möchte ich als chronisches anticholinerges Syndrom bezeichnen. Dabei auftretende Symptome werden den meisten sehr bekannt vorkommen. Es müssen nicht immer alle Symptome gleichzeitig auftreten, um von einem anticholinergen Syndrom zu sprechen. Es ist aber sehr hilfreich, diesen Symptomkomplex zu kennen, weil er sehr vielen Krankheiten vorausgeht. Eine Liste der häufigsten anticholinergen Symptome ist im Kasten (Seite 116) zusammengefasst.

Einige Symptome möchte ich jedoch an dieser Stelle hervorheben, weil sie so häufig sind und trotzdem von Ärzten nicht immer als solche erkannt werden.

Haarausfall, für den keine Ursache gefunden werden kann. Die Sprache kennt Ausdrücke wie »Haare lassen müssen« oder vor Sorge

»über Nacht ergrauen«. Die Haare können zwar nicht über Nacht eine andere Farbe annehmen, doch durch das Erleben einer starken anticholinergen (Angst-)Reaktion kann man durchaus über Nacht Haare verlieren. Bei grau meliertem Haar führt das dazu, dass die grauen Haare stärker zur Geltung kommen und Betroffene tatsächlich aussehen, als sei ihr Haar stärker ergraut.

Verschwommenes Sehen, für das Augenärzte keine Ursache finden. Typischerweise ändert sich die Intensität des verschwommenen Sehens im Laufe des Tages. Verschwommenes Sehen ohne Brechungsfehler ist sehr oft Hinweis auf ein chronisch anticholinerges Syndrom.

Gastrointestinale Reaktionen wie trockener Mund, trockene Bauchspeicheldrüse, gestörter Gallenfluss und gestörte Darmmotorik. Dies führt immer zu Verdauungsstörungen und die Diagnose lautet dann meistens Reizdarmsyndrom.

Diese funktionellen Störungen lassen sich durch diagnostische Tests nicht nachweisen, weshalb sie oft der Aufmerksamkeit entgehen. Patienten mit anticholinerger Symptomatik haben erfahrungsgemäß schon eine lange Odyssee durch verschiedene Arztpraxen hinter sich und dementsprechend viele Medikamente verschrieben bekommen. Viele dieser Medikamente besitzen selbst stark anticholinerge Wirkungen, sodass es nicht ganz einfach ist, Beschwerden, die von den Medikamenten ausgehen, von den ursprünglichen Beschwerden zu unterscheiden. Eine Liste von Medikamenten mit anticholinerger Wirkung ist im Kasten (Seite 117) zusammengefasst.

Anticholinerge Nahrungsmittel

Um es noch ein wenig komplizierter zu machen, können auch bestimmte Nahrungsmittel eine anticholinerge Wirkung nach sich ziehen. Dazu kommen noch chronische Vergiftungen mit Drogen, psychedelischen Substanzen und manchen Doping-Mitteln. Alle diese Substanzen können auch zu Reizdarmsyndrom führen.

Insgesamt lässt sich zusammenfassen, dass jede Form von immer wiederkehrendem Stress zum Auftreten von anticholinergen Symptomen und damit auch Reizdarmsymptomatik führen kann. Das sollte den Betroffenen Anlass zur Überlegung geben, ob der gewählte Lebensstil wirklich der richtige für sie ist – der Beruf, die Menschen, die sie umgeben und die Einstellung zum Leben. Anticholinerge Symptome sind ein Warnsignal dafür, dass im Leben oder mit der Lebensweise etwas nicht stimmt. Wer gegen seine Natur lebt oder von Erfolg und Gier getrieben ist, dessen Darm kann auf Dauer nicht normal funktionieren. Eine gute Psychotherapie kann hier oft helfen. Nicht empfehlen kann ich persönlich aber eine psychoanalytische Therapie, da sich nach meiner Erfahrung die Beschwerden bei den Betroffenen dadurch verschlechtern, zumal Psychoanalyse durch dauernde Selbstbeobachtung zu noch mehr Stress führt. Nicht selten hilft aber schon die liebevolle Umarmung eines Menschen, um Dauerstressepisoden zu durchbrechen.

Schließlich ist es aber auch möglich, dass die Lebensumstände zwar in Ordnung sind, aber dennoch eine Reihe von anticholinergen Symptomen bestehen. In diesem Fall sollte in Betracht gezogen werden, dass auch psychische Erkrankungen Dauerstress für den Körper sind. Hier kann ein guter Psychiater (nicht Psychotherapeut) helfen, die Krankheit mit entsprechenden Medikamenten zu behandeln.

Posttraumatische Belastungsstörung (PTBS)

Bei Kongressen zum Thema Reizdarmsyndrom wird immer wieder eine Studie zitiert, die einen klaren Zusammenhang zwischen einem später entwickelten Reizdarmsyndrom und sexuellem Missbrauch in der Kindheit aufzeigt. Bisher konnte ich noch von keinem Vortragenden eine zufrieden-

Symptome, die bei anticholinergem Syndrom auftreten können

Gastrointestinale Symptome: Mundtrockenheit (gehemmte Speichelbildung), vermehrtes Aufstoßen, Sodbrennen, Refluxkrankheit, verminderte Darmtätigkeit, Magenentleerungsstörung, verlängerte Transitzeit, Verstopfung, Schluckstörungen, Globusgefühl (»Frosch im Hals«)
Atemwege: verminderte Schleimbildung in den Bronchien, trockener Reizhusten, Räusperzwang (trockene Laryngitis), trockene Nase (Diagnose Rhinitis sicca)
Harnblase: Miktionsstörungen, Harnverhaltung (»kann nicht Wasser lassen«), Blasenatonie (Blase entleert sich nicht vollständig, schwacher Harnstrahl)
Sexualität: verminderter Samenerguss beim Mann, trockene Schleimhäute bei der Frau (vaginale Trockenheit bei der Frau, Diagnose Lubrikationsstörung), trockene Schleimhäute beim Mann (trockene Eichel, Diagnose Balanitis)
Augen: erweiterte Pupillen (Mydriasis), verschwommenes Sehen (Diagnose »alles in Ordnung« oder Akkommodationsstörungen), erhöhter Augendruck (Engwinkelglaukom)
ZNS (=› zentrales anticholinerges Syndrom): Gedächtnislücken, Gedächtnisstörungen, Vergesslichkeit, Unruhe, Agitiertheit, ADHS, Tremor, Hyperthermie (Fieber, »Warm-Trocken-Typ«), Aggressivität (»Angstbeißer«), emotionale Instabilität, gesteigerte Erregbarkeit bzw. Reizbarkeit, Schwindel (idiopathischer Schwindel), Vigilanzstörungen (=› Aufmerksamkeitsdefizite, ADS, »schlechte« Schüler), Halluzinationen (illusionäre Verkennungen nehmen zu), Sprechstörungen (Koordinationsstörung von Zunge, Lippen und Larynx, vermehrte Zungenbisse), verspätetes Aufwachen nach einer Narkose
Schlafveränderungen: REM-Schlaf verkürzt, »fühlt sich am Morgen gerädert«, traumloser Schlaf, Atemlähmung (Schlafapnoe-Syndrom), Tagesmüdigkeit, Ausschlafstörungen (frühes Erwachen), senile Bettflucht
Herz-Kreislauf: schneller Puls (Tachykardie, Diagnose Sick-Sinus-Syndrom), Supraventrikuläre Extrasystolen (SVES), AV-Überleitungsstörungen (selten), hoher Blutdruck (Diagnose Stress-Hypertonie)
Haut: Verminderte Schweißproduktion (Diagnose Hypohidrose), heiße, gerötete und trockene Haut (durch verminderte Schweißproduktion, erhöhte Temperatur)

stellende Erklärung dafür bekommen. Meist heißt es, dies sei ein Hinweis für die psychosomatische Genese des Reizdarmsyndroms oder man wisse bisher noch nicht, wie dieser Zusammenhang zustande kommt.

Dabei wäre die Erklärung ganz einfach: Wie bereits erwähnt, hängen Resorptionsstörungen, Menstruationszyklus, Tryptophanstoffwechsel und Essen miteinander zusammen. Durch die Aufnahme von Kohlenhydraten, vor allem Süßigkeiten und anderen Nahrungsmitteln, die eine Insulinausschüttung bewirken, kommt es zur kurzfristigen Stimmungsaufhellung. Manche Menschen nutzen diese Wirkung wie ein rasch wirkendes Antidepressivum, um in Stresssituationen Erleichterung zu erfahren, man spricht auch gerne von Frustessern. Diese reagieren bei jedem Frustrationserlebnis mit Nahrungsaufnahme. Isst man aber etwas, solange die Stresssituation noch besteht, ist die Gefahr sehr groß, dass das Essen nicht verdaut, sondern vergoren wird. Viele Gärungsprodukte aber sind nerventoxisch und führen langfristig zu noch mehr Frust und Depression. Dieser Teufelskreis von Frustessen → Süßhunger → Bildung von nerventoxischen Substanzen → Fehlbesiedelung → Depression → noch mehr Süßhunger hat als Nebenprodukt ein klassisches Reizdarmsyndrom.

Auch Menschen, die psychische Traumata durchgemacht haben, erleben sehr oft wiederholte Flashbacks, auf die sie mit Frustessen reagieren. Es ist dann nur eine Frage der Zeit, bis ein Reizdarmsyndrom entsteht. Daher ist der Zusammenhang zwischen psychischer Belastung (z. B. sexuellem Missbrauch) und Reizdarmbeschwerden nicht ganz abwegig.

In diesem Fall sind Psychotherapien hilfreich, vor allem bei Therapeuten, die eine EMDR-Therapie (Eye Movement Desensitization and Reprocessing) anbieten. Auch eine Reihe von speziellen medikamentösen Therapien, die teilweise sogar als Infusionstherapie durchgeführt werden, können hier deutliche Hilfe leisten. Die psychische Verletzung sollte ausgeheilt werden, bevor eine Ernährungsumstellung begonnen wird.

Angststörung

Wer behauptet, keine Angst zu kennen, ist mit großer Wahrscheinlichkeit nicht ganz ehrlich. Angst ist eine normale Schutzreaktion auf Gefahren, die Mensch und Tier fest in sich verankert haben. Angst wird aber oft mit Feigheit gleichgesetzt, hat aber nichts damit zu tun. Es gibt viele Menschen mit

Medikamente mit anticholinergen Nebenwirkungen

Opiate (Schmerzmittel!)
Anticholinergika: Muskarinrezeptorblocker (Urologika), Spasmolytika (Butylscopolamin), Mittel gegen Schwindel und Reisekrankheit (Scopolamin), Atropin, Homatropin u. a.
Psychopharmaka: Antidepressiva, Neuroleptika, Beruhigungsmittel u. a.
Antihistaminika (Antiallergika)
Antiparkinsonmittel: Biperiden
Mydriatica (Mittel zur Pupillenerweiterung): Tropicamid, Homatropin, Cyclopentolat

Fallbericht

Beispiel einer Angststörung

» Ich hatte einmal einen Patienten in meiner Sprechstunde, der schon mit massiven Herzrhythmusstörungen und starken Schweißausbrüchen reagierte, nur weil jemand leise an die Tür klopfte. So eine Reaktion führt zu einer deutlichen Einschränkung der Lebensqualität und ist nicht mehr als normal anzusehen. «

Angststörungen, die sich in ihrem Leben schon oft durch äußerste Tapferkeit auszeichneten. Solange Angst als adäquate Reaktion auf Gefahrenreize auftritt, ist sie auch als normal anzusehen. Erst wenn Angstreaktionen oder Panikattacken bei Minimalreizen oder sogar grundlos auftreten, nimmt die Angstreaktion Krankheitscharakter an. Etwa ein Drittel der Bevölkerung erlebt einmal im Leben solche Episoden von Angststörungen, es gibt also sehr viele Menschen, die davon betroffen sind.

Patienten mit einer Angststörung haben durch die ständige Angst vor der nächsten Panikattacke sehr oft einen erhöhten Basisstresslevel. Dieser Dauerstress lässt sie nicht zur Ruhe kommen und Entspannungsphasen, die für eine normale Verdauung notwendig sind, werden immer seltener. Damit entsteht über kurz oder lang ein Reizdarmsyndrom.

Angststörungen sind relativ leicht und gut zu behandeln, Betroffene müssen sich dazu aber in die Behandlung eines Psychiaters begeben. Die Behandlung besteht in einer Basistherapie, um den Dauerstresslevel und die Anfallshäufigkeit zu senken (meist handelt es sich dabei um ein Antidepressivum) sowie in einer »Stand by«-Therapie mit einem Medikament, mit dem eine Angstattacke so gut wie immer durchbrochen werden kann. Oft wirkt schon das Mitführen dieses Medikamentes und die Gewissheit, jederzeit eine Attacke unterbrechen zu können, so gut, dass dessen Einnahme gar nicht mehr notwendig wird. Bei länger dauernder Angststörung oder häufigen Episoden sollte zusätzlich zur medikamentösen Therapie auch eine Psychotherapie (Verhaltenstherapie) durchgeführt werden.

Depressionen

Depressionen manifestieren sich sehr vielfältig. Den meisten Formen gemeinsam ist der Dauerstress, unter dem die Betroffenen stehen. Damit besteht 24 Stunden am Tag, auch während des Schlafs, eine anticholinerge Symptomatik. Die Verdauung funktioniert nicht mehr, wobei die Verdauungsbeschwerden alle verschiedenen Formen des Reizdarmsyndroms annehmen können. Durchfall, Verstopfung und Schmerzen im Wechsel oder gleichzeitig, alles ist möglich.

In eigenen Studien konnte ich bei Personen mit Fruktose- und Laktoseintoleranz eine deutliche Besserung der depressiven Beschwerden erreichen, wenn diese eine entsprechende Diät einhielten. Oft sind die Patienten jedoch zur Einhaltung einer solchen Diät nicht in der Lage, weil ihnen die kurzfristige vorübergehende Stimmungsaufhellung nach der Nahrungsaufnahme, insbesondere aber der Aufnahme von Zucker, fehlt. Hier ist eine Therapie mit Antidepressiva sinnvoll, bei der die Medikation eventuell je nach ihren vorwiegenden Eigenschaften (antriebssteigernd, antriebshemmend, stimmungsaufhellend) im Verlauf angepasst werden muss. Besonderes Augenmerk sollte auf die mögliche Gewichtszunahme durch manche Psychopharmaka gelegt werden. Eine gute medikamentöse Einstellung ist oft Voraussetzung dafür, dass die Reizdarmsymptomatik mit Diäten überhaupt erst behandelbar wird. Sind die anticholinergen Symptome sehr stark ausgeprägt, kann eine zusätzliche Therapie mit Pankreasenzymen zu den Mahlzeiten notwendig sein. Die diätetischen Maßnahmen sollten sich auf die Behandlung eines gleichzeitig vorhandenen Kohlenhydratmalabsorptionssyndroms konzentrieren. Ist keine Kohlenhydratmalabsorption nachweisbar, kann eine FODMAP-Diät (Seite 188) hilfreich sein. Verhaltenstherapie ist vor allem dann angezeigt, wenn Frustessen, nächtliches Essen und/oder Essattacken bestehen.

Medikamentös-toxisch bedingte Ursachen für Reizdarmsyndrom

Viele Medikamente und Nahrungsergänzungsmittel können die Darmfunktion stören. Bei Reizdarmsyndrom muss geprüft werden, ob diese Nebenwirkungen die Ursache dieser Reizdarmbeschwerden sein können.

Es gibt immer weniger Menschen, die nicht irgendwelche Medikamente zu sich nehmen. Seien es Medikamente, die von einem Arzt verschrieben wurden, rezeptfreie Präparate oder »nur« Nahrungsergänzungsmittel. Mir ist wichtig hervorzuheben, dass es sich bei Nahrungsergänzungsmitteln auch um Medikamente handelt, da sie Substanzen in konzentrierter Form beinhalten. Der einzige Unterschied besteht darin, dass Nahrungsergänzungsmittel von den meisten Menschen meist unkritisch bewertet werden. Gerade dadurch werden Nahrungsergänzungsmittel aber besonders gefährlich.

So wird der Tatsache viel zu wenig Beachtung geschenkt, dass chronisch eingenommene Medikamente und Nahrungsergänzungsmittel zu Störungen der Darmfunktion führen können. Ausgerechnet gesundheitsbewusste Menschen sind besonders gefährdet, sich selbst zu schädigen. In der Meinung, ihrem Körper etwas Gutes zu tun, erreichen sie oft das Gegenteil. Ich

Zitrusfrüchte und Medikamenteneinnahme

Zitrusfrüchte wie manche Orangen, Grapefruits, Pomelos u. ä. hemmen das Entgiftungsenzym Zytochromoxidase P450 – 3A4 oder kurz 3A4. Wird in zeitlicher Nähe ein Medikament eingenommen, das ebenfalls über dieses Enzym abgebaut werden soll, kann dessen Abbau nicht mehr erfolgen und es kommt zu Vergiftungserscheinungen. Der Medikamentenspiegel ist um ein Vielfaches höher als ohne die Zitrusfrüchte, mit beiden zusammen ist das Entgiftungssystem überlastet. Medikamente, Nahrungsmittel und vor allem Nahrungsergänzungsmittel zeigen Wechselwirkungen, die gefährliche Ausmaße annehmen können.

habe Patienten erlebt, die über 400 Euro pro Monat für Nahrungsergänzungsmittel ausgaben. Andere kamen mit einer ganzen Einkaufstasche voller Medikamente oder Nahrungsergänzungsmittel in meine Arztpraxis. Nicht wenige Patienten konnten von ihren Reizdarmbeschwerden allein dadurch geheilt werden, dass sie alle Nahrungsergänzungsmittel und nicht notwendigen Medikamente absetzten.

Überforderung des Entgiftungssystems

Es wird gerne übersehen, dass vor allem pflanzliche Nahrungsmittel von Natur aus auch giftige Substanzen beinhalten, womit sich die Pflanzen vor ihren Fressfeinden schützen, zu denen auch der Mensch gehört. (siehe auch Kapitel »Falsche Schlussfolgerungen, fatale Folgen« Seite 36). Mit unserem im Laufe der Evolution entwickelten ausgeklügelten Entgiftungssystem können wir dennoch Gemüse, Obst und Getreide essen, ohne krank zu werden. Kinder, deren Entgiftungssystem noch nicht so gut ausgebildet ist, wehren sich oft gegen vermeintlich gesundes Gemüse wie z.B. Spinat, weil sie die darin enthaltenen Gifte noch nicht so gut abbauen können. Das Gleiche gilt für Schwangere, die manchmal nicht einmal den Geruch von Gemüsesuppe aushalten und starke Übelkeit entwickeln. Hier ist zwar nicht das Entgiftungssystem der Mutter unausgereift, aber das des Embryos. Die Plazenta bildet deshalb Substanzen, die die Mutter daran hindern, für das Embryo giftige Nahrung zu sich zu nehmen. So kommt die Schwangerschaftsübelkeit zustande.

Bei Erwachsenen kommt es im Normalfall nicht zu Problemen mit der Entgiftungsleistung in Darm und Leber. Die zunehmenden Umweltbelastungen führen jedoch dazu, dass das Entgiftungssystem immer öfter doch an seine Grenzen stößt. Zur größten Belastung für das Entgiftungssystem kommt es aber durch die Einnahme von vermeintlich gesunden Nahrungsergänzungsmitteln. Hier werden Nahrungsinhaltsstoffe in konzentrierter Form zugeführt, sodass die Entgiftungsmechanismen sehr oft überfordert werden. Kommen dann noch Gifte aus der Nahrung dazu, kann das Entgiftungssystem in Darm und Leber überlastet werden.

Sehr viele Entgiftungsenzyme sind für die Entgiftung verschiedener Nahrungsmittelinhaltsstoffe und Bakterientoxine zuständig, die im Rahmen der Verdauung entstehen. Schließlich muss *jedes* Nahrungsmittel und Nahrungsergänzungsmittel abgebaut und entgiftet werden. Dazu kommen noch Umweltschadstoffe, die darmschädigende Wirkungen haben und denen wir uns nicht entziehen können. Auch Medikamente, die aus dem einen oder anderen Grund eingenommen werden müssen, belasten dieses System.

Zu den Wechselwirkungen von Arzneimitteln untereinander gibt es zwar Untersuchungen, dagegen aber kaum Studien über Interaktionen von Nahrungsergänzungsmitteln, Medikamenten und Nahrungsmitteln untereinander. Die Wahrscheinlichkeit einer chronischen Vergiftung wird durch die regelmäßige Einnahme von Nahrungsergänzungsmitteln enorm erhöht.

Typischerweise entwickeln Menschen, deren Entgiftungssysteme überfordert sind, eine Geruchsempfindlichkeit. Ist diese sehr ausgeprägt, wird manchmal auch die Diagnose Multiple chemical sensitivity syndrome

(MCS) gestellt. Darüber hinaus ähneln die Vergiftungssymptome oft den Beschwerden bei Reizdarmsyndrom. Deshalb sollten nie Nahrungsergänzungsmittel eingenommen werden, die nicht ärztlich verschrieben wurden. Fragen Sie lieber den Apotheker zu Interaktionen mit Arzneimitteln, die sie einnehmen müssen, denn Ärzte haben meist nicht die dazu notwendigen Computerprogramme. Stellt sich dann heraus, dass Interaktionen existieren, dann bitten Sie Ihren Arzt, ob das eine oder andere Medikament ausgetauscht werden kann. Das wichtigste ist aber: Finger weg von allen Naturheilmitteln, Nahrungsergänzungsmitteln, Wundermitteln oder Superfoods, die Hilfe bei Reizdarm versprechen. Langfristig machen sie meist alles nur schlechter und nicht besser. Stichwort Superfood: Je reichhaltiger ein Nahrungsmittel ist, desto belastender ist es für den Darm. Wenn es also heißt, etwas sei reich an Vitamin C oder reich an gesunden Antioxidanzien, dann übersetzen Sie diese Aussagen für sich selbst mit »ist belastend für den Darm«. Je konzentrierter ein angebotenes Nahrungsmittel ist, desto größer ist die Wahrscheinlichkeit, dass der Darm diese Substanz nicht mehr bewältigen kann. Das ist auch der Grund, warum Smoothies sehr oft zu Beschwerden führen und im Grunde nicht so gesund sind.

Es ist leider unmöglich, alle darmschädigenden Medikamente, Nahrungsergänzungsmittel und Umwelttoxine aufzuzählen, doch einige Substanzen, die oft zu Reizdarmbeschwerden führen, möchte ich im Folgenden einzeln erwähnen.

Schmerzmittel

Schmerzmittel sind besonders trickreich, denn gerade bei Bauchschmerzen oder anderen Schmerzen ist die Gefahr groß, vom Arzt oder Apotheker Schmerzmittel empfohlen zu bekommen. Die meisten davon schädigen aber den Darm oder haben zumindest Einfluss auf die Darmmotorik und damit auf die Verdauung. Die kurzzeitige Einnahme von Schmerzmitteln spielt keine Rolle, aber um Störungen der Verdauung zu verursachen reicht es schon aus, wenn diese Substanzen länger als eine Woche eingenommen werden.

ASS (Aspirin®) und dessen Abkömmlinge

ASS (Aspirin®) ist schon seit sehr langer Zeit, und zwar rezeptfrei, erhältlich. Es genießt sowohl unter Ärzten als auch unter Laien den Ruf, ein harmloses Medikament zu sein. Abgesehen davon, dass ASS bei Kindern in seltenen Fällen sogar zum Tod führen kann, macht es auch in niedrigen Dosen auf Dauer jeden Darm kaputt. Das gilt nicht nur für die Ursubstanz mit der Bezeichnung Acetylsalicylsäure, sondern für alle daraus abgeleiteten Medikamente – und das sind sehr viele. Weil sie früher gerne bei rheumatischen Erkrankungen verschrieben wurden, werden sie in ihrer Gesamtheit auch als »nicht steroidale Antirheumatika« oder kurz NSAR bezeichnet. Dazu gehören Substanzen wie Diclofenac, Ibuprofen und zahlreiche andere Medikamente (siehe Kasten Seite 124), die aber nicht nur bei Rheuma, sondern auch bei allen anderen Arten von Schmerzen verschrieben werden. Kopfschmerzen und Regelschmerzen sind häufige Anwendungsgebiete. Leider werden sie auch bei Bauchschmerzen eingenommen. Durch die langfristigere Einnahme kommt es aber unweigerlich zu Reizdarmbeschwerden.

NSAR-Gabe bei unerkannter Laktoseintoleranz

Vor allem Frauen, die aus südlichen Ländern des Mittelmeerraums zu uns kommen, sind von der unsinnigen Verschreibung von NSAR betroffen. Die meisten von ihnen leiden unter einer Laktoseintoleranz, die in ihrem Herkunftsland keine Rolle gespielt hat, ernähren sich doch die Menschen im Mittelmeerraum weitgehend laktosefrei. Hier aber leiden sie dann unter Bauchschmerzen und Gliederschmerzen, wenn sie ihre Ernährung an die ortsübliche, sehr viel laktosereichere Kost anpassen. Aus meiner Erfahrung kommen auch Kreuzschmerzen und Gelenkschmerzen bei Laktoseintoleranz gehäuft vor, auch wenn das von vielen Ärzten nicht so gesehen wird. Diese Patientinnen haben dann gute Chancen, mit einem NSAR-Medikament behandelt zu werden. Kurzfristig wird es ihnen damit auch bessergehen zumindest die Kreuzschmerzen werden sich bessern. Deshalb lassen sich diese Patientinnen immer wieder diese Medikamente verschreiben. Auf Dauer leidet aber der Darm: Die Verdauungsbeschwerden nehmen zu, ebenso die Rückenschmerzen und statt das Medikament abzusetzen, wird die Dosis erhöht. Nachdem irgendwann die Verdauungsbeschwerden im Vordergrund stehen und keine Ursache dafür gefunden wird, erfolgt früher oder später die Diagnose Reizdarmsyndrom und es heißt, die Patientin muss damit leben lernen.

Schädigende Wirkung auf den Magen ist bekannt

NSAR werden auch als COX-Hemmer bezeichnet, weil sie das Enzym Cyclooxigenase (COX) hemmen. Schon seit Jahrzehnten ist bekannt, dass NSAR bzw. COX-Hemmer zu Magenbeschwerden und Magengeschwüren führen können, da die im Magen vorkommende Cyclooxigenase, die dafür verantwortlich ist, dass ein schützender Magenschleim gebildet wird, gehemmt wird. So kommt es zu einer Störung dieser Schleimschicht im Magen, wodurch die Magensäure die Magenwand andauen kann. Es entsteht ein Magengeschwür. Als entdeckt wurde, dass sich die COX im Magen und die für Schmerzbildung verantwortlichen COX unterscheiden, hat man sogenannte COX-2-Hemmer entwickelt, die die Magen-COX (oder COX-1) in Ruhe lassen. Der magenschonende Effekt blieb jedoch aus, woraufhin man begann, COX-Hemmer mit Magensäureblockern zu kombinieren. Die Folge ist, dass diese Medikamentenkombination zwar etwas länger ohne Nebenwirkungen eingenommen werden kann, aber sich langfristig zur Schädigung der Darmschleimhaut noch eine Fehlbesiedelung im Darm und andere Folgeerkrankungen hinzugesellen, die durch diese Säureblocker entstehen können.

Fazit: Wer an einem Reizdarmsyndrom leidet, sollte langfristig alle NSAR absetzen. Die darmschädigende Wirkung tritt jedenfalls so konstant auf, dass schon eine eigene Diagnose geschaffen wurde, die »NSAR-Enteropathie«.

Opiate

Eine weitere häufig verschriebene Substanzgruppe bei Schmerzen sind Opiate. Meist werden diese Medikamente aber nicht bei leichteren, sondern nur bei starken Schmerzen verschrieben, sodass diese auch nicht

Nicht steroidale Antirheumatika (NSAR, Auswahl)

Acetylsalicylsäure	Naproxen
Carbasalat	Piroxicam
Diclofenac	Meloxicam
Indometacin	Lornoxicam
Acemetacin	Tenoxicam
Mefenaminsäure	Sulindac
Ibuprofen	Celecoxib
Dexibuprofen	Etoricoxib

einfach abgesetzt werden können. Man sollte aber wissen, dass Opiate im Darm deutliche Wirkungen entfalten: Sie lähmen die Darmmotorik. Wer weiß, wie wichtig die Darmmotorik ist, kann sich leicht vorstellen, dass die Entstehung eines obstipationsdominanten Reizdarmsyndroms fast zwingende Folge ist. Abhilfe kann durch die Kombination mit (partiellen) Opiatantagonisten (Opiatgegenspielern) geschaffen werden oder mit Peristaltik fördernden Medikamenten. Das ist vertretbar, da Opiate fast nie eingesetzt werden, wenn sie nicht unbedingt notwendig sind.

Eine zweite, häufiger übersehene Wirkung fast aller Opiate besteht darin, an Mastzellen anzudocken und dann zur Freisetzung von biogenen Aminen zu führen (z. B. Histaminfreisetzung Seite 79). Das kann manchmal zu unangenehmen Nebenwirkungen führen, da biogenen Amine starke Wirkungen auf den Darm ausüben können. So kann es vorkommen, dass Durchfall und Verstopfung gleichzeitig vorkommen. In diesem Fall können Mastzelldegranulationsblocker oder Antihistaminika Abhilfe schaffen, wenn sie gleichzeitig gegeben werden.

Spasmolytika

Eine weitere regelmäßig bei Bauchschmerzen verschriebene Medikamentengruppe sind Spasmolytika. Sie sind relativ harmlos und meist weniger wirkungsvoll, schädigen aber zumindest nicht die Darmschleimhaut. Werden sie jedoch zu oft eingenommen, stören auch sie die Darmmotorik mit allen ihren Folgen. Das einfachste und billigste Spasmolytikum ist Wärme. Eine Wärmflasche auf den Bauch wirkt oft besser und schneller als entsprechende Medikamente (siehe auch Kasten Seite 93).

Wichtig zu wissen ist, dass Schmerzen immer ein Warnsignal des Körpers sind und deshalb immer abgeklärt werden sollten. Vor allem die Diagnose schmerzdominantes Reizdarmsyndrom sollte immer gründlich abgeklärt werden.

Schleimhauttoxische Medikamente

Viele Jugendliche entwickeln in der Pubertät Akne. Da die unreine Haut für die Betroffenen meist sehr belastend ist, gehen sie zum Hautarzt, wo sie immer häufiger sogenannte

Retinoide verschrieben bekommen. Das sind von Vitamin A abgeleitete Substanzen, die wirklich gut gegen die Akne wirken. Leider gibt es aber dabei ein Problem, das weder Hautärzten noch Gastroenterologen bewusst sein dürfte: Sie schädigen nach meiner Erfahrung die Darmschleimhaut. Zwar wissen alle Dermatologen, dass von diesem Medikament die Lippen spröde werden und sich entzünden (sogenannte Cheilitis) können. Deshalb werden auch meistens gleichzeitig Lippenpomaden verschrieben, damit die Entzündung weniger stark ausgeprägt ist. Wenige bedenken aber, dass diese Entzündung auch im gesamten Verdauungstrakt stattfinden kann.

Fallbericht

Sekundäre Laktoseintoleranz durch Aknemittel?

» *Eine etwa 20-jährige junge Frau kam wegen Bauchschmerzen in meine Praxis. Sie hatte mehrere Jahre wegen ihrer Akne eine Therapie mit Cisretinsäure durchgeführt, die auch wahre Wunder wirkte. Nach langer Abklärung fand ich heraus, dass sie eine sekundäre Laktoseintoleranz hatte, also genetisch zur Laktoseaufspaltung in der Lage war. Meistens kommt diese durch eine Fehlbesiedelung im oberen Dünndarm zustande, die in ihrem Fall aber nicht vorlag. Auch bei der Duodenoskopie ließ sich selbst durch histologische Untersuchungen keine Ursache finden. Wie aus einem älteren Laktosetoleranztest hervorging, hatte sie interessanterweise die sekundäre Laktoseintoleranz vor der Therapie mit Cisretinsäure nicht.* «

Im Laufe meines Berufslebens habe ich relativ viele Patienten erlebt, die seit einer Cisretinsäure-Therapie ein Reizdarmsyndrom zeigten, sodass ich hier einen Zusammenhang zwischen Reizdarmsyndrom und diesen Medikamenten vermute, auch wenn dieser offiziell nicht anerkannt ist. Diese Art von Reizdarmsyndrom ist jedenfalls später kaum mehr behandelbar. Hier wären weitere Studien dringend notwendig, um Dermatologen Entscheidungskriterien an die Hand zu geben, wann eine Therapie mit Cisretinsäure gerechtfertigt ist und wann nicht. Bis dahin sollte eine solche Therapie nicht mehr leichtfertig verschrieben werden, auch wenn sie aus dermatologischer Sicht sehr gut wirkt.

Psychopharmaka

Psychopharmaka sind ein Segen in der Behandlung des Reizdarmsyndroms, aber fast alle können durch ihre anticholinerge Wirkung auch ein Reizdarmsyndrom auslösen (siehe Kasten Seite 117). Es ist ein großes Problem bei dieser Medikamentengruppe, da sie genau die Symptome selbst auslösen können, zu deren Bekämpfung sie eingesetzt werden. Zwar sind die anticholinergen Nebenwirkungen bei moderneren Psychopharmaka nicht mehr so ausgeprägt, aber noch immer vorhanden. Es bedarf daher einer großen Erfahrung im Umgang mit diesen Medikamenten. Die Entscheidung, wann die Therapie fortgeführt und wann sie abgesetzt werden sollte, ist nicht immer ganz leicht. Als Daumenregel lässt sich sagen: Wenn die anticholinergen Nebenwirkungen (Mundtrockenheit, Verdauungsbeschwerden etc.) nach 3 bis 4 Wochen nicht vergangen sind, sollte das Medikament besser gewechselt werden. Bis dahin zahlt es sich meistens aus, noch etwas abzuwarten, da viele dieser Nebenwirkungen mit der Zeit vergehen. Vor allem die alten Antidepressiva, allen voran das Medikament Amitriptylin, das noch von vielen Gastroenterologen zur Behandlung des Reizdarmsyndroms verschrieben wird, haben ausgeprägte anticholinerge Nebenwirkungen. Wer aber damit schon seit vielen Jahren behandelt wird und gut damit zurechtkommt, sollte bei dieser Therapie bleiben, Neueinstellungen sollten jedoch eher vermieden werden. Nur ganz wenige Indikationen rechtfertigen es, es beim Reizdarmsyndrom noch anzuwenden.

Antibiotika

Kaum eine Medikamentengruppe führt so konstant zu Nebenwirkungen im Darm wie Antibiotika und kaum eine Medikamentengruppe ist deshalb so umstritten.

Antibiotika töten nicht nur unerwünschte Bakterien ab, sondern auch Darmbakterien, die eigentlich nicht vernichtet werden sollen. Doch das ist kein Grund, deshalb im Anschluss an jede antibiotische Therapie eine Therapie mit »guten« Keimen (Probiotika) anzuschließen. Wie bereits erwähnt, erholt sich das Mikrobiom in der Regel innerhalb weniger Wochen von selbst. Eine Therapie mit Probiotika bringt langfristig eher Nachteile als Vorteile. Dennoch kommen Fälle vor, in denen auch Monate nach einer antibiotischen Therapie die Darmbeschwerden bestehen bleiben. Diese Post-Antibiotika-Reizdarmsyndrome sind dann – so eigenartig es klingt – wiederum mit Antibiotika zu behandeln, und zwar mit einem Antibiotikum, dass vor allem gegen anaerobe Bakterien gerichtet ist (z. B. Metronidazol). Damit kann in sehr vielen Fällen das ursprüngliche Gleichgewicht wiederhergestellt werden. Manchmal ist es notwendig, noch eine antimykotische Therapie anzuschließen, wenn es zu einer Überwucherung mit Pilzen gekommen ist.

Antibiotikaresistenzen

Allgemein bekannt ist die These, dass durch den zu häufigen medizinischen Einsatz von Antibiotika Antibiotikaresistenzen entstehen. Das ist auch richtig, doch um ein Vielfaches höher als in der Humanmedizin ist der Einsatz in der Landwirtschaft. Antibiotikaresistente Keime (z. B. MRSA-Keime) finden sich bei 1,5 Prozent der Intensivschwestern und - pfleger. Dagegen sind diese Keime bei 15 Prozent der Schweinezüchter und bei über 70 Prozent der Schweine aus Zuchtbetrieben zu finden! Diese Zahlen zeigen schon, wo die Resistenzen entstehen. Deshalb sollte nicht der Schluss gezogen werden, bei Krankheit tapfer sein zu müssen und keine Antibiotika einzunehmen. Um etwas gegen Resistenzentwicklungen zu unternehmen, muss vor allem in der Landwirtschaft angesetzt werden.

Medikamente gegen Verstopfung

Gegen Verstopfung gibt es mehrere Medikamentengruppen. Dazu gehören sogenannte Quellmittel, die Motilität fördernde Mittel und die »Abführmittel im engeren Sinn«.

Quellmittel

Zu ihnen zählen Ballaststoffe wie Leinsamen, Flohsamenschalen, Weizenkleie, Agar Agar, Guar, Tragant u. v. a. sowie künstliche Quellmittel aus PEG (Polyethylenglykol). Der Wirkmechanismus von Quellmitteln beruht darauf, Flüssigkeit im Darm festzuhalten und dadurch das Volumen des Darminhaltes zu vermehren. Durch das erhöhte Stuhlvolumen kommt es dann reflektorisch zur Aktivierung von Darmbewegungen (Peristaltik).

Um das Stuhlvolumen auch sicher zu erhöhen, wird im Allgemeinen geraten, zu den Quellmitteln viel zu trinken. Nachdem täglich fast 10 Liter Flüssigkeit von den Blutgefäßen in den Darm und wieder zurück gepumpt werden, ist dieser Ratschlag nicht wirklich sinnvoll, denn bei diesen Flüssigkeitsmengen ist es ziemlich egal, ob noch ein halber Liter Flüssigkeit von außen zugeführt wird oder nicht. Abgesehen davon wird die getrunkene Flüssigkeit schon im oberen Dünndarm resorbiert und steht den Quellmitteln im Dickdarm gar nicht mehr zur Verfügung.

Das Problem mit Quellmitteln besteht vor allem darin, von Darmbakterien vergoren zu werden, wodurch große Mengen an Gasen entstehen, die zu erheblichen Blähungen führen können. Bei langfristiger Anwendung führt das dazu, dass sich der Dickdarm insgesamt aufbläht und ausdehnt. Dadurch nimmt die Wandspannung im Laufe der Jahre immer weiter ab und damit auch die Fähigkeit, den Darminhalt weiterzubefördern, was wiederum zu einer Zunahme der Verstopfung führt. Bereits jeder zweite Mensch über 65 Jahre bekommt die Diagnose Colon elongatum, also verlängerter Dickdarm, was ein Hinweis darauf ist, dass Gasbildung im Darm ein echtes Problem darstellt. Kurzfristig kann die Einnahme von Quellmitteln aber hilfreich in der Behandlung der Verstopfung sein, langfristig aber zu einer Zunahme der Verstopfung, zu Fehlbesiedelungen und durch vermehrte Gasbildung auch zu schmerzdominantem Reizdarmsyndrom führen.

Von allen Quellmitteln sind aus meiner Erfahrung PEG-Präparate und Flohsamenschalen noch am besten verträglich. Leinsamen sollte auf keinen Fall in geschroteter Form verwendet werden, weil dadurch giftige Glykoside vermehrt freigesetzt werden können. Bei langfristiger Anwendung kann es zu einer chronischen Blausäurevergiftung kommen. Sehr unangenehme Polyneuropathien im Alter können dann die Folge sein, die fast nie auf die Einnahme von Leinsamen zurückgeführt werden.

Osmotische Laxanzien

Dazu zählen Salze, die nicht aus dem Darm aufgenommen werden können. Auf diese Weise wird Wasser in den Darm hineingezogen und der Stuhl weicher gemacht. Bekannte Substanzen sind Bittersalz (Magnesiumsulfat), Glaubersalz (Natriumsulfat) und diverse Salzmischungen. Nachteil dieser salinischen Abführmittel ist, dass sie zu starken Elektrolytverschiebungen bzw. Elektrolytverlusten führen können.

Fallbericht

Bittersalz führt zu Kaliummangel

» *Als ich noch Dienst in der Notfallambulanz machte, wurde eine etwa 50-jährige Patientin eingeliefert. Sie hatte in einer nahegelegenen Kuranstalt eine F.X. Mayr-Kur gemacht, dabei Bittersalz zu sich genommen und war bewusstlos zusammengebrochen. Bei der Aufnahme in der Notfallambulanz hatte sie einen massiven Kaliummangel und schwere Herzrhythmusstörungen mit immer wiederkehrenden Phasen einer Kammertachykardie. Allein dieser Fall zeigt, wie gefährlich salinische Abführmittel sein können. Therapien mit salinischen Abführmitteln sollten deshalb eher vermieden werden.* «

Zuckeralkohole wie Sorbitol und Mannitol oder synthetische Zucker wie Lactulose oder Lactitol haben ebenfalls eine osmotische Wirkung und werden gerne als Abführmittel bei Verstopfung verschrieben. Wie im Kapitel »Sorbitintoleranz und Fruktosemalabsorption« (Seite 37) beschrieben, sind es gerade diese Substanzen, die ziemliche Beschwerden im Sinne eines Reizdarms auslösen können. Die längerfristige Anwendung kann daher auch nicht empfohlen werden.

Gleitmittel

Dazu zählt Paraffinöl (Paraffinum liquidum). Dieses Öl wurde früher Kindern oder sogar Säuglingen mit Verstopfungsproblemen verschrieben. Die Mittel gehören zu den Mineralölen und stehen im Verdacht, krebsauslösend zu sein. Sie sollten deshalb auch nicht verwendet werden.

Stimulierende Laxanzien

Sie sind »Abführmittel im engeren Sinn« und zählen zu den beliebtesten Abführmitteln. Nicht zuletzt deshalb, weil sie auch ohne Rezept direkt in der Apotheke gekauft werden können. Dabei ist es gerade diese Medikamentengruppe, die besonders gefährlich ist. Diese Laxanzien setzen eine künstliche Entzündung in Gang, indem sie die Schleimhaut reizen und dadurch eine aktive Sekretion von Wasser und Elektrolyten in den Darm bewirken. Dadurch wird der Stuhl voluminöser und weicher, gleichzeitig wird die Darmmotilität angeregt. Wirksam, aber auch gefährlich! Denn auf Dauer gehen dem Körper gerade die Elektrolyte verloren (Kalium, Magnesium) die die Darmwand braucht, um eine ausreichende Peristaltik aufrechtzuerhalten. Der kurzfristige Erfolg wird mit einer langfristigen Zunahme der Beschwerden erkauft.

Die Betroffenen sind langfristig auf die weitere Einnahme dieser Medikamente angewiesen, manchmal brauchen sie immer höhere Dosen. Laxanzienabusus oder Abhängigkeit von diesen Medikamenten sind dann die Folge. Davon wegzukommen ist sehr schwierig. Das Fatale an diesen Medikamenten ist, dass sie von Fernsehwerbung und Apothekern als vollkommen harmlos dargestellt werden, weil sie aus natürlichen, meist pflanzlichen Materialien bestehen: Senna, Faulbaum, Aloe, Kreuzdorn u.a., sowie das relativ giftige Rizinusöl gehören dazu. Die synthetischen Folgepräparate wie Bisacodyl, Natriumpicosulfat und Kombinationspräparate sind im Grunde auch nicht besser. Sie haben zwar an Wirkung zugenommen, aber auch an Nebenwirkungen.

Prokinetika

Sie bilden eine weitere Gruppe von Abführmitteln, die meistens auf Serotoninrezeptoren im Darm wirken. Dadurch führen sie zu einer Zunahme der Darmmotorik, ohne dabei den Elektrolythaushalt wesentlich zu beeinflussen. Sie sind sehr wirksam, aber auch entsprechend teuer, weshalb sie von den Krankenkassen meist nicht bezahlt werden. Prucaloprid, Metoclopramid und Cisaprid sind solche Substanzen. Früher kam noch die sehr wirksame Substanz Tegaserod dazu, die aber wegen schwerer Nebenwirkungen in den meisten Ländern wieder vom Markt genommen wurde.

Daran lässt sich sehen, dass auch von dieser Medikamentengruppe eine gewisse Gefahr ausgeht, sodass sie keinesfalls ohne ärztliche Kontrolle eingenommen werden sollten. Ich selbst habe deshalb immer sehr gerne Antidepressiva vom SSRI-Typ verschrieben, weil diese Substanzen schon mehrere Jahrzehnte auf dem Markt und ihre Nebenwirkungen deshalb gut erforscht sind. Sie greifen in den Serotoninstoffwechsel ein und führen nicht nur zur Antriebssteigerung im Gehirn, sondern auch zu gesteigerter Peristaltik im Darm. Schon in sehr niedrigen Dosen entfalten sie eine gute Wirkung im Darm. Diese Wirkung setzt jedoch nicht sofort ein, sondern erst nach einigen Tagen. Ihr Nebenwirkungsprofil ist aus meiner Sicht jedenfalls wesentlich besser als das vieler zugelassener Abführmittel. Antidepressiva vom SSRI-Typ sind für diese Indikation nicht zugelassen und dürfen deshalb nur »off Label« verschrieben werden.

Weitere Präparate

Weitere Präparate zur Behandlung von Verstopfung sind in Entwicklung oder noch nicht lange auf dem Markt. Dazu gehören Medikamente, die auf die Opiatrezeptoren im Darm wirken oder verschiedene Ionenpumpen im Darm hemmen bzw. stimulieren. Im Laufe meines Berufslebens habe ich schon vielfach erlebt, wie neue Medikamente zunächst als Wundermittel angeboten und einige Jahre später wieder still und heimlich eingezogen wurden. Als Daumenregel lässt sich sagen, dass Medikamente, die bereits mindestens 5 Jahre auf dem Markt und in einem skandinavischen Land zugelassen wurden, relativ sicher sind. Moderne Medikamente, die erst kurz auf dem Markt sind, sollten nur unter besonderer Vorsicht zum Einsatz kommen.

Alles, was »erlösend« auf den Darm wirkt, ist mit Skepsis zu genießen, zumal nach einer Behandlung mit solchen Medikamenten das Pendel oft mit aller Wucht zurückschlägt und es zu einer Verschlechterung der Symptomatik kommen kann. Je weiter das Pendel ausholte (also, je wirksamer eine Substanz war), desto größer ist meist der Ausschlag in die Gegenrichtung (desto größer werden die Nebenwirkungen sein). Es sollte deshalb eine Therapie des obstipationsdominanten Reizdarmsyndroms immer nur unter ärztlicher Kontrolle erfolgen.

Medikamente gegen Durchfall

Medikamente gegen Durchfall haben zwei Seiten: Einerseits sind sie sehr wirksam, andererseits führen sie durch die Hemmung der Darmmotorik dazu, dass sich Bakterien im Darm noch stärker vermehren können. Bei einer Reisediarrhö kann die Einnahme solcher Antidiarrhoika hilfreich sein, damit die Zug- oder Autofahrt ungestört beendet werden kann. Die Einnahme solcher motilitätshemmenden Substanzen über längere Zeit birgt jedoch die Gefahr in sich, dass es zu einer Durchwanderungsperitonitis kommt. Dabei vermehren sich die Darmbakterien durch die fehlende Ausscheidung so stark, dass sie durch die Darmwand wandern können. Sie gelangen dann in die Bauchhöhle, wo sie gefährliche Infektionen verursachen. Antidiarrhoika sollten deshalb nur kurzfristig eingenommen werden. Nur in ganz seltenen Fällen und nur unter ärztlicher Kontrolle können Antidiarrhoika auch längerfristig eingenommen werden.

Neben Motilitätshemmern wie Loperamid, Diphenoxylat oder Opiumtinktur werden Gerbstoffe und Aktivkohle als Mittel gegen Durchfall angeboten. Aktivkohle kann vor allem bei Durchfall im Rahmen von Intoxikationen hilfreich sein. Gerbstoffe wurden schon im Mittelalter gegen Durchfall eingesetzt. Da sich die Medizin inzwischen aber etwas weiterentwickelt hat, haben sie heute eigentlich keinen Platz mehr.

Sogenannte mikrobielle Antidiarrhoika, also Probiotika aus Sacharomyces boulardii oder E. coli, sind in ihrer Wirkung bescheiden und meist ihr Geld nicht wert. Lässt sich die Ursache nicht sofort abklären, so ist die wichtigste Maßnahme bei akut auftretendem Durchfall die, Flüssigkeit und Elektrolyte, die verloren gehen, entsprechend zu ersetzen. Dazu gibt es in jeder Apotheke orale Lösungen zur Rehydrierung, die auch ohne Rezept erhältlich sind. In diesen Fällen sollte aber möglichst bald ein Arzt aufgesucht werden. Auch chronischer Durchfall (Stichwort Diarrhö-dominantes Reizdarmsyndrom) hat immer eine Ursache, die es zu finden gilt, um dann eine kausale Therapie durchführen zu können. Eine symptomatische Behandlung sollte jedenfalls nur kurzfristig erfolgen.

Muskelentspannend wirkende Medikamente

Arzneimittel mit muskelrelaxierender Wirkung (Nitrate, CEB) werden gern von Ärzten eingesetzt, die sich mit Herz-Kreislauf-Erkrankungen beschäftigen. Solche Medikamente vermindern die Spannung der unwillkürlichen Muskeln, die in den Blut- oder Herzkranzgefäßen zu finden sind. Dementsprechend werden sie als Hochdruckmittel oder Herzmittel verkauft und auch durchblutungsfördernde Mittel zur besseren Hirndurchblutung haben oft einen solchen gefäßerweiternden Effekt.

Es gibt so viele verschiedene Medikamente mit muskelentspannender Wirkung, dass ich sie gar nicht alle aufzählen kann. Wer aber durchblutungsfördernde Mittel, Herzmittel oder Hochdruckmittel einnimmt und an Refluxerkrankung und/oder Reizdarmsyndrom leidet, sollte sich im Beipackzettel die Nebenwirkungen durchlesen. Denn oft wird nicht bedacht, dass fast alles, was den Blutdruck senkt, das Herz entlastet oder die Durchblutung fördert, auch die Spannung der glatten Muskulatur im Verdauungstrakt vermindert. Dadurch erschlafft der Mageneingangsmuskel und es entsteht eine Refluxkrankheit. Verliert der Magenausgangsmuskel an Spannung, kommt es zu galligem Reflux vom Dünndarm in den Magen mit der Folge einer Gastritis »unbekannter Ursache«. Außerdem ist die Motorik des gesamten Verdauungstraktes gestört, es entwickeln sich Schluckstörungen, Verstopfung, Durchfall, Fehlbesiedelung, Blähungen, Stuhlinkontinenz etc. Mit einem Satz: Viele Reizdarmsymptome werden durch Nebenwirkungen von diesen Medikamenten verursacht.

Entspannende Tees und Lebensmittel

Auch viele Teesorten, die den Magen oder den Verdauungstrakt beruhigen sollen, führen zu einer Entspannung (Lähmung) der Darmmuskulatur und damit zu Reizdarmbeschwerden. Dazu gehören vor allem Hausmittel, die zur Behandlung des Reizdarms angewendet werden wie z. B. Pfefferminztee, aber auch Pfefferminzöl. Langfristig führen diese Substanzen nach meiner Erfahrung eher zu einer Verschlechterung als zu einer Abnahme der Beschwerden. Selbst Nahrungsmittel können aufgrund ihres Nitratgehalts zu einer Erschlaffung der glatten Muskulatur führen. Nitrathaltige Nahrungsmittel sind im Kasten unten aufgeführt, und auch Trinkwasser aus Gegenden mit intensiver Landwirtschaft gehört dazu. Der Nitratgehalt im Wasser und in den Nahrungsmitteln nimmt durch die ständige Überdüngung zu und ist daher von immer größerer Bedeutung, zumal die Hälfte der Trinkwasser-Messstellen in Deutschland bereits erhöhte Werte zeigen! Dazu kommt noch der künstliche Zusatz von Pökelsalzen in Wurstwaren oder in Schmelzkäsezubereitungen, die zu einer zunehmenden Stickstoffbelastung und in der Folge Störung der Darmmotilität führen. Darmmotilitätsstörungen führen aber (fast) immer zur Diagnose Reizdarmsyndrom.

Drogen

Wenn es um Drogen geht, denken Viele zuerst an drogenabhängige Junkies. Doch die meisten Menschen konsumieren Drogen, und zwar regelmäßig, ohne sich dessen bewusst zu sein. Dabei sind diese legalen Drogen gar nicht so ungefährlich und in ihrer Auswirkung wahrscheinlich noch gravierender als die harten illegalen Drogen.

Nahrungsmittel mit hohem Nitratgehalt

Gemüse: Blattgemüse (Salat, Spinat, Mangold, Rucola), Rote Bete, Möhren, Fenchel (v. a. Säfte, Smoothies), Kohl, Kohlrabi, Radieschen, Rettich etc.
Fleischwaren (nitrathaltiges Pökelsalz): Alle Wurstwaren, v. a. Salami, Speck, Schinken
Schmelzkäse (alle)
Zusatzstoffe: Kaliumnitrit (E249), Natriumnitrit (E250), Natriumnitrat (E251), Kaliumnitrat (E252)
Trinkwasser in Gegenden mit hohen Nitratgehalt

Legale Drogen

Zu den legalen Drogen zählen neben verschriebenen Medikamenten vor allem Genussmittel wie Alkohol, Tee, Kaffee, Schokolade etc. Wir unterschätzen die Auswirkungen dieser Drogen gerne, weil sie (fast) jeder Mensch konsumiert. Nur zum Vergleich: An den Folgen von Alkohol sterben in Österreich jährlich fast 9000 Menschen, während durch die Coronapandemie im gleichen Zeitraum etwa 8000 Menschen verstarben. Alkohol ist ein Schleimhautgift und führt zwangsläufig zu Störungen der Permeabilität der Darmschleimhaut. Schon nach einer einzigen Portion eines alkoholischen Getränkes braucht die Schleimhaut 3 Tage, um wieder auszuheilen. Wer also an einem Reizdarmsyndrom leidet, sollte sich an ein absolutes Alkoholverbot halten, sonst ist jede Therapie ein Kampf gegen Windmühlen. Ähnliches gilt auch für Kaffee, Tee und Kakao, aber in weit geringerem Maße, sodass in der Regel keine wesentlichen Verhaltensänderungen notwendig sind.

Illegale Drogen

Dass harte Drogen schädlich sind, bedarf keiner eingehenden Diskussion. Weniger bekannt ist die schädigende Wirkung sogenannter Weckamine. Das sind Amphetamin-Abkömmlinge, die ähnlich wie Stresshormone wirken und den Körper in einen Zustand von Dauerstress versetzten. Wie schon erwähnt, führt Dauerstress zu Funktionsstörungen von jedem Verdauungstrakt und damit zu Reizdarmbeschwerden. Weckamine wurden schon vor Jahrzehnten verbannt, als die schädlichen Wirkungen von amphetaminhaltigen Appetitzüglern bekannt wurden. Durch die Hintertüre kommen sie jetzt wieder als Partydrogen oder im Rahmen von Wachhaltern beim Militär zum Einsatz.

Methylphenidat ist eine ähnliche Substanz. Sie wird paradoxerweise zur Behandlung von ADHS (Aufmerksamkeits-Defizit-Hyperaktivitäts-Syndrom) und von Lernstörungen bzw. zur Leistungssteigerung vor Prüfungen eingesetzt.

Alle diese Substanzen führen nicht nur zu Verhaltensstörungen, sondern schädigen auch den Darm. Ich erwähne das an dieser Stelle, weil nicht wenige Menschen solche Drogen (Medikamente) einnehmen, sich aber nicht trauen, mit ihrem Arzt darüber zu sprechen.

Nahrungsergänzungsmittel

Die Schäden, die von Nahrungsergänzungsmitteln ausgehen, habe ich bereits mehrfach erwähnt. Viele ohne Rezept erhältliche Nahrungsergänzungsmittel sind einfach giftig (kolloidales Silber, Goldverbindungen, Eisenpräparate u. a.). Andere sind infektiöse Sporenträger (Muschelmehl, Haifischmehl u. a. Produkte, die aus Schlachtabfällen gewonnen werden), wieder andere enthalten hohe Mengen an Schwefel (Arthrose-Therapeutika) und führen zu einer Fehlbesiedelung mit schwefelreduzierenden Bakterien.

Wenig bedacht wird auch, dass regelmäßig eingenommene Vitamine und Spurenelemente bei zu hoher Zufuhr nicht mehr zur Gänze aufgenommen werden. Die im Darm verbleibenden Reste bewirken dann, dass bestimmte Bakterien selektiert (z. B. Vitamin-B-verbrauchende Bakterien) und andere (wichtige) Bakterien verdrängt werden. Manche zugeführte Elemente führen zu Funktionsstörungen des enterischen Nervensystems und damit zu Motilitätsstörungen des gesamten Darms (Kalzium, Magnesium u.a.). Andere Nahrungsergänzungsmittel sind mit Umweltschadstoffen belastet (Alginate, Spirulina, Omega-3-Fettsäuren, Lebertran u.a.). Bei vielen »natürlichen« Substanzen wird nicht in Betracht gezogen, dass die Pflanzen, aus denen sie gewonnen wurden, Giftstoffe gegen Fressfeinde beinhalten (Extrakte aus Wurzeln, Samen, Blättern u.a.). Schließlich gibt es noch den Fall, dass Abfälle pulverisiert, gefriergetrocknet und in Form von Nahrungsergänzungsmitteln über den Darm der Konsumenten entsorgt werden. Dazu zählen Schlachtabfälle (Fischmehl, Muschelmehl, glucosaminhaltige Präparate u.a.), aber auch Abfälle aus der Lebensmittelproduktion (Trauben-, Kürbis-, Papaya- und Avocadokerne, Molke u.a.). Womöglich wurde hier ein Weg gefunden, aus teuer zu entsorgenden Abfällen noch ein Geschäft zu machen.

Kurz: Wer an einem Reizdarm leidet, sollte alle Nahrungsergänzungsmittel, Vitamine etc., die nicht vom Arzt verschrieben wurden, absetzen. Allein dadurch heilt schon so mancher Reizdarm aus.

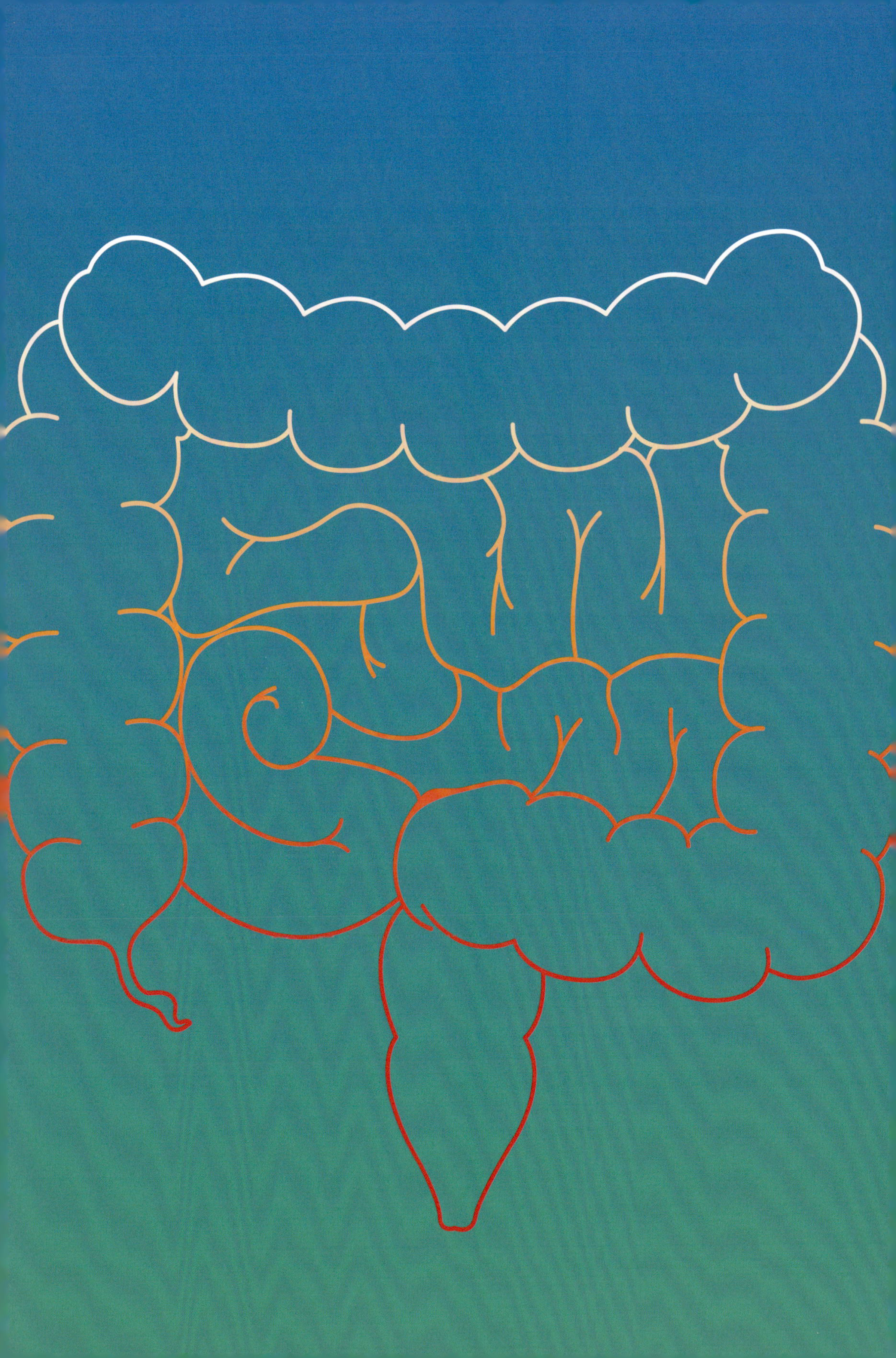

Typische Symptome und ihre Deutung

Die klassischen Beschwerden des Reizdarmsyndroms sind Bauchschmerzen, Blähungen, Durchfall und/oder Verstopfung. Daneben gibt es noch eine Reihe weiterer Symptome, die jedoch nicht so konstant auftreten.

Darmbeschwerden

Bei einem Reizdarmsyndrom stehen Beschwerden rund um den Darm selbstverständlich im Vordergrund. Ausprägungen und spezifische Symptomatik unterscheiden sich und sind von vielen Faktoren abhängig.

Blähungen

Blähungen sind das häufigste Symptom bei Reizdarmpatienten. Sie sind so häufig, dass sie von Betroffenen schon als normal empfunden werden. Eines sei schon vorweggenommen: Bei einer optimalen Verdauung entstehen keine spürbaren Blähungen. Entstehen Blähungen im unteren Dickdarm oder Enddarm, können sie in Form von »Flatulenzen« abgelassenen werden und bereiten dann auch keine Beschwerden.

Blähungen (Meteorismus) entstehen durch Gase, die *immer* von Bakterien gebildet werden, die sich im Darm befinden. Dabei holen sich die Bakterien ihr Futter aus der Nahrung, die ihr Wirt, also der Mensch, zu viel zu sich nimmt. Durch Fasten hören Blähungen (fast) immer auf. Ist das doch nicht der Fall, dann sind diese Gase von den Bakterien aus Abfallprodukten gebildet worden, die durch Abschilferung der Darmwand entstehen. Solche Blähungen, die durch Fasten nicht besser werden oder verschwinden, sind ein Symptom für ernsthafte Erkrankungen. In den anderen Fällen sind sie meist ein Hinweis auf eine Resorptionsstörung, einen zu hohen Ballaststoffanteil oder aber einfach darauf, dass zu viel gegessen wurde (Overfeeding-Syndrom).

Pupsen verboten

In Österreich besteht noch eine zusätzliche Gefahr: Dort ist es verboten, in Gegenwart von Polizisten zu pupsen. Mir sind mehrere Fälle von Strafbescheiden bekannt, bei denen von den Behörden bis zu 500 Euro Bußgeld verlangt wurden. Selbst Berufungsgerichte bestätigten solche Bescheide und reduzierten lediglich die Höhe des Bußgeldes.

Die Beschwerden hängen wesentlich davon ab, in welchem Darmabschnitt die Blähungen entstehen. Je weiter oben die Gasbildung durch Gärung stattfindet, desto größer sind die Beschwerden. Gase, die im Dünndarm entstehen, können nicht abgelassen werden und sind deshalb ziemlich schmerzhaft. In diesem Fall wölbt sich der Unterbauch oberhalb der Blase vor. Es dauert oft stundenlang, bis die Gase entweder resorbiert sind (also vom Darm ins Blut übergegangen und dann über die Lunge abgeatmet wurden) oder aber durch vermehrte Peristaltik in tiefere Darmabschnitte weitertransportiert wurden. Dieser Weitertransport kann durch körperliche Bewegung (Sport) und/oder einige Schluck heißen Wassers beschleunigt werden. Langfristig muss aber der Ursache der Fehlbesiedelung im Dünndarm auf den Grund gegangen werden.

Die häufigsten Ursachen für Blähungen

Malabsorptionssyndrome (Störungen der Resorption von Nahrungsmitteln): Sorbitintoleranz (Kaugummi, Bonbons etc.), Fruktoseintoleranz, Laktoseintoleranz, alle Formen von Malabsorption (Zöliakie, Kurzdarmsyndrom etc.)

Maldigestionssyndrome (Störungen der Aufspaltung von Nahrungsmitteln): Erkrankungen der Bauchspeicheldrüse, Erkrankungen der Galle

Medikamente: Enzymhemmer (Acarbose, Orlistat u. v. a.). schwefelhaltige Medikamente (Chondroitinsulfat, »natürliche« Gelenkschutzpräparate u. a.), Abführmittel (Lactulose u. v. a.), Resorption hemmende Substanzen (manche Antidiabetika, gewichtsreduzierende Mittel u. a.), Nahrung für Mikroben im Darm (Präbiotika, Spurenelemente, Vitamin-B-Komplex u. a.)

Motilitätsstörungen (Störungen der Darmmotorik): Stress (erhöhter Sympathikotonus, anticholinerge Reaktionen etc.), Krankheiten des Darmgehirns (Aganglionose, intermittierender Darmverschluss, Morbus Parkinson u. a.), mechanische Hindernisse (Verwachsungen, Adhäsionen, Tumore, Stenosen u. a.)

Schwellung der Darmschleimhaut und Blutungen in den Darm: Hyperhydratation (Überwässerung durch Regulationsstörungen oder zu vieles Trinken u. a.), Allergien, Zyklusstörungen der Frau (prämenstruelles Syndrom, ovarielles Hyperstimulationssyndrom u. a.), Angioödem (Quinkeödem, Histaminintoleranz, Kapillarlecksyndrom, Impfungen gegen Covid 19 u. a.), Zirkulationsstörungen (Herzinsuffizienz, Pfortaderhochdruck bei Leberkrankheiten etc.), chronische Blutungen in den Darm (Morbus Osler; Histaminintoleranz; Angioödem, Colitis ulcerosa, Morbus Crohn etc.)

Nicht resorbierbare Nahrungsmittel (alle Ballaststoffe!): Frühstückszerealien (Cornflakes, Müsli etc.), Hülsenfrüchte (alle Arten von Bohnen, Linsen, Erbsen, Erdnüsse, Soja, Sojagetränke etc.), Kohlgewächse (Brokkoli, Rosenkohl, Blumenkohl, Kohlrabi, Meerrettich, Sauerkraut etc.), Nahrungsmittel mit Fructooligosacchariden (Chicorée, Spargel, Artischocken, Mais, Topinambur u. a.), manche Süßgräser, die Enzymhemmer enthalten (ATIs in Gerste, Roggen, Weizen, Knäckebrot etc.), Wurzelgemüse (Rote Bete, Sellerie etc.), Lauchgewächse (Zwiebeln, Knoblauch, Schnittlauch, Lauch etc.), Ballaststoffe aus Vollkornprodukten, Hafer, Kleie, Sonnenblumenkerne etc.

Hefehaltige Nahrungsmittel: Produkte aus Hefeteig, Bier

Phytotoxine (Pflanzengifte) in Nahrungsmitteln: Curcubitazine (in Gurken, Kürbisgewächsen, Melonen), Saponine (in Bohnen, Linsen, Topinambur, Erbsen, Knoblauch, Hafer, Spinat, Bier u. a.)

Erkrankungen des Darms: gastrointestinale Infekte (Bakterien, Parasiten, Pilze u. a.), chronisch entzündliche Darmerkrankungen (Morbus Crohn, Colitis ulcerosa etc.)

Durchfall und häufiger Stuhlgang

Die Bezeichnung Durchfall (Diarrhö) wird leider sehr unterschiedlich verwendet. Die einen verstehen darunter, mehr als 3 Stühle pro Tag abzusetzen, die anderen bezeichnen damit einen flüssigen oder zumindest sehr weichen Stuhl. Im ersteren Fall würde ich von häufigem Stuhlgang sprechen und nur im letzteren Fall von Durchfall (Diarrhö). Immer, wenn der Stuhlgang häufig ist, wird der Stuhl zwangsläufig weich, weil er dann nicht mehr genügend Zeit hatte, um im Enddarm Wasser entzogen zu bekommen. Es gibt Patienten, die nach einem einmaligen explosionsartigen Stuhlgang, bei dem sie enorme Mengen an flüssigem oder sehr weichem Stuhl produzieren, wieder beschwerdefrei sind. In so einem Fall würde ich auch von Durchfall sprechen, obwohl das nicht der medizinischen Definition von mindestens 3 Stühlen pro Tag entspricht.

Diese Beispiele zeigen schon, wie ungenau die medizinischen Begriffe definiert sind. Ich kenne medizinische Computerprogramme, die es nicht erlaubten, die Symptome Verstopfung und Durchfall gleichzeitig anzukreuzen, weil der Programmierer (oder dessen Auftraggeber) der Ansicht war, das eine Symptom schließe das andere aus.

Wer schon viele Patienten mit Reizdarmbeschwerden gesehen hat, weiß, dass viele von ihnen abwechselnd Durchfall und Verstopfung haben oder sogar beides gleichzeitig. In diesem Fall produzieren Patienten gleichzeitig harte Stuhlanteile in einer »flüssigen Soße«, was die Betroffenen meist als sehr unangenehm empfinden. Neben dem Durchfall besteht vor allem bei Patienten mit Reizdarm oft ein sogenannter »imperativer Stuhl*drang*«. Die Betroffenen haben nicht nur häufigen Stuhldrang, sondern müssen sofort ein WC aufsuchen, sobald sie auch nur leichten Stuhldrang verspüren, weil sonst ein Malheur passiert. Auch in diesem Fall ist die Stuhlfrequenz erhöht, es besteht aber nicht immer Durchfall. Imperativer Stuhl*drang* ist ein Symptom für eine Störung der Funktion des Enddarms. Dahinter steckt entweder eine gereizte Schleimhaut (z. B. Entzündungen) oder eine Störung der nervösen Versorgung (z. B. bei Rückenmarkschäden, autonome Neuropathie, Verletzung nach Operationen oder durch Strahlentherapie in diesem Bereich etc.) oder auch psychische Erkrankungen. Auch häufiger Stuhl*gang* deutet eher auf eine Störung des Enddarms hin, während Durchfall meistens auf eine Störung höher liegender Darmabschnitte deutet. Schleimauflagerungen am Stuhl weisen auf eine Reizung der Schleimhaut im Rektum hin. Diese kann entweder entzündlich oder aber auch nur durch Stress verursacht sein.

Osmotische oder sekretorische Diarrhö

Bei Durchfall lassen sich osmotische Diarrhö und sekretorische Diarrhö unterscheiden. Erstere kommt durch vermehrten Flüssigkeitseinstrom in den Darm zustande und bessert sich immer durch Fasten. Die sekretorische Diarrhö entsteht durch entzündliche Prozesse im Darm und kann durch Fasten nicht beeinflusst werden.

Durchfall ist fast immer ein Hinweis dafür, dass der Darm etwas loswerden will und stets ein Symptom für eine Krankheit, die abgeklärt werden muss. Natürlich gibt es Fälle, in denen die Ursache im Dunkeln bleibt, doch die Diagnose Diarrhö-dominantes Reizdarmsyndrom empfinde ich als äußerst unbefriedigend. So eine Diagnose sollte durch die Bezeichnung »chronische Durchfallerkrankung unklarer Ursache« ersetzt werden. Damit wissen die Betroffenen wenigsten, woran sie sind, und dass sie besser nach weiterer Abklärung (bei einem anderen Arzt) suchen.

Fettstühle (Steatorrhö)

Fettstühle zeichnen sich unter anderem dadurch aus, dass der Stuhl sehr voluminös ist, beim Hinunterspülen Spuren hinterlässt und man sehr viel Klopapier benötigt.

Verursacht werden Fettstühle u. a. durch nicht absorbierte Kohlenhydrate (Fruktoseintoleranz, Laktoseintoleranz, Sorbitintoleranz etc.), denn diese werden durch Bakterien zu Fettsäuren umgewandelt. Des Weiteren können durch Störungen der Bauchspeichel- oder der Gallenfunktion sowie durch Einnahme von Medikamenten bzw. Nahrungsergänzungsmitteln (Orlistat u. a.), die die Fettverdauung hemmen, Fettstühle hervorgerufen werden.

Neben der Suche nach der Ursache sollten die Betroffenen immer auf eine peinliche Analhygiene achten, da es bei häufigen Fettstühlen nur eine Frage der Zeit ist, bis Beschwerden im Analbereich auftreten (Juckreiz, Analekzem, Hämorrhoiden u. a.). Am besten ist es, nach jedem Stuhlgang bzw. bei der ersten sich bietenden Möglichkeit den Analkanal mit einem warmen und kräftigen Duschstrahl auszuwaschen, damit die Fettbestandteile alle herausgelöst werden, und anschließend kalt nachzuspülen, damit sich der Schließmuskel wieder kräftig schließt.

Kurzfristig können entsprechende Diäten sowie die Einnahme von Pankreasenzymen und/oder Gallensäuren zu den Mahlzeiten Abhilfe schaffen. Langfristig muss aber eine kausale Therapie gefunden werden. Fettstühle sollten deshalb immer durch Gastroenterologen abgeklärt werden.

Welche Ärzte sind zuständig?

Zuständig für Analbeschwerden sind Proktologen (Chirurgen oder Hautärzte). Diese Ärzte haben aber wenig Wissen über Verdauungs- und Resorptionsstörungen und behandeln eher die Folgen, nicht aber die Ursachen. Für diese sind Gastroenterologen oder Ernährungsmediziner die richtigen Ansprechpartner.

Übelriechende Stühle

Viele Substanzen können zu extrem stark riechendem Stuhl führen. Dazu zählen vor allem Schwefelstoffe (Schwefelwasserstoff, Schwefelalkohole etc.), kurzkettige Fettsäuren (Buttersäure etc.), Polyamine (Kadaverin etc.) und Lipidperoxidationsprodukte. Vereinfacht gesagt sind das alles Produkte, die durch *Vergärung* von Kohlenhydraten, Proteinen oder von Fetten entstehen.

Meistens handelt es sich um (kombinierte) Resorptionsstörungen von Fetten, Kohlenhydraten und Proteinen, sodass die Abklärung von übelriechendem Stuhl nicht ganz einfach ist. Liegen Fettstühle vor und der Stuhlgeruch bleibt typischerweise noch lange im WC hängen, deutet dies eher auf eine Fettverdauungsstörung hin. Im Selbstversuch lässt sich testen, ob sich der Stuhlgeruch verändert, wenn man einzelne Nahrungsmittel einige Tage lang vollkommen vermeidet. Milch, Fleisch, Fisch und Eier enthalten schwefelhaltige Aminosäuren, die zu Schwefelalkoholen abgebaut werden sowie die Aminosäure Lysin, die zu Kadaverin abgebaut wird. Obst, Kohl, Lauch sowie viele Süßwaren enthalten Kohlenhydrate, die oft nicht resorbiert werden können.

Ein guter Test ist es, sich eine Woche vegan zu ernähren und eine andere Woche eine FODMAP-Diät (Seite 188) einzuhalten. Wenn sich damit keine Besserung einstellt, sollte eine weitere Abklärung inklusive Koloskopie veranlasst werden, denn sehr übel riechende Stühle können auch ein Symptom für chronisch entzündliche Darmerkrankungen oder andere Darmerkrankungen sein.

Verstopfung und Stuhlgangprobleme

Auch bei der Verstopfung ist die Definition nicht ganz einheitlich. Patienten, die in die Arztpraxis kommen, weil sie an Verstopfung leiden, meinen damit oft unterschiedliche Beschwerden. Im Wesentlichen sind es 3 Symptome: seltener Stuhlgang, harter Stuhlgang oder das Gefühl der inkompletten Stuhlentleerung. Es ist auch möglich, dass alle 3 Symptome gleichzeitig vorkommen. Selten heißt alle 3 Tage oder seltenerer. Von hartem Stuhlgang und inkompletter Stuhlentleerung würde ich sprechen, wenn Patienten es subjektiv so empfinden. Seltener Stuhlgang ist fast immer mit hartem Stuhlgang kombiniert, weil der Stuhl lange im Enddarm verweilt und ihm viel Wasser entzogen werden kann. Es gibt aber auch Menschen, die nur alle 3 Tage Stuhlgang haben, dieser aber nicht verhärtet ist.

Die Stuhlkonsistenz ist ein sehr subjektives Merkmal. Mithilfe der Bristol-Stuhlformen-Skala (siehe Abb.) können die Patienten zwar angeben, wie ihr Stuhl aussieht, doch spiegeln diese Bilder nicht wirklich die Realität. Viele Menschen sind der Ansicht, dass der Stuhl wie eine Wurst aussehen muss und dass sie sich vergiften, wenn sie nicht täglich mindestens einmal Stuhlgang haben. Beides ist nicht der Fall! Selbst wer sehr seltenen Stuhlgang hat, vergiftet sich deshalb niemals. Und die »normale« Konsistenz des Stuhles ist geknotet und nicht eine Wurst. Zu dieser Ansicht komme ich, weil nur ein geknoteter Stuhl einen sauberen After hinterlässt und es von der Natur nicht vorgesehen sein kann, dass sich der Mensch mit Klopapier versorgt! Reizdarmpatienten haben jedoch meistens einen Stuhl, der hart beginnt und weich aufhört. Das ist nicht

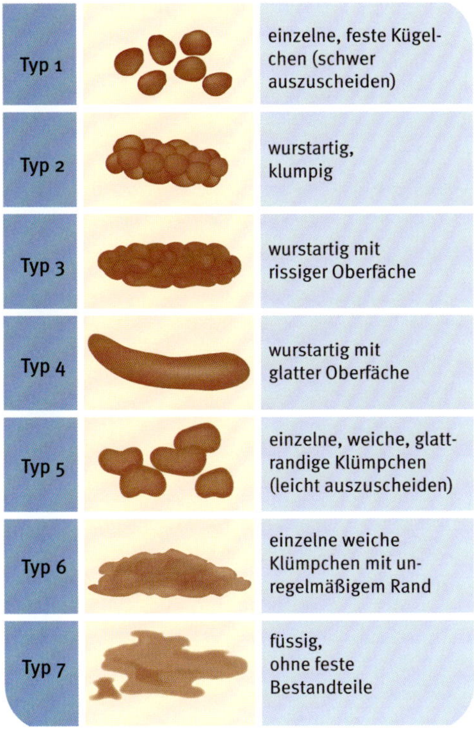

Bristol-Stuhlformen-Skala

normal und deutet darauf hin, dass der Fettgehalt im Stuhl zu hoch ist (siehe Kapitel »Steatorrhö« Seite 139).

Bei seltenem Stuhlgang muss zwischen einer slow transit constipation und einer normal transit constipation unterschieden werden. Durch die Bestimmung der orozökalen Transitzeit (siehe Kapitel »Fehlgärung durch Störung der Darmmotorik« Seite 112) und der Colontransitzeit lässt sich das genau unterscheiden. Damit erfährt man auch, ob eine Motilitätsstörung vorliegt und welche Darmabschnitte davon betroffen sind.

Wenn das Gefühl der inkompletten Stuhlentleerung lange und konstant besteht, sollte eine MR-Defäkographie durchgeführt werden, um eine Defäkationsstörung auszuschließen. Je nach Untersuchungsergebnis kann dann entweder bei Proktologen (Chirurgen) oder Gastroenterologen (Internisten) die weitere Therapie durchgeführt werden. Tritt die Verstopfung akut auf und ist mit Bauchschmerzen und eventuell sogar »kotigem« Erbrechen (Miserere) vergesellschaftet, dann ist Eile geboten, denn es könnte sich um einen Darmverschluss handeln. Hier muss die Diagnose innerhalb von 24 Stunden stehen und behandelt werden. Das sei nur der Vollständigkeit halber erwähnt – bei Reizdarmpatienten sind die Beschwerden per definitionem längerfristig, also chronisch. Aber selbst chronische Beschwerden können einmal in akute Beschwerden übergehen.

Ein weiterer Begriff, der oft als Verstopfung fehlinterpretiert wird, ist der schmerzhafte Stuhlgang, medizinisch Dyschezie. Schmerzen beim Stuhlgang sind immer ein Zeichen für eine zugrunde liegende Erkrankung bzw. auf das Vorliegen einer Entzündung. Proktitis, Colitis ulcerosa oder eine Analfissur sind die häufigsten Ursachen. Aber auch die chronische Anwendung mancher Abführmittel, die ihre Wirkung durch Reizung der Schleimhaut entfalten (z. B. Bisacodyl) kann zu schmerzhaftem Stuhlgang führen. Der Zusammenhang mit Verletzungen durch die chronische Anwendung von Einläufen, Klistieren oder analen Sexualpraktiken wird meistens selbst erkannt. Vor allem bei älteren Menschen mit langsam immer schmerzhafter werdendem Stuhlgang muss auch an einen Tumor gedacht werden, vor allem dann, wenn er mit eigenartiger Stuhlform

Fortsetzung auf Seite 144

Häufige Ursachen für chronische Bauchschmerzen

Sehr unterschiedliche Erkrankungen und Störungen können Bauchschmerzen verursachen – eine knappe Übersicht.

Infekte und Entzündungen der Bauchorgane

Appendizitis, Cholezystitis, Gastritis, bakterielle Infekte (Shigellen, Salmonellen, Campylobacter, Yersinien, TBC, atypische Mykobakterien u. a.), Duodenitis, Ulkus ventriculi, Ulkus duodeni, Helicobacter-pylori-Infektion, Pneumatosis cystoides intestinalis, parasitäre Infekte (Amöben, Blastocystis, Kryptosporidien, Spulwürmer, Balantidiasis, Kratzwürmer, Echinokokkose, Madenwürmer, Toxocara, Bandwürmer u. a.), Pankreatitis, Peritonitis, Abszessbildung im Bauchraum, Milzabszess u. a., Divertikulitis, Divertikulose, chronisch entzündliche Darmerkrankungen (Morbus Crohn, Colitis ulcerosa, kollagene Colitis), Nierenbeckenentzündung, gynäkologische Erkrankungen (Adnexitis, Salpingitis)

Alle Neoplasien

Karzinome (Speiseröhre, Magen, Darm, Colon, Rektum, Nieren, Pankreas u. a.), Metastasen (Peritonealkarzinose), Lymphome (Non-Hodgkin-Lymphome, Morbus Hodgkin, gastrointestinale Lymphome u. a.)

Dissezierendes Aortenaneurysma (intermittierend akut auftretende Bauchschmerzen)

Verschluss von Hohlorganen

Paralytischer Ileus, Koprostase (Hypokaliämie, toxisch, post-OP), Angststörung und Panikattacken führen zu Verteilungs-Hypokaliämie, Depressionen, Medikamente (Opiate, Anticholinergika, Psychopharmaka), mechanischer Ileus (Stenose, Tumor, Hernie, Volvulus, Invagination bei Kindern), Gallenabflussstörung (Cholelithiasis, Choledocholithiasis, Papillenstenose durch Spasmen, Tumor oder Strikturen), Abflussstörung der Harnleiter (Nephrolithiasis, Ureterolithiais, Ureterstenose, verstopfter oder dislozierter Blasenkatheter, Prostatahypertrophie, Prostatitis), Hernien (Hiatushernie, Leistenhernie, Volvulus, Invagination)

Peritoneale Reizung bei Stoffwechselstörungen

Diabetes, diabetische Ketoazidose (Pseudoperitonitis diabetica), Porphyrie, Bleiintoxikation, Porphyria variegata, akut intermittierende Porphyrie, Hyper- und Hypokalzämie, Hämochromatose, Hyperlipidämie (Zieve-Syndrom), Urämie, Addison-Krise, Hyperthyreose

Gynäkologische Ursachen

Adnexitis, Salpingitis, Endometritis (chronisch, akut, meist Portioschiebeschmerz, Dyspareunie, Druckschmerz im linken oder rechten Unterbauch), andere Erkrankungen der Eierstöcke (Ovarialzysten, Drehung eines Ovarialtumors, Endometriose), Eklampsie, ektopische Schwangerschaft (Tubenruptur), Follikelsprung (Mittelschmerz), Dysmenorrhö (Endometriose, retrograde Menstruationsblutung), Abortus, gynäkologische Tumore, Chronic pelvic pain syndrome u. v. a.

Hämatologische Ursachen

Sichelzellenanämie (Mikroembolien), hämolytische Krise, myeloproliferative Krankheiten (Polyglobulie u. a.)

Neurologische und orthopädische Ursachen

Herpes Zoster, Tabes dorsalis, Lumbago (Diskushernie, Wirbelkörpereinbruch, Diszitis), Interkostalneuralgie, Coxitis, Osteomyelitis des Beckens

Kardiovaskuläre Ursachen

Koronare Herzkrankheit, Angina pectoris, Myokardinfarkt, Perimyokarditis, Rechtsherzinsuffizienz (Stauungsgastritis, Stauungsduodenitis, Pro-BNP erhöht), PAE (Kapseldehnungsschmerz der Leber, Schulterschmerz rechts, D-Dimer erhöht), Angina abdominalis, Infarkte (Mesenterialinfarkt, Milzinfarkt, Niereninfarkt, Pfortaderthrombose, Dunbar-Syndrom, Aortenaneurysma (Aneurysma dissecans, Aneurysma-Ruptur etc.), Gefäßentzündungen (Periarteritis nodosa der Mesenterialgefäße, SLE, Purpura Schönlein-Hennoch), Behçet-Syndrom (Aphten im Mund und Genitale, Iritis, Arthritis und Erythema nodosum)

Erkrankungen des Ösophagus

Ösophagitis, Ösophagustumor, Strikturen, Achalasie etc.

Andere Ursachen

Pleuropneumonie, Psychosen

(z.B. bleistiftartig) einhergeht. Sehr selten kann schmerzhafter Stuhlgang auch durch eine Endometriose bedingt sein, in diesem Fall treten die Schmerzen zyklusabhängig auf, um sich nach der Regelblutung wieder zu normalisieren.

Bauchschmerzen

Schmerzen sind als Warnsignal des Körpers anzusehen und daher immer abzuklären. Auch wenn die Lokalisation der Bauchschmerzen einen gewissen Hinweis auf die zugrunde liegende Ursache liefern kann, ist es bei Bauchschmerzen meistens nicht möglich, vom Ort des Schmerzes auf die Ursache zu schließen. Die Schmerzen im Bauch können sich sehr diffus ausbreiten. Chronisch entzündliche Erkrankungen, Infektionskrankheiten, parasitäre Krankheiten und Tumore aller im Bauchraum befindlichen Organe (Leber, Galle, Darm, Bauchspeicheldrüse, Urogenitaltrakt etc.) müssen bei Bauchschmerzen jedenfalls ausgeschlossen werden. Ebenso sind Erkrankungen der Wirbelsäule, Stoffwechselstörungen wie Diabetes oder Porphyrie und Nebenwirkungen von langfristig eingenommenen Medikamenten (v.a. Nahrungsergänzungsmitteln, Abführmitteln, Spurenelementen und Vitaminen) sowie andere chronische Intoxikationen (z.B. durch Bleirohre in alten Häusern) auszuschließen.

Oft werden auch gynäkologische Krankheiten als Ursache der Bauchschmerzen übersehen. Hier kann das Leitsymptom Portioschiebeschmerz weiterhelfen: Wenn das Anheben der Gebärmutter bei der gynäkologischen Untersuchung oder das Anstoßen des Penis beim Geschlechtsverkehr Schmerzen bereitet, deutet das auf eine örtliche Entzündung des Bauchfells hin. Diese Entzündung kann sowohl durch Prozesse im Genitaltrakt als auch im Dünndarm bedingt sein. Beide Regionen werden vom gleichen Bauchfell überzogen und reagieren deshalb parallel mit Schmerzen. Das Problem liegt darin, dass sich Gynäkologen und Gastroenterologen hier ins Gehege kommen und deshalb die Abklärung der Ursache gerne in den anderen Fachbereich abgeschoben wird.

Eine Übersicht über die häufigsten Ursachen von Bauchschmerzen ist im Überblick (Seite 142) zusammengefasst. Im Grunde können fast alle Krankheiten mit Bauchschmerzen einhergehen, weshalb die Abklärung von Bauchschmerzen sehr herausfordernd sein kann und eigentlich erst abgeschlossen ist, wenn keine Schmerzen mehr bestehen. Die Diagnose Schmerz-dominantes Reizdarmsyndrom ist deshalb als sehr unbefriedigend anzusehen und sollte ersetzt werden durch abdominelle Schmerzen unklarer Ursache.

Mentale und psychische Beschwerden

Neben der typischen Symptomatik im Magen-Darm-Bereich können weitere Beschwerden eine Reizdarmsymptomatik begleiten.

Müdigkeit, Leistungsabfall und Antriebsstörungen

Immer wenn irgendwo im Körper eine Entzündungsreaktion entsteht, drosselt der Körper seine Leistungsfähigkeit herunter. Statt sich auf Flucht oder Kampf einzustellen, wird er müde, zieht sich zurück, kauert sich vielleicht in eine Ecke und »ist zu nichts mehr fähig«. Antriebsstörungen, Müdigkeit und Leistungsabfall sind eine sehr unspezifische Reaktion des Gehirns auf jegliche Art einer Schädigung. Wir fassen diese Symptome auch gerne unter der Bezeichnung Depression zusammen. Wahrscheinlich ist Depression auch eine Reaktionsform auf Störungen des Gehirns. Deshalb kann von diesen Symptomen nicht auf irgendeine spezielle Krankheit geschlossen werden. Nachdem die Diagnose Reizdarmsyndrom meist eine Diagnose für andere übersehene Krankheiten ist, darf es nicht wundern, dass depressive Symptome sehr oft damit einhergehen.

Stimmungsschwankungen, Angst, Depressionen

Verdauungsstörungen gehen sehr oft mit Stimmungsschwankungen, Angstzuständen, Depressionen und anderen psychiatrischen Symptomen einher. Funktioniert der Darm nicht richtig, fehlen dem Gehirn wichtige Nährstoffe, um eine adäquate Funktion zu gewährleisten. Umgekehrt kann der Darm nicht gut funktionieren, wenn die Steuerungsfunktion durch das Gehirn gestört ist.

Ich möchte hier nicht darauf eingehen, was Ursache und was Folge ist. Beide gehören zusammen. Wenn der Teufelskreis Stimmungsprobleme und Verdauungsprobleme in Gang gekommen ist, gilt es, diesen zu durchbrechen. Dabei spielt keine Rolle, was zuerst da war, denn Ursache und Wirkung verstärken sich gegenseitig und sind irgendwann nicht mehr zu unterscheiden.

Neben den beschriebenen Nahrungsmittelunverträglichkeiten, die einfach diätetisch zu behandeln sind, sollten Betroffene auch die Hilfe eines Psychiaters in Anspruch nehmen. Wichtig ist mir zu erwähnen: Die meist als gesund bezeichnete Ernährung mit viel Obst, Ballaststoffen etc. geht sehr oft mit schlechter Stimmung einher. Diesen Zusammenhang zu kennen ist deshalb so wichtig, weil die Reaktion auf schlechte Stimmung oft die ist, sich vermeintlich »gesund« zu ernähren. Oft verschlechtert das die Situation aber noch.

Umgekehrt werden Süßigkeiten, fette Speisen und Alkohol immer öfter als Nahrungsmittel genannt, die die Stimmung verbessern können. Und es stimmt auch, dass sich mit bestimmten Nahrungsmitteln eine vorübergehende Stimmungsaufhellung erreichen lässt, doch langfristig kommt es immer zur gegenteiligen Reaktion. Schlägt das Pendel in die eine Richtung, kann man sicher sein, dass es bald in die umgekehrte Richtung ausschlägt. Frustessen ist im Grunde nichts anderes als der vergebliche Versuch, durch eine Essattacke Stimmungserleichterung zu erzielen. Diese kann aber nur kurzfristig anhalten. Die Wirkung von Alkohol ist hier ein gutes Beispiel: Während es bei manchen Menschen nach Alkoholgenuss zu kurzfristiger Entspannung, Stimmungsaufhellung und sogar zu manischem Verhalten kommen kann, folgt bald das Gegenteil – man fühlt sich miserabel. Langfristig kann oft sogar unkontrolliert aggressives Verhalten folgen, bei dem sich sowohl die Betroffenen als auch deren Umfeld sehr schlecht fühlen. Partner von Alkoholkranken können ein Lied davon singen. Jeder Versuch, sich mit solchen Lebensmitteln etwas Gutes zu tun, ist zum Scheitern verurteilt und kann sogar zu suchtartigem Essverhalten führen.

Schlafstörungen

Schlafstörungen sind sehr oft Ausdruck eines anticholinergen Syndroms (siehe Kasten Seite 116). Da dieses fast immer mit Verdauungsstörungen einhergeht, sind Schlafstörungen häufig mit Reizdarmbeschwerden assoziiert. Vor allem die verkürzten REM-Schlafphasen führen zu Ausschlafstörungen mit frühem Erwachen, unerholsamen Schlaf und dem Gefühl des Gerädertseins nach dem Aufwachen.

Hier gilt es, Medikamente abzusetzen, die den REM-Schlaf verkürzen. Dazu gehören paradoxerweise gerade manche Schlafmittel (Benzodiazepine und manche Antidepressiva). Diese Medikamente sollten durch andere ersetzt werden, die den REM-Schlaf nicht beeinflussen oder ihn sogar verlängern. Nachdem es beim Absetzen der oben genannten Medikamente zu ausgeprägten Entzugserscheinungen kommen kann, sollte eine solche Therapieumstellung nur durch erfahrene Psychiater erfolgen. Gelingt das Absetzen, kann davon ausgegangen werden, dass sich auch die Reizdarmsymptomatik bessert.

Weitere Beschwerden und Störungen

In diesem Kapitel sind weitere begleitende und teilweise ursächliche Beschwerden beschrieben, die mit einem Reizdarmsyndrom einhergehen können.

Weibliche Zyklusstörungen

Zyklusstörungen gehen sehr oft mit Reizdarmsymptomatik einher. Durch das Ungleichgewicht zwischen Östrogenen und Gelbkörperhormonen kommt es zu Störungen der Darmfunktion (siehe auch Kapitel »Störungen des weiblichen Zyklus« Seite 65). Reizdarmbeschwerden, die typischerweise zyklisch vor allem in der 2. Zyklushälfte auftreten, sind dann die Folge. Dazu kommt, dass Zyklusstörungen sehr oft die Folge von Stress sind. Durch Stress (Gefahr) werden Frauen unfruchtbarer, da die Zyklen ohne Eisprung (anovulatorische Zyklen) ablaufen – eine sinnvolle Einrichtung der Natur. Stress führt aber unabhängig davon auch zu einer Störung der Darmmotorik und damit zu Verdauungsstörungen. Betroffene Frauen sollten immer, wenn Reizdarmbeschwerden zyklisch auftreten, zuerst mit dem Gynäkologen die hormonellen Behandlungsmöglichkeiten besprechen. Die Bestimmung eines »Hormonstatus« bringt jedoch meistens keine weiteren Informationen. Durch die alleinige Anamnese lassen sich wesentlich subtilere funktionelle Hormonstörungen herausfinden als durch die Bestimmung der Hormone im Blut.

Störungen der Sexualfunktionen

Störungen der Sexualfunktion sind sehr frühe allgemeine Zeichen von Erkrankungen. Der Körper schaltet immer auf Unfruchtbarkeit, wenn etwas nicht in Ordnung ist, da es bei Krankheit nicht sehr sinnvoll ist, sich zu vermehren. Die Frage nach der Sexualfunktion, wie sexuelles Verlangen (Libido), Schmerzen beim Verkehr (Dyspareunie) und Orgasmusstörungen ist für den Arzt sehr hilfreich, um sich ein Gesamtbild zu machen. Funktioniert der einvernehmliche Sex, dann ist eine schwere körperliche Erkrankung, eine psychische Erkrankung oder eine soziale Störung eher unwahrscheinlich. Die Betonung liegt hier auf *einvernehmlich*, um sexuelle Praktiken, bei denen es zu einem einseitigen positiven Sexualerlebnis kommt, auszuschließen. Dazu kommt, dass sowohl die Sexual- als auch die Verdauungsfunktionen durch das autonome Nervensystem gesteuert werden und bei Störungen in einem Bereich auch der andere Bereich mitbetroffen ist. Reizdarmbeschwerden gehen deshalb oft mit Störungen der Sexualfunktion einher.

Ohne allzu weit in das Gebiet der Sexualmedizin auszuschweifen, möchte ich doch ein paar häufige Symptome ansprechen:

Verzögerter Orgasmus ist oft Ausdruck einer Blockade oder Unterfunktion der Serotonin-Rezeptoren vom Typ 5-HT2a. Sehr viele Psychopharmaka verursachen diese Nebenwirkung, die eigentlich keine ist, da mit der Blockade dieser Rezeptoren auch Schlaf, Essverhalten, Angst sowie unerwünschte Aggressionen günstig beeinflusst werden. Damit wird Stress reduziert und auch die Verdauung verbessert. Ärzte nutzen diesen Effekt auch zur Behandlung von vorzeitigem Samenerguss beim Mann (Ejaculatio praecox). Manchmal ist diese Wirkung aber zu ausgeprägt und die Dosierung muss angepasst werden.

Libidostörungen können ebenfalls Auskunft über Stress und Gesundheit geben. Dabei muss unterschieden werden, ob diese immer schon bestanden, neu aufgetreten sind und nur in gewissen Situationen bestehen. Sowohl gesteigerte als auch vermindertes sexuellen Verlangen kann Hinweis auf zahlreiche Störungen des autonomen Nervensystems sein. Damit lassen sich auch Erkenntnisse auf Funktionsstörungen des Verdauungssystems erreichen.

Für sexuelle Funktionsstörungen sind Psychiater zuständig. Diese Fachrichtung befasst sich aber wenig mit endokrinen und anderen körperlich bedingten Funktionsstörungen des autonomen Nervensystems. Leider beschäftigen sich aber Internisten nicht mit sexuellen Funktionsstörungen, sodass diese Gruppe von Patienten sehr oft unterversorgt ist. Es zahlt sich aus, bei gleichzeitigem Vorliegen von Reizdarmsymptomen und sexuellen Funktionsstörungen auch einen Psychiater aufzusuchen.

Hautveränderungen, Haarausfall

Bei Haarausfall wird meistens zunächst von einer Mangelerscheinung ausgegangen und der Versuch gemacht, mit Nahrungsergänzungsmitteln, Vitaminen und Spurenelementen abzuhelfen. Nachdem das fast nie hilft, gehen Betroffene meist zum Hautarzt, denn dort werden Haarveränderungen und Haarausfall untersucht. Wird dort auch keine Krankheitsursache gefunden, sind die Betroffenen meist verzweifelt und wissen nicht mehr, an wen sie sich wenden können.

Der Mensch verliert 50 bis 100 Haare täglich, das ist ganz normal. Ist es deutlich mehr und es kommt noch ein Reizdarmsyndrom hinzu, vielleicht auch Sehstörungen und Schwindel, für die keine Ursache gefunden werden können, dann könnten diese Beschwerden Folgen eines anticholinergen Syndroms sein. Eine der häufigsten Ursachen für Haarausfall ist Dauerstress bzw. ein anticholinerges Syndrom (siehe Kasten Seite 116). Die Redewendung, dass jemandem »die Haare zu Berge stehen«, zeigt schon, dass die Haare auf Notfallsituationen reagieren. Wird diese Notfallreaktion chronisch (Stress), kommt es zum viel zitierten anticholinergen Syndrom und damit auch zu Haarausfall. Das ist so häufig, dass es auch dafür Redewendungen wie »Haare lassen« oder »Federn lassen« gibt. Haarausfall ist ein wichtiges und häufiges anticholinerges Symptom, das seinerseits wiederum mit Reizdarmbeschwerden einhergeht. Therapien zur Stressbewältigung helfen hier mehr als alle Nahrungsergänzungsmittel und Haarwässerchen. Für Frauen in den Wechseljahren gilt das nicht, in diesem Fall hilft am ehesten eine Hormonersatztherapie.

Wenn Reizdarmbeschwerden mit dem Krankheitsbild Rosacea (siehe Abb.) einhergehen, besteht sehr oft eine Fehlbesiedelung des Darmes. Neben der lokalen Therapie mit Ivermectin, Metronidazol oder erythromycinhaltigen Cremes kann auch eine vorübergehende antibiotische Therapie mit Tetrazyklinen helfen. Diese führt dann auch meistens zu einer Besserung der Reizdarmbeschwerden. Langfristig sollte aber nach der Ursache für die Fehlbesiedelung gesucht werden. Liegt ein sogenanntes Rhinophym vor, im Volksmund auch Knollennase oder Schnapsnase genannt, spielt sehr oft Alkoholkonsum eine Rolle. In diesem Fall muss Alkohol absolut vermieden werden. Ohne Alkoholverzicht wird auch das häufig assoziierte Reizdarmsyndrom nicht dauerhaft ausheilen.

Allergien

Allergische Reaktionen im Verdauungstrakt sind eine regelmäßig übersehene Ursache für die Entstehung eines Reizdarmsyndroms. Dabei muss gar keine Nahrungsmittelallergie vorliegen, meist wird bei der Suche nach echten Nahrungsmittelallergien ohnedies nichts gefunden. Wer also an irgendeiner Allergie leidet, sollte sich vielmehr mit Kreuzallergien auseinandersetzen – auch dann, wenn sich (noch) kein eindeutiger Zusammenhang zwischen einem Nahrungsmittel und dem Auftreten von Beschwerden erkennen lässt.

Rosacea geht oft mit Darmerkrankungen einher

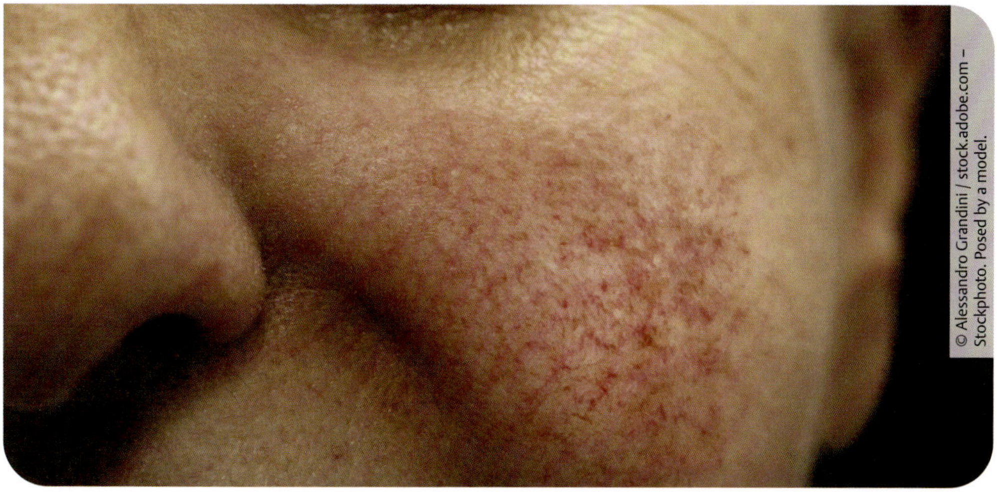

Wie schon im Kapitel »Süßgräser-Allergien« (Seite 47) erwähnt, sind vor allem Allergien gegen Gräser häufig assoziiert mit Unverträglichkeit von Süßgräsern, die in den meisten Nahrungsmitteln vorkommen (Roggen, Weizen, Mais u. a.). Auch Allergene in Birken- oder Haselpollen finden sich oft in Nahrungsmitteln als sogenannte PR-10-Proteine oder Profiline. Die Kombination von Reizdarmbeschwerden, Refluxkrankheit und Pollenallergie, chronischem Schnupfen, chronischen Nasennebenhöhlenentzündungen, asthmatischen Beschwerden, Atemnot und Husten sollten jedenfalls das Augenmerk auf Kreuzallergien als Ursache für das Reizdarmsyndrom lenken.

Kopfschmerzen, Migräne

Fragt man Neurologen, ob Migräne etwas mit Nahrungsmitteln zu tun hat, werden diese einen Zusammenhang meist verneinen. Die meisten Studien können auch keinen statistisch signifikanten Zusammenhang zwischen Nahrungsmitteln, Verdauungsbeschwerden und Migräne nachweisen. Dennoch wird man immer wieder Migränepatienten treffen, die schwören, dass bestimmte Nahrungsmittel bei ihnen einen Migräneanfall auslösen können. Diese Diskrepanz zwischen wissenschaftlichen Studien und subjektivem Erleben lässt sich eigentlich ganz einfach erklären: Jeder Mensch hat andere Nahrungsmittelunverträglichkeiten, andere Allergien, andere Bakterien im Darm, die Nahrungsbestandteile in biogene Amine und andere giftige Substanzen umwandeln können etc. Daher werden bei den Einzelnen sehr verschiedene Nahrungsmittel infrage kommen, die einen Migräneanfall auslösen können und in der Summe wird sich auch bei noch so groß angelegten Studien niemals ein statistisch signifikanter Zusammenhang zwischen bestimmten Nahrungsmitteln und dem Auftreten von Kopfschmerzen oder Migräne finden.

Dennoch, ich habe viele Reizdarmpatienten gesehen, die gleichzeitig Nahrungsmittelunverträglichkeiten, Reizdarm und Migräne hatten. Bei diesen Personen ließen sich regelmäßig sowohl Reizdarmbeschwerden als auch Migräne auslösen, wenn das entsprechende Nahrungsmittel verabreicht wurde. Am häufigsten war das bei Laktose und Fruktose der Fall, wenn eine Laktoseintoleranz bzw. eine Fruktoseintoleranz vorlagen. Interessanterweise lassen sich oft auch bei Laktoseintoleranten Migräneanfälle und Bauchschmerzen durch Fruktose auslösen. Eine Erklärung dafür könnte sein, dass durch eine langjährig unbehandelte Laktoseintoleranz Darmbakterien herangezüchtet worden sind, die dann auch auf größere Mengen von Fruktose ansprechen. Diese Bakterien beginnen, biogene Amine zu bilden, minder-giftige Substanzen, die dann sowohl Kopfschmerzen als auch Bauchschmerzen auslösen können. Aber das ist nur eine Vermutung, weitere Studien sind notwendig, um diese Annahme zu bestätigen. Treten Kopfschmerzen und Reizdarmbeschwerden gleichzeitig auf, zahlt es sich daher aus, sich eingehender auf Nahrungsmittelunverträglichkeiten untersuchen lassen. Diese sollten dann vor allem durch H_2-Atemtests und Allergietests erfolgen.

Muskelschmerzen, Fibromyalgie

Muskelschmerzen treten oft parallel zu systemischen Entzündungsreaktionen auf. Selbst Muskelschmerzen nach einem

Training sind genau genommen Entzündungsschmerzen. Reizdarmpatienten zeigen oft milde chronische Entzündungszeichen. So kommt es, dass beides, Muskelschmerzen und Reizdarmsymptomatik, oft Hand in Hand gehen, wobei die Entzündungsreaktion im Darm der Entzündungsreaktion in den Muskeln eher vorausgehen dürfte.

Eine ganz andere Form von Schmerzen betrifft die Fibromyalgie, die ebenfalls mit dem Reizdarmsyndrom vergesellschaftet sein kann. Fibromyalgie ist eine Krankheit, die mit generellen Muskelschmerzen einhergeht (»alles schmerzt«). Die Diagnose kann gestellt werden, wenn bestimmte Sehnenansatzpunkte überdurchschnittlich druckschmerzempfindlich sind. Betrachtet man diese Punkte aber genauer, so sind es exakt die Ansatzpunkte der sogenannten tonischen Muskulatur. Als tonisch werden diejenigen Muskeln bezeichnet, die unter ständiger Spannung stehen, weil sie vorwiegend gegen die Schwerkraft wirken und damit erst die aufrechte Körperhaltung ermöglichen. Dagegen werden diejenigen Muskeln, die vorwiegend der Bewegung dienen, als phasische Muskulatur bezeichnet. Diese Unterscheidung ist deshalb wichtig, weil sich die tonische Muskulatur nur während des Schlafes entspannen kann. Ist also der Schlaf gestört, kommt es zu einer Dauerbelastung der tonischen Muskulatur mit der Folge, dass sich die Sehnenansätze entzünden und schmerzhaft werden. So wie bei einem Tennisellenbogen, der durch Überlastung bestimmter Muskeln des Unterarmes entsteht.

Erinnern wir uns wieder an das anticholinerge Syndrom mit REM-Schlaf-Unterdrückung und unerholtem morgendlichen Erwachen, dann können wir die Fibromyalgie auch zu diesem Symptomenkomplex zählen (siehe Kasten Seite 116). Unter der Diagnose Fibromyalgie findet man in medizinischen Lehrbüchern meist, dass die Ursache dieser Krankheit unbekannt sei, genauso wie das beim Reizdarmsyndrom der Fall ist.

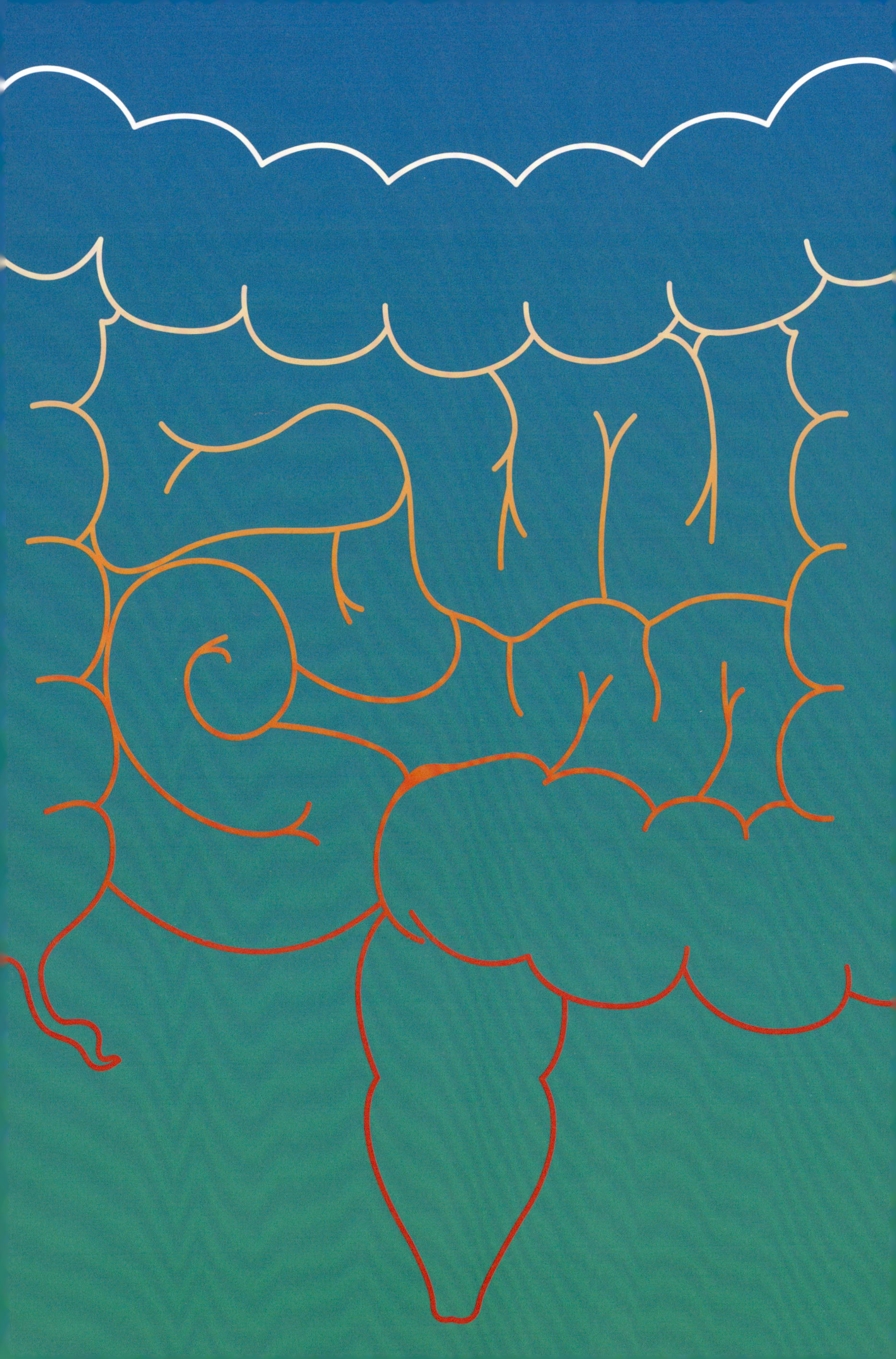

Welche Untersuchungen sind sinnvoll?

Reizdarmsyndrom ist eine Ausschlussdiagnose. Leider ist nicht festgelegt, welche Untersuchungen gemacht werden sollten, bevor die Diagnose Reizdarm gestellt werden darf. Ein Überblick.

Laboruntersuchungen und funktionelle Tests

Die Qualität von Labortests kann sehr unterschiedlich sein. Worauf Sie achten sollten.

Während die eine Klinik eine sehr ausführliche Diagnostik betreibt, beschränkt sich die andere nur auf die absolut notwendigen Untersuchungen. Als Patient lässt sich meist nicht unterscheiden, wie gewissenhaft die Untersuchung war. Ich werde daher in diesem Kapitel versuchen, die wichtigsten Untersuchungen, die bei der Abklärung von Reizdarmbeschwerden zum Einsatz kommen können, anzusprechen. Die meisten Untersuchungen können auch vom Hausarzt veranlasst werden. Wichtig ist es aber, darauf hinzuweisen, dass nicht alle Untersuchungen durchgeführt werden müssen. Welche von den angegebenen Untersuchungen für Sie sinnvoll sein könnte, besprechen Sie am besten mit Ihrem Hausarzt.

Stuhluntersuchungen

Obwohl Stuhluntersuchungen nicht belastend sind und beliebig oft wiederholt werden können, wird ihre Aussagekraft viel zu wenig genutzt. Das liegt vor allem an der Qualität der Untersuchung, denn Stuhluntersuchungen sind beim Laborpersonal wegen ihrer Unappetitlichkeit wenig beliebt. Ein weiteres Problem besteht darin, dass in den Stuhlröhrchen immer Luft enthalten ist. Diese Luft führt dazu, dass die anaeroben Keime, die keinem Sauerstoff ausgesetzt sein dürfen, absterben. Im Labor angekommen, muss es dann noch Laboranten geben, die auch ausreichend ausgebildet sind und den Stuhl auf Parasiten untersuchen können. Ich selbst habe jahrelang gebraucht und tausende Stühle einschicken müssen, bis ich endlich einige Labore gefunden hatte, die eine gute Parasitendiagnostik durchführen konnten. Schließlich gibt es noch ein organisatorisches Problem: Fragt der Einsender nicht explizit nach bestimmten Keimen und gibt bei der Einsendung nur an: »Untersuchung auf pathogene Keime erbeten«, wird oft nur nach Salmonellen und Shigellen gesucht. Werden diese dann nicht gefunden, geht der Stuhlbefund als »normal« zurück an den Arzt. Aus versicherungstechnischen Gründen werden oft nur Bakterienkulturen angelegt und keine PCR-Untersuchungen gemacht, weil sie (noch) zu teuer sind und von den Krankenkassen oft nicht bezahlt werden. So werden viele Keime erst gar nicht gefunden, weil entweder nicht danach gesucht wird, weil sie schon auf dem Transportweg kaputtgegangen sind oder weil ihre Untersuchung nicht bezahlt wird. Schließlich werden manche Parasiten in so geringer Menge oder so inkonstant ausgeschieden, dass mindestens 3 Stuhlproben eingeschickt werden müssen, um halbwegs Gewissheit zu haben, ob ein Parasitenbefall vorliegt oder nicht.

Auf der anderen Seite stehen sogenannte Speziallabore, die meist für viel Geld vollkommen unnötige Untersuchungen anbieten, um die Zusammensetzung der Stuhlkeime zu bestimmen. Diese kann aber nie exakt bestimmt werden, da die meisten anaeroben Keime auf dem Transportweg abgestorben sind. Diese teuren Untersuchungen kann man sich sparen.

Der Blutnachweis im Stuhl sollte mit einem immunologischen Test durchgeführt werden, da die alten Methoden für den Nachweis von okkultem Blut eine viel zu geringe Empfindlichkeit haben, um Tumore im Frühstadium oder geringgradige Sickerblutung im Darm nachzuweisen. Für den Nachweis von Parasiten sollte der Stuhl, wie erwähnt, 3-mal hintereinander eingeschickt werden.

Untersuchungsparameter im Stuhl, die einen guten Überblick bieten

Je nach Fragestellung müssen nicht alle angegebenen Untersuchungen durchgeführt werden, andererseits sind für bestimmte Fragestellungen andere oder weitere Untersuchungen notwendig, die hier nicht angeführt werden.
Bevor Sie Untersuchungen veranlassen, prüfen Sie zuerst, ob diese von Ihrer Versicherung bezahlt werden, denn manche Stuhluntersuchungen sind ziemlich teuer.

Entzündungsparameter: Calprotectin (evtl. Lysozym, Laktoferrin, Eosinophiles Protein X)
Durchlässigkeitsmarker: Alpha-1-Antitrypsin, Blut im Stuhl (evtl. Zonulin, Histamin)
Verdauungsreste: Steatokrit, Stärke, Fette, Muskelfasern, zusätzlich Bestimmung des Stuhl-pH
Marker der Verdauungsleistung und Gallenfunktion: Elastase, Chymotrypsin, Gallensäuren
Pathogene Bakterien: Salmonellen, Shigellen, Campylobacter, pathogene E. coli (VTEC, ETEC, EPEC), Aeromonas/Plesiomonas, Clostridium difficile Toxin *und* Kultur, Yersinien, Vibrionen, Helicobacter u. a.
Viren: Noroviren, Rotaviren
Pilze: Candidapilze, wenn möglich mit Typisierung
Parasiten: Giardia (Lamblien), Entamoeba histolytica, Kryptosporidien, Blastocystis hominis (wenn möglich mit Typisierung der Gruppe), Endolimax
Marker für Abwehrdefekte im Darm: sIgA, (evtl. Beta-Defensin-2)
Tumormarker: Blut, M2-PK

Blutuntersuchungen

Es zahlt sich aus, bei der ersten Untersuchung nicht zu sparsam zu sein. Meiner Erfahrung nach werden bei Patienten immer wieder die gleichen Untersuchungen wiederholt, weil nur diejenigen Parameter bestimmt werden, die von den Krankenkassen bezahlt werden. Damit ist aber eine eingehende Abklärung in vielen Fällen nicht möglich.

Untersuchungsparameter im Blut, die einen guten Überblick bieten

Entzündungsparameter: Blutbild plus Differenzialblutbild und Erythrozytenindizes, Elektrophorese, quantitative Bestimmung der Immunglobuline (IgG, IgA, IgM, IgE) CRP, Neopterin

Infektionsparameter: Listeria-monocytogenes-AK, Campylobacter-AK

Leberwerte, Nierenwerte und Pankreaswerte: GOT, GPT, Gamma-GT, alkalische Phosphatase, Leucinaminopeptidase, Kreatinin und Harnstoff, Amylase und Lipase

Elektrolyte und Wasserhaushalt: Natrium, Kalium, Phosphat, Kalzium, Chlorid und ProBNP

Zöliakie-Abklärung: Transglutaminase-Antikörper (IgG UND IgA), Gliadin-Antikörper (IgG + IgA), desaminierte Gliadin-Antikörper (IgG + IgA), endomysiale Antikörper und Retikulin-Antikörper. Viele Ärzte erachten es nicht für sinnvoll, alle Zöliakie-Antikörper zu bestimmen. Nach meiner Erfahrung sind hier aber sehr oft divergente Ergebnisse zu sehen und viele (latente) Zöliakieformen werden nur erfasst, wenn *alle* Antikörper bestimmt werden. Die Bestimmung von HLA DQ2, DQ7 und DQ8 ist wünschenswert. Diese Untersuchungen sind aber relativ teuer. Zur Beurteilung der Zöliakie-Antikörper ist auch eine quantitative Bestimmung der Immunglobuline notwendig (IgG, IgA)

Abklärung eines intermittierenden Quinkeödems: C1-Esterase-Inhibitor funktionell und quantitativ (C1INHQ + C1INHF). Die Abnahme muss erfolgen, solange die Beschwerden bestehen, sonst sind die Ergebnisse nicht sehr aussagekräftig

Gastrin: Dieses Hormon stimuliert die Magensäurebildung und gibt Auskunft über das Vorliegen eines anticholinergen Syndroms (Achtung: Säureblocker müssen 4 Wochen vorher abgesetzt werden)

Chromogranin-A: Gibt Auskunft über das Vorliegen eines neuroendokrinen Tumors (Achtung: Säureblocker müssen 4 Wochen vorher abgesetzt werden)

Allergie-Untersuchungen: RAST-Teste (je nach Anamnese). Auf jeden Fall Untersuchung auf Gräser und Bäume und zumindest folgende CAP-Codes: g6, g213, g214, t3, t215 und t 216. Zusätzlich ist die quantitative Bestimmung der Immunglobuline (IgE) notwendig

Genetische Untersuchung auf Laktoseintoleranz: aus dem Blut oder mittels eines Wangenabstriches, ist sehr aussagekräftig (wenn er positiv ausfällt) und nicht einmal so teuer. Bei negativem Testergebnis ist zwar eine primäre, nicht aber eine sekundäre Laktoseintoleranz ausgeschlossen

Harnuntersuchungen

Die Harngewinnung sollte zeitnah zur Blutabnahme erfolgen, damit Ausscheidungsindizes wie Index der Phosphat-Exkretion (IPE) berechnet werden können. Der Kalzium-Kreatinin-Quotient kann unabhängig vom Zeitpunkt der Blutabnahme berechnet werden.

Untersuchungsparameter im Harn

Kalzium
Kreatinin
Phosphat
Microalbumin
Harnstatus und Harnsediment

H_2-Atemtests (Wasserstoff-Atemtests)

Mit Atemtests kann festgestellt werden, ob eine Fruktose- oder Sorbitunverträglichkeit oder eine Laktoseintoleranz besteht. Dabei werden die Patienten mit der jeweiligen Substanz belastet und danach wird 2 Stunden lang alle 15 Minuten die H_2-Konzentration in der Atemluft gemessen. Aus dem zeitlichen Verlauf der H_2-Werte lässt sich dann auch noch feststellen, ob und in welchen Darmabschnitten eine Fehlbesiedelung vorliegt. Leider werden die Messungen meistens nicht viertelstündlich, sondern oft nur stündlich durchgeführt. Damit entgehen dem Arzt aber wichtige Informationen, insbesondere, ob eine Dünndarmfehlbesiedelung besteht. Stattdessen wird dann oft ein Glukose-Atemtest für die Diagnose einer Fehlbesiedelung angeboten. Nach meinen eigenen Erfahrungen bringt der Glukose-Belastungstest aber fast nie wirklich gute Ergebnisse. Besser wäre es bei einem Laktose- oder Fruktosetoleranztest, die H_2-Werte öfter zu messen. Nur wenn der Fruktosetoleranztest negativ ist, ist es auch sinnvoll, noch einen Sorbitbelastungstest durchführen zu lassen. Bei positivem Fruktosetoleranztest muss ohnedies auch eine sorbitfreie Diät eingehalten werden, da eine Fruktoseintoleranz so gut wie immer mit einer Sorbitintoleranz einhergeht (aber nicht umgekehrt).

Zwischen den einzelnen Atemtests sollte jeweils 1 Woche vergehen, da es sonst zu falschen Messergebnissen kommen kann. Das Allerwichtigste für die Aussagekraft eines H_2-Atemtests ist aber die Vorbereitung: Dazu müssen Patienten mindestens 12 Stunden (besser 14 Stunden) nüchtern sein. Geht man am nächsten Tag morgens zum Atemtest, ist es günstig, noch vor dem Verlassen des Hauses einige Schluck heißes Wasser zu trinken, damit die Darmmotorik angeregt wird. Auch ist es wichtig, die Zähne *vor* dem Atemtest gut zu putzen, da ja nicht die bakterielle Belastung im Mund, sondern im Darm gemessen werden soll. Leider wird den Patienten manchmal sogar davon abgeraten, sich die Zähne zu putzen, was schlichtweg falsch ist. Wichtig ist es auch, dass 4 Wochen vor der Testdurchführung kein Antibiotikum eingenommen wurde. Unmittelbar vor dem Testbeginn muss der Nüchternwert (Leerwert) gemessen werden, denn der Test ist nur dann sinnvoll, wenn dieser Wert für Wasserstoff unter 10 ppm liegt. Bei einem höheren Wert ist es angeraten, die Untersuchung zu verschieben und beim nächsten Termin 16 Stunden nüchtern zu bleiben. Liegt der Nüchternwert dann immer noch über 10 ppm, kann man bereits

H_2-Atemtests bei Reizdarmsyndrom

Fruktose-Atemtest
Laktose-Atemtest (nur notwendig, wenn der Gentest negativ ist)
Sorbit-Atemtest (nur notwendig, wenn der Fruktose-Atemtest negativ ist)

von einer Fehlbesiedelung des Dünndarms und/oder einer Motilitätsstörung des Darmes ausgehen. Beide Zustände können als Ursache eines Reizdarmsyndroms angesehen werden und sind leicht zu behandeln.

Ist der Sorbit-Test und/oder der Fruktose-Test positiv, muss sowohl eine fruktosearme als auch eine sorbitfreie Diät eingehalten werden. Ist der Laktose-Atemtest positiv und der Laktose-Gentest negativ, dann besteht eine sogenannte sekundäre Laktoseintoleranz. Dieser liegt immer eine Erkrankung zugrunde, nach deren Ursache gesucht werden muss.

Weitere Funktionstest wie C13-Atemtests, Pankreolauryl-Tests, Sekretin-Tests etc. sind spezialisierten Zentren vorbehalten und kommen in der Routinediagnostik kaum zum Einsatz.

Bildgebende Untersuchungen

Mit Spiegelungen, Ultraschall-, MRT- und anderen bildgebenden Untersuchungen lassen sich organische Veränderungen am zuverlässigsten erkennen. Wann sind sie sinnvoll?

Viele Ärzte gehen davon aus, dass sich bei der Abklärung von funktionellen Darmerkrankungen mit bildgebenden Untersuchungen nicht sehr viel erreichen lässt. Werden solche Untersuchungen durchgeführt, dann eher, um die Patienten zu beruhigen und den Eindruck zu vermitteln, dass man bemüht ist, alles zu untersuchen.

Das ist aber nicht ganz richtig. Mit bildgebenden Untersuchungen können zunächst einmal schwerwiegende Erkrankungen wie Tumor-Erkrankungen oder schwer verlaufende entzündliche Erkrankungen gut beurteilt werden. Es gibt aber auch eine Reihe indirekter Zeichen, die sehr wohl hilfreich bei der Abklärung eines Reizdarmsyndroms sein können. Ich möchte hier die häufigsten Untersuchungen aufzählen und erklären, was damit untersuchbar ist und wie belastend sie sind.

Ultraschalluntersuchungen

Die Sonografie des Bauches ist eine schmerzlose Untersuchung, die beliebig oft wiederholt werden kann, da keine schädliche Strahlenbelastung besteht. Die erzeugten Bilder sind zwar nur zweidimensional, dafür kann man die Bewegung sehen. So wie ein Videofilm mehr Information liefert als ein einzelnes Foto, liefert die Sonografie zusätzlich Informationen durch bewegte Bilder. Demgegenüber zeigen die meisten Röntgenverfahren nur Momentaufnahmen. Die Ultraschalluntersuchung gehört deshalb zur Basisuntersuchung bei jeder Abklärung von Verdauungsbeschwerden.

Hier lässt sich zunächst einmal die Gasbildung beurteilen. In welchem Darmabschnitt entstehen besonders viel Gase? Besteht sie ausschließlich im Dickdarm, gilt das als normal, während Gasbildung im Dünndarm schon auf eine Fehlbesiedelung hindeutet. Kommen Gaseinlagerungen in der Darmwand vor, spricht man von einer

»Pneumatosis cystoides intestinalis«, die einer antibiotischen Behandlung bedarf. Gasbildung in den Gallenwegen nennt man Aerobilie. Ihr Vorkommen spricht für eine Besiedelung der Gallenwege mit Bakterien. Das ist vor allem dann der Fall, wenn der Schließmuskel bei der Einmündung des Gallengangs in den Dünndarm nicht mehr ganz dicht schließt. Gallensteine sprechen für eine Dysfunktion des letzten Dünndarmabschnittes (terminales Ileum). Die Darmperistaltik gibt Auskunft über die Darmmotorik, bei einer gesteigerten Darmperistaltik sieht man ein sogenanntes Waschmaschinenphänomen: Werden die Darmschlingen mit dem Ultraschall im Querschnitt getroffen, sieht es dort wie bei einer Waschmaschinentrommel aus, die sich einige Male nach links und dann wieder nach rechts dreht. Diese gesteigerte Peristaltik deutet auf das Vorhandensein einer Pendelperistaltik hin, die oft bei Resorptionsstörungen im oberen Verdauungstrakt vorkommt.

Bei der Bauchspeicheldrüse schaut man nicht nur nach Raumforderungen, sondern auch, ob die Pankreasgänge gestaut sind und ob die Bauchspeicheldrüse vernarbt ist, was als Hinweis für wiederholte Pankreasentzündungen spricht. Schließlich gilt es noch, die Leber, die Milz, die Nieren und die großen Blutgefäße im Bauchraum zu untersuchen. Eine Verfettung der Leber spricht für eine toxische Belastung der Leber, die oft durch eine Fehlbesiedelung des Dünndarms bedingt ist. Eine Vergrößerung der Milz und/oder vergrößerte Lymphknoten entlang der großen Blutgefäße sprechen für einen entzündlichen Prozess, der immer weiter abgeklärt gehört.

Schließlich sind noch die großen Venen im Bauchraum zu beurteilen. Ist die Hohlvene geschwollen und lässt sich mit dem Schallkopf nicht zusammenpressen, liegt ein erhöhter Venendruck vor, und man kann davon ausgehen, dass auch die Darmschleimhaut geschwollen ist und nicht mehr funktioniert (siehe auch Kapitel »Die Darmschleimhaut ist zu dick« Seite 24).

Die Beurteilung der Nieren ist auch für Gastroenterologen relevant. Bestehen Nierenzysten, werden diese normalerweise nur als Schönheitsfehler angesehen, doch sie deuten auf das Vorhandensein einer immer wieder auftretenden Oxalurie hin. Eine Oxalurie spricht ihrerseits wiederum für eine Störung des letzten Dünndarmabschnittes. Besteht dort eine Resorptionsstörung, gehen immer wieder Gallensäuren verloren, die von Darmbakterien in Oxalsäure umgewandelt werden. Die vermehrt anfallende Oxalsäure wird aus dem Darm resorbiert, gelangt ins Blut und wird über die Nieren ausgeschieden. Dabei kommt es immer wieder zur Bildung von Mikrokristallen, die die kleinsten ableitenden Harnwege verstopfen. Vor dieser Verstopfung bildet sich dann eine Nierenzyste. *Nierenzysten* dürfen aber nicht mit *Zystennieren* verwechselt werden, die eine angeborene Nierenkrankheit sind.

Endoskopische Untersuchungen

Gastroskopie und Koloskopie gehören eigentlich schon zur Basisuntersuchung aller gastroenterologischen Erkrankungen. Zwar wird in den Lehrbüchern immer wieder beschrieben, dass diese Untersuchungen nur bei älteren Menschen routinemäßig durchgeführt werden sollen, zum Glück hält sich aber fast niemand an diese Empfehlung, zumal die meisten Gastroenterologen gerne endoskopieren und daran auch nicht schlecht verdienen. Früher waren diese Untersuchungen ziemlich unangenehm und schmerzhaft. Ich selbst stamme noch aus einer Ärztegeneration, in der man Patienten aufforderte, tapfer zu sein und die Schmerzen auszuhalten. Heute gibt es dieses Problem nicht mehr, denn es hat sich eingebürgert, diese Untersuchungen nur in Vollnarkose durchzuführen. Eine Gastroskopie und Koloskopie ist heutzutage also kaum mehr belastend, mit Ausnahme der Darmreinigung, die als Vorbereitung für die Koloskopie unumgänglich ist.

Bei der endoskopischen Untersuchung entnehmen Ärzte nur sehr ungern Gewebeproben aus der Schleimhaut. Vor allem dann, wenn die Schleimhaut keine Auffälligkeiten zeigt, sehen es sie nicht ein, warum aus einer vermeintlich gesunden Schleimhaut Gewebeproben entnommen werden sollen. Leider werden dann aber gerade beim Reizdarmsyndrom oft milde Entzündungsreaktionen in der Schleimhaut übersehen. Bitten Sie deshalb Ihren Arzt, Gewebeproben zu entnehmen und auch die sogenannten intraepithelialen Lymphozyten (IEL) auszählen zu lassen. Das muss bei der Einsendung an das Pathologie-Labor extra angefordert werden, sonst werden diese IEL nicht bestimmt. Wenn sich ein Labor weigert, die Bestimmung durchzuführen, ist das weiter nicht schlimm, denn die Gewebeproben kann man anfordern und die IEL-Bestimmung in einem anderen Labor durchführen lassen. Bitten Sie Ihren Arzt aber auch, vor der Untersuchung im Dünndarm mindestens 4 und im Dickdarm stufenweise Gewebeproben zu entnehmen. Nur so besteht die Chance, dass eine milde Entzündungsreaktion nicht übersehen wird. Und darum geht es ja beim Reizdarm.

Das nächste Hindernis in der Diagnostik ist die Interpretation der IEL. In den Lehrbüchern heißt es, dass bis zu 20 IEL als normal anzusehen sind. Meiner Erfahrung nach haben Menschen ohne Beschwerden immer weniger als 10 IEL, sodass eine Zahl zwischen 10 und 20 IEL schon als grenzwertig angesehen werden sollte. Ebenso ist in meinen Augen jede Form einer Dünndarmzottenatrophie als pathologisch zu werten. Die Einteilung erfolgt nach den sogenannten Marsh-Kriterien. Meist wird der Arzt erst ab Marsh 3 tätig. Sie sollten sich aber bereits ab Grad 1 Gedanken über die Ursachen machen und hier weiter abklären.

Auf Krankheiten wie Gastritis, Morbus Crohn, Colitis ulcerosa etc. gehe ich hier nicht näher ein, da es hier kaum zu einer mangelhaften Diagnose kommt. Ein Wort sei noch zur sogenannten Antrumgastritis gesagt: Als Antrum wird der Teil des Magens vor dem Übergang in den Dünndarm (Duodenum) bezeichnet. Hier findet man bei sehr vielen Menschen eine leichte Entzündung, die aber fast nie stark ausgeprägt ist und in der Regel keine Beschwerden macht. Die entzündlichen Veränderungen in diesem Bereich sind lediglich Zeichen, dass der Ausgangsmuskel vom Magen, der sogenannte Pförtner, nicht dicht schließt. Wiederum eine Folge eines anticholinergen Syndroms. Dadurch kommt es zu einem galligen Reflux vom Dünndarm in den Magen. Der Magen reagiert dann mit einer Entzündung in diesem Bereich.

Eine Zeitlang war die Kapselendoskopie sehr modern. Dabei wird eine Kapsel verschluckt, in der eine winzige Kamera eingebaut ist und ein Gerät umgeschnallt, das die Videosignale der verschluckten Kamera aufzeichnet. Man glaubte, so den gesamten Verdauungstrakt perfekt einsehen zu können und damit auch Krankheiten diagnostizieren zu können, die bei der normalen Endoskopie nicht zugänglich sind. Die Praxis war aber sehr enttäuschend. Die Kamera wies nicht immer in die gewünschte Richtung und lieferte meistens sehr verschwommene Bilder, weil sie der Schleimhaut oft eng anlag. Lediglich der Nachweis von Blutspuren konnte damit gut dargestellt werden. Deshalb ist die Kapselendoskopie manchmal sinnvoll, um eine Blutungsquelle zu lokalisieren. Kosten und Nutzen wiegen sich hier aber fast nie auf. Sollen die Darmabschnitte untersucht werden, die bei der normalen Gastroskopie und Koloskopie nicht eingesehen werden können, ist die Doppelballonenteroskopie (DBE) oder die radiologische Untersuchung nach Sellink (siehe Kapitel »Sellink-Passage« Seite 162) in der Regel zielführender. Beide Untersuchungsmethoden werden jedoch nur in spezialisierten Zentren durchgeführt und sind auch nur bei speziellen Fragestellungen notwendig.

Radiologische Untersuchungen

Colontransitzeitbestimmung

Steht die Verstopfung im Vordergrund, sollte eine Colontransitzeitbestimmung durchgeführt werden. Alle Radiologen könnten diese Untersuchung leicht durchführen, es macht nur fast niemand, weil kaum jemand diese Untersuchung wirklich kennt. Patienten müssen sich dazu in der Apotheke eine Packung »Colon Transit röntgendichte Marker« besorgen (diese kosten ca. 50 Euro) und jeden Morgen eine Kapsel schlucken. Am 7. Tag muss der Radiologe ein Abdomen-Leer-Röntgen in Bauchlage machen und die Anzahl der Marker auszählen: Sind weniger als 12 Marker vorhanden, ist die Transitzeit normal, bei 12 bis 30 Markern ist sie grenzwertig verzögert und bei über 30 Markern besteht eine slow transit constipation. Pro Marker kann von einer Transitzeit von 2,3 Stunden ausgegangen werden, also entsprechen 12 Marker einer Transitzeit von 27,6 Stunden, 30 Marker von 69 Stunden usw. Ist die Colontransitzeit verlängert, heißt das aber, dass die Diagnose nicht mehr Obstipation-dominantes Reizdarmsyndrom lauten dürfte und vor allen eine Therapie zur Verbesserung der Darmperistaltik erfolgen muss.

CT und MRT des Abdomens

Die Computertomografie (CT) ist hervorragend in der Diagnose und Lokalisation von Tumoren. Sie ist aber sehr strahlenbelastend. Dafür bekommt man relativ gute Auskunft über Raumforderungen, und wenn eine Gefäßdarstellung gemacht wurde, auch über Durchblutungsstörungen im gesamten Bauch. Demgegenüber ist die MRT-Untersuchung zwar nicht strahlenbelastend, aber man kann damit nur manche Regionen gezielt untersuchen. Beim MRT muss der Arzt schon vorher wissen, wonach er sucht. Diese Fragestellung ist bei der Überweisung im Vorhinein genau anzugeben. Für eine generelle Übersichtsaufnahme, um zu sehen, ob irgendetwas Pathologisches im Bauchraum zu finden ist, eignet sie die MRT-Untersuchung nicht so gut wie die CT-Untersuchung.

Sellink-Passage

Bei der Sellink-Passage wird ein Kontrastmittel über eine Sonde direkt in die unteren Dünndarmabschnitte injiziert, sodass diese entweder im Röntgen (konventionelle

Sellink-Passage) oder mittels MRT (MRT-Sellink-Passage) untersucht werden können. Die Untersuchung ist nicht ganz einfach durchzuführen und bedarf eines erfahrenen Radiologen, der diese Untersuchung regelmäßig durchführt. Ohne diesen sollte man diese Untersuchung nicht durchführen lassen, denn sie ist belastend, vor allem, wenn der Radiologe nicht darin geübt ist. Andernfalls ist es ein wertvolles Hilfsmittel, vor allem um festzustellen, ob Morbus Crohn vorliegt und welche Darmabschnitte davon betroffen sind.

Defäkographie

Die Defäkographie ist eine sehr hilfreiche, aber leider sehr unbeliebte Untersuchung. Dabei bekommt der Patient ein Kontrastmittel in das Rektum appliziert und muss dann entweder unter dem Röntgenbildschirm (Konventionelle Defäkographie) oder im MRT (MR-Defäkographie) in eine Windel Stuhl entleeren. Vor allem bei der MRT-Darstellung kann der Defäkationsvorgang, also der Vorgang während der Stuhlentleerung, hervorragend beurteilt werden. Es lässt sich damit feststellen, ob anatomische Veränderungen vorliegen, die zu Defäkationsstörungen führen. Oft können solche Ursachen dann chirurgisch behandelt werden. Auch diese Untersuchung kann nur in spezialisierten Zentren durchgeführt werden, ist gar nicht so belastend, wie sie klingt und bringt sehr viel Information.

Nuklearmedizinische Untersuchungen

Nuklearmedizinische Untersuchungen sind bei Patienten ebenfalls nicht sehr beliebt, weil die Angst vor der Strahlenbelastung vorhanden ist. Es ist natürlich keine angenehme Vorstellung, sich ein radioaktives Mittel in die Vene spritzen zu lassen. Diese Substanzen verteilen sich im ganzen Körper und binden sich an Strukturen, die untersucht werden sollen. Dort, wo die radioaktive Substanz ihr Ziel gefunden hat, leuchtet es dann am Bildschirm auf. Die verabreichten Isotope sind aber so kurzlebig, dass die Strahlenbelastung, die von ihnen ausgeht, gar nicht so hoch ist, manchmal sogar geringer als bei einer normalen Röntgenaufnahme.

Für Reizdarmpatienten sind vor allem Untersuchungen interessant, die sich hinter dem Namen Single Photon Emission Tomografie (SPECT) und Positronen-Emissions-Tomografie (PET) verbergen. Ich möchte diese Untersuchungsmethoden an Hand von Beispielen erklären: Es gibt im Verdauungstrakt manchmal winzig kleine Tumore, die so winzig sind, dass man sie mit den üblichen Untersuchungsmethoden gar nicht finden kann. Diese Tumore können jedoch sehr große Wirkungen entfalten, wenn sie Hormone produzieren, die in die Steuerung des Darmes eingreifen. Man nennt diese kleinen Gewächse mit großer Wirkung auch neuroendokrine Tumore. Wird beispielsweise ein Isotop, das solche Tumore erkennen kann, in die Vene gespritzt, dann verteilt sich diese Substanz im ganzen Körper und sucht sich solche neuroendokrinen Tumore. Der Tracer reichert sich dort an und auf dem Bildschirm kann gesehen werden, ob und wo ein solcher Tumor vorkommt. Damit kann er lokalisiert und chirurgisch entfernt werden.

Ein weiteres Beispiel ist der ^{18}FDG-PET-Scan. Hinter dieser undurchsichtigen Bezeichnung verbirgt sich das Isotop eines Moleküls, das dem Blutzucker sehr ähnlich ist und deshalb von allen stoffwechselaktiven Zellen aufgenommen wird. Da bösartige Zellen oder stark entzündete Zellen einen verstärkten Stoffwechsel haben, leuchten sie auf dem Bildschirm stärker als gesunde Zellen und können identifiziert werden. In letzter Zeit gibt es in PET-Zentren sogar spezielle Geräte, bei denen ein PET-Scan mit einem CT (Computertomografen) oder MRT (Magnetresonanztomographie) kombiniert wird. Leuchtet im PET-Scan irgendwo etwas auf, dann kann der CT oder MRT sofort in dieser Region Bilder machen, um hier eine genaue Lokalisation des Tumors oder Entzündungsherdes zu erstellen. Diese Untersuchung ist jedoch sehr teuer und sollte nicht ohne entspreche Voruntersuchungen oder eindeutige klinische Hinweise gemacht werden.

Diagnostischer Ablauf

Nachdem die Ursachen für ein Reizdarmsyndrom so komplex sind, kann niemals eine vollständige Abklärung erfolgen. Deshalb lässt sich auch kein vollständiges Flussdiagramm erstellen. Das hier aufgeführte Diagramm kann nur einen Anhaltspunkt darstellen, wie gemeinsam mit dem Arzt die Abklärung gestaltet werden könnte.

Maßnahme	Ergebnis	Folge/behandlungsbedürftige Ursache
Medikamente prüfen, die zu IBS führen können (Beipackzettel) IBS-P: siehe Kasten (Seite 13) IBS-C: siehe Kasten (Seite 13) IBS-D: siehe Kasten (Seite 13)	bei Besserung →	Therapieumstellung gemeinsam mit behandelndem Arzt
↓ Keine Besserung ↓		
Nahrungsmittel, die zu IBS-Beschwerden führen können, probeweise weglassen. Evtl. Flüssigkeitsreduktion ausprobieren IBS-P: siehe Kasten (Seite 13) IBS-C: siehe Kasten (Seite 13) IBS-D: siehe Kasten (Seite 13)	bei Besserung →	Diäten weiter beibehalten, weitere Abklärung je nach Nahrungsmitteln, die nicht vertragen werden
↓ Keine Besserung ↓		
FODMAP-Diät	bei Besserung →	FODMAP-Diät beibehalten, Abklärung, ob Fruktose- und/oder Sorbitintoleranz vorliegt
↓ Keine Besserung ↓		

Maßnahme	Ergebnis	Folge/behandlungsbedürftige Ursache
Allergieabklärung: Standard-Prick-Test, Gesamt-IgE, RAST-Test auf g6, g213, g214, t3, t215, t216 je nach Anamnese erweitern	wenn positiv ⇢	Allergie: Weitere molekular-allergologische Abklärung, Bestimmung der Proteinfamilien, Vermeidung von Kreuzallergenen, evtl. Hyposensibilisierungstherapie, Antihistaminika (DNCG, H1-Blocker, H2-Blocker)
↓ negativ (ohne Befund) ↓		
Therapieversuch mit Antihistaminika über eine Woche sowie Diaminoxidase vor jeder Mahlzeit	bei Besserung ⇢	Pseudoallergie: Weitere Abklärung auf Unverträglichkeit von Histamin, Schwefel, Salizylaten, Exorphinen in Nahrungsmitteln (Brot, Milch), Bestimmung der Tryptase und der DAO im Blut
↓ keine Besserung ↓		
H_2-Atemtests (Laktose, Fruktose, evtl. Sorbit)	wenn positiv ⇢	Kohlenhydratmalabsorption: weitere Abklärung primär/sekundär (bei Laktoseintoleranz Gentest machen), entsprechende Diät(en) dauerhaft (!) einhalten
↓ negativ (ohne Befund) ↓		
Ultraschall des Abdomens	wenn positiv ⇢	Weitere Abklärung bei Internist bzw. Gastroenterologen
↓ negativ (ohne Befund) ↓		
Stuhluntersuchungen (Seite 154) (3 x wiederholen)	wenn positiv ⇢	Weitere Untersuchungen bzw. Behandlungen je nach Befund
↓ negativ (ohne Befund) ↓		
Blutuntersuchungen (Seite 156)	wenn positiv ⇢	Weitere Untersuchungen bzw. Behandlungen je nach Befund
↓ negativ (ohne Befund) ↓		

Maßnahme	Ergebnis	Folge/behandlungsbedürftige Ursache
Gastroskopie und Coloskopie	wenn positiv ⇢	Weitere Untersuchungen bzw. Behandlungen je nach Befund bei Gastroenterologen oder Chirurg
↓ negativ (ohne Befund) ↓		
Abdomen-CT mit Kontrastmittel und Gefäßdarstellung	wenn positiv ⇢	Weitere Abklärung bei entsprechenden Fachärzten
↓ negativ (ohne Befund) ↓		
Versuch mit einer Eliminationsdiät	bei Besserung ⇢	Weitere Abklärung von funktionellen Darmerkrankungen, Allergien und Nahrungsmittelunverträglichkeiten
↓ Keine Besserung ↓		
Versuch einer Therapie mit Psychopharmaka (Seite 177)	bei Besserung ⇢	Weitere Behandlung beim Psychiater
↓ keine Besserung ↓		
Nuklearmedizinische Untersuchung (SPECT, 18-FDG-PET-CT-Scan)	wenn positiv ⇢	Weitere Abklärung und Therapie je nach Fachgebiet
↓ negativ (ohne Befund)	⇢	Überweisung an spezialisierte Klinik oder Ambulanz für seltene Erkrankungen, evtl. vorher noch einmal neuer Durchlauf des Flussdiagramms

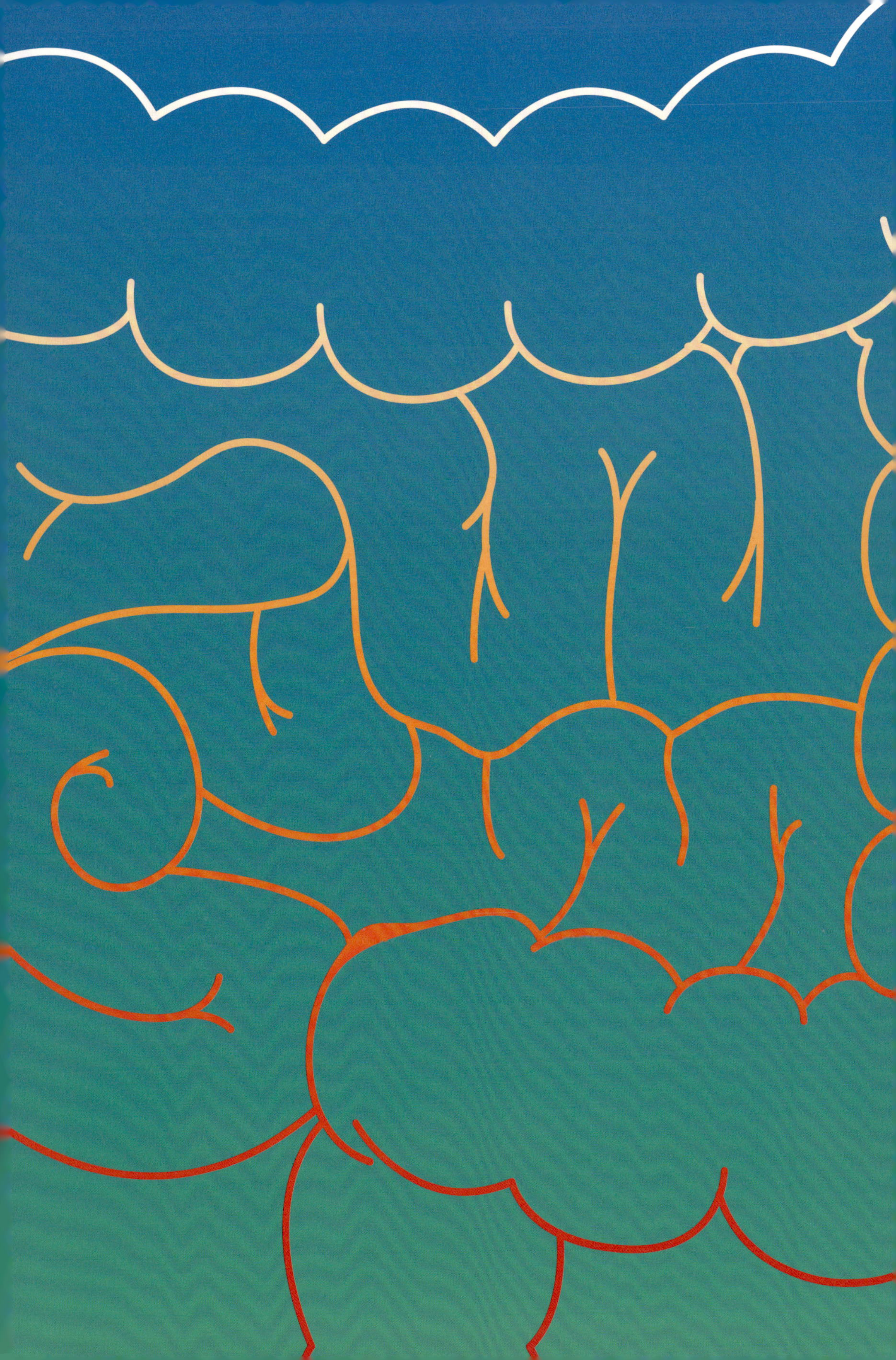

Therapie-möglichkeiten

Die Werbung verspricht mit vielen frei erhältlichen Präparaten Hilfe bei Reizdarmbeschwerden. Was hilft wirklich?

Eigeninitiative

Je nach Beschwerdeintensität und Dauer können Sie vor dem Gang zum Arzt zunächst selbst einige Maßnahmen zur Linderung ausprobieren. Vielleicht lassen sich die Beschwerden schon in den Griff bekommen.

Nachdem es so viele Menschen gibt, die unter Reizdarmbeschwerden leiden, wimmelt es im Internet nur so von Wundermitteln, die Heilung oder zumindest Besserung versprechen. Selbst direkt vor den Hauptnachrichten im Fernsehen ist man nicht vor Werbung für Präparate zur Behandlung des Reizdarmsyndroms sicher. Das Geschäft ist so gigantisch, dass nicht nur Glücksritter kleine Firmen gründen und Substanzen verkaufen, sondern auch große Konzerne auf das Geschäft mit »natürlichen Heilmitteln« bei Reizdarmsyndrom setzen.

Meist ist von Heilung auf natürliche Weise die Rede, es geht um Wundermittel, die schon diesem oder jenem Promi geholfen haben und Geheimtipps, die selbst den Ärzten verborgen bleiben. Leider unterliegen Nahrungsergänzungsmittel wie schon erwähnt so gut wie keiner Kontrolle durch den Staat, sodass im Grunde jeder irgendein Pulver in eine Kapsel verpacken und auf den Markt bringen kann.

Zulassung für gefährliche Präparate

Im Rahmen einer Fernsehreportage machten Journalisten den Versuch, eine Zulassung für ein fiktives Nahrungsergänzungsmittel zu bekommen. Dabei gaben sie beim Antrag für das Zulassungsverfahren sogar Substanzen an, die bekannterweise giftig sind. Registrierung und damit auch Zulassung waren erfolgreich und das Nahrungsergänzungsmittel hätte verkauft werden dürfen. Es ist sehr beunruhigend zu wissen, wie wenig die derzeit gültigen Gesetze die Konsumenten vor gefährlichen Nahrungsergänzungsmitteln schützen. Konsumenten müssen sich daher selbst schützen.

Mein Rat: Entsorgen Sie am besten gleich alle Mittelchen, die sich bei Ihnen angesammelt haben und mit denen Sie Ihren Darm täglich aufs Neue belasten. Ich habe schon viele Patienten erlebt, denen es allein durch diese Maßnahme wesentlich besserging. Manche wurden sogar von ihrem Reizdarmsyndrom geheilt, nur weil sie alle Nahrungsergänzungsmittel, Stärkungsmittel, Spurenelemente und Vitamintabletten absetzten. Der Kasten (Seite 172) fasst eine Reihe von Maßnahmen zusammen, die Sie selbst ausprobieren können. Hilft Ihnen eine dieser Maßnahmen, dann bleiben Sie dabei und halten Sie sie weiterhin ein. Hilft es Ihnen nicht, dann versuchen Sie, die Abklärung schrittweise wie in der Übersicht zum diagnostischen Ablauf (Seite 165) dargestellt, mithilfe Ihres Hausarztes durchzuführen. Mit diesen Richtlinien konnte ich in der Vergangenheit bei etwa 80 Prozent der Patienten, die mit der Diagnose Reizdarm zu mir überwiesen wurden, noch eine bisher übersehene andere Diagnose finden, nach deren Behandlung eine Besserung eintrat. Nur in den wenigen übrigen Fällen, in denen wirklich (noch) nichts zu finden war, ist eine symptomatische Therapie gerechtfertigt.

Maßnahmen bei Reizdarmproblemen, die Sie selbst ausprobieren können

Vor dem Gang zum Arzt lohnt sich ein Versuch mit simplen Maßnahmen.

- Setzen Sie alle Nahrungsergänzungsmittel, Spurenelemente, Vitamine, Kalzium- oder Magnesium-Tabletten etc. ab, sofern diese nicht von Ihrem Arzt explizit verschrieben wurden. Fragen Sie Ihren Arzt, was alles abgesetzt werden kann (eine Ausnahme ist Vitamin D, da eine Vitamin-D-Substitution in unseren Breiten sehr oft notwendig ist).
- Essen Sie so wenig wie möglich und so viel wie nötig. Je weniger Sie essen, desto weniger wird Ihr Darm belastet.
- Legen Sie immer wieder Fasttage ein oder lassen Sie hin und wieder eine Mahlzeit aus. Wir Menschen sind so angelegt, immer wieder kurze Hungerperioden durchstehen zu müssen. Der Darm kann sich in dieser Zeit erholen.
- Vermeiden Sie ständiges Essen, also keine Zwischenmahlzeiten, möglichst keine Snacks. Lassen Sie den Darm zwischen den Mahlzeiten leer werden und gönnen Sie ihm »Zeiten ohne Arbeit«.
- Ernähren Sie sich möglichst so wie Ihre (Ur-)Großmutter. D.h. kochen Sie, wenn möglich selbst und kaufen Sie möglichst wenig Fertiggerichte.
- Vermeiden Sie blähende Nahrungsmittel (Kohl, Lauch, Zwiebeln, Knoblauch, Wurzelgemüse, Sellerie), auch wenn viele dieser Gemüsesorten als gesund gelten und in Großmutters Küche oft vorkamen.
- Vermeiden Sie Ballaststoffe, achten Sie auch auf versteckte Ballaststoffe in cremigen Fertignahrungsmitteln.
- Trinken Sie gelegentlich einen Schluck heißen Wassers, um die Darmperistaltik anzuregen.
- Bewegen Sie sich regelmäßig. Damit werden die Darmperistaltik und die Regeneration des Darmes angeregt. Aber trainieren Sie nicht so intensiv, dass die Darmdurchblutung während des Trainings abnimmt.
- Wenn alle o. a. Maßnahmen nicht helfen, suchen Sie sich einen Arzt, mit dem Sie schrittweise die angegebenen Untersuchungen veranlassen, um dann eine gezielte Therapie beginnen zu können. (Nicht alle Untersuchungen müssen durchgeführt werden, um zu einem Ergebnis zu kommen).

Medikamentöse Therapien

Verordnete Therapien bestehen oft aus Medikamenten, die die Symptome lindern sollen. Das sollte jedoch nur dann erfolgen, wenn eine Ursache nicht gefunden werden konnte.

Zunächst sollte jedoch immer versucht werden, die Ursache zu finden, um eine kausale Therapie beginnen zu können. Auch wenn es sich um eine psychische Ursache handelt, muss eine Behandlung erfolgen, damit der Darm nicht langfristig Schaden nimmt.

Sind die Ursachen nicht ganz klar oder können nicht gefunden werden, zahlt sich oft eine diagnostische Therapie aus. Dabei wählt der Arzt ein Medikament, das passen könnte und beobachtet, ob es zu einer Besserung kommt. So ähnlich wie beim Schuhkauf: Zuerst sucht man sich die Schuhe aus, die einem gefallen und probiert dann so lange, bis sich ein passendes Paar gefunden hat. Diese Therapie verlangt Vertrauen gegenüber dem Arzt und viel Geduld. So wie man das Schuhgeschäft wechselt, wenn sich kein passendes Paar Schuhe findet, so kann es auch hilfreich sein, den Arzt zu wechseln. Das muss keinen Vertrauensbruch darstellen, denn nicht jeder Arzt hat mit allen Therapiemöglichkeiten Erfahrung. Es zahlt sich aber aus, eine Liste der bereits getesteten Therapien zu führen und die verschiedenen Therapien nach einem Schulnotensystem zu benoten. Das kann für einen neuen Arzt ein hilfreiches Mittel sein.

Absetzen von schädigenden Medikamenten und Nahrungsergänzungsmitteln

Vor dem Beginn der Behandlung sollten alle Medikamente und Nahrungsergänzungsmittel abgesetzt werden, die einen Reizdarm auslösen können (siehe Kasten Seite 174). Dabei ist natürlich zu beachten, dass keine Therapielücken entstehen. Deshalb müssen Sie mit Ihrem Arzt besprechen, welche Medikamente abgesetzt oder durch andere Medikamente, die den Darm weniger belasten, ersetzt werden können. Sie werden sich womöglich wundern, wie viele Medikamente weggelassen werden können, ohne dadurch Schaden zu nehmen.

Ein Problem beim Absetzen von Medikamenten sind nicht nur Therapielücken, sondern auch Konflikte zwischen behandelnden Ärzten. Hat ein Arzt ein Medikament verschrieben, dann hat er sich bestimmt dazu Gedanken gemacht. Setzt ein anderer Arzt dieses Medikament ohne Rücksprache ab, ist das für die Ärzte, die das Medikament verschrieben haben, nicht immer erfreulich. Deshalb ist Kommunikation unter den behandelnden Ärzten wichtig. Als Patient sollte man für beide Seiten Verständnis haben. Bitten Sie einfach Ihren Arzt, Kontakt mit den anderen Behandlern aufzunehmen, damit diese sich absprechen können.

Auch Nahrungsmittel mit medikamentenähnlichen Wirkungen müssen zumindest probeweise einige Wochen lang abgesetzt werden. Dazu gehören Alkoholika, Kaffee, Tee, Schokolade und die meisten oft als harmlos empfundenen Drogen.

» Drogen ja, Medikamente nein

Ich kann mich an einen jungen Patienten erinnern, der mehrmals wöchentlich ziemlich starke Drogen sowie regelmäßig Alkohol zu sich nahm. Als ich ihm ein Medikament verschreiben wollte, bekam ich zur Antwort, dass er »sicher nicht so ein giftiges Zeug zu sich nehmen werde«. Die Sichtweisen sind oft sehr unterschiedlich. «

Medikamente, die ein Reizdarmsyndrom auslösen können

Medikamente sollten nie ohne Rücksprache mit dem Arzt abgesetzt werden.

Analgetika (Schmerzmittel): Aspirin® (auch als Blutverdünner), NSAR (Ibuprofen, Diclofenac etc.), Opiate

ZNS-Stimulanzien: Alkohol, Kaffee, Tee, Schokolade, Drogen, Weckamine

Psychopharmaka (fast alle können zu Besserung, aber auch zu Verschlechterung führen): Medikamente mit starker anticholinerger Wirkung (ältere Antidepressiva, Amitriptylin u. a.)

Schleimhauttoxische Substanzen: Isotretinoin, (kolloidales) Silber, orale Eisenpräparate

sehr viele **Nahrungsergänzungsmittel**

fast alle **Abführmittel**

Medikamente, die als Nebenwirkung zu Verstopfung führen

Medikamente, die als Nebenwirkung zu Durchfall führen

Medikamente, die den Tonus der glatten Muskulatur (Sphinktertonus) herabsetzen: Hochdruckmittel, Herzmittel (Kalziumantagonisten, Nitrate u. a.)

Spasmolytika (Prostatamittel)

Antibiotika

Antibiotika kommen meines Erachtens bei der Behandlung von Reizdarmbeschwerden viel zu selten zur Anwendung. Wahrscheinlich deshalb, weil viele Antibiotika ein Reizdarmsyndrom auch verursachen können. So abwegig es klingt, der Schaden, der durch manche Antibiotika verursacht wurde, ist am besten durch die Einnahme anderer Antibiotika zu behandeln.

Vor allem Antibiotika aus der Gruppe der Penicilline oder Cephalosporine führen zu Durchfall und hinterlassen oft Reizdarmbeschwerden, wobei es meistens zu einer Fehlbesiedelung mit einer Überwucherung von anaeroben Keimen kommt. Es gilt also daher, ein Antibiotikum einzusetzen, das hauptsächlich gegen anaerobe Keime wirkt. Zu dieser Gruppe zählt Metronidazol. Damit lässt sich einerseits eine Fehlbesiedelung behandeln, andererseits werden auch nicht erkannte Infektionskrankheiten oder parasitäre Krankheiten gleich »blind« mitbehandelt. Metronidazol wird erstaunlich selten verschrieben, ist sehr preisgünstig und wird vermutlich deshalb auch kaum beworben, weil damit wenig Umsatz gemacht werden kann. Nebenwirkungen bestehen vor allem bei gleichzeitiger Alkoholaufnahme – deshalb gilt während der Einnahme dieser Substanz absolutes Alkoholverbot.

Viel häufiger werden nicht resorbierbare Antibiotika verschrieben. Dazu gehören Substanzen wie Paromomycin und Rifaximin. Diese vermindern jedoch nur die Bakterienmasse in ihrer Gesamtheit, nicht aber die Zusammensetzung. Bei Reizdarmbeschwerden bringen sie erfahrungsgemäß nur eine kurzfristige Besserung. Außerdem ist zu beachten, dass Bakterien in die Darmwand hineinwachsen können, was dann zu besonders schmerzhaften Blähungen führt. Die Diagnose kann nur mit Ultraschall gestellt werden, wo sich die gasbildenden Stellen erkennen lassen, die auch nicht weggedrückt werden können. In diesem Fall kann man davon ausgehen, dass es sich um eine sogenannte Pneumatosis cystoides intestinalis handelt. Ein Zustand, der gar nicht selten vorkommt und mit nicht resorbierbaren Antibiotika nicht behandelbar ist, da diese nicht in die Darmwand eindringen können.

Immer wenn Antibiotika zum Einsatz kommen, sollte bedacht werden, dass nicht nur Bakterien, sondern auch Pilze und Parasiten zu Reizdarmbeschwerden führen können. Oft müssen daher entsprechende ergänzende Therapien durchgeführt werden.

Probiotika

Sehr viele der nicht verschreibungspflichtigen Präparate für die Behandlung von Reizdarmbeschwerden sind Probiotika und Präbiotika. Welchen Nachteil diese Präparate haben, habe ich bereits dargestellt (Kapitel »Das Problem mit Probiotika« Seite 106).

Zum Glück sind Probiotika aber relativ harmlos, haben meistens wenig positive Wirkung, richten aber in der Regel auch keinen Schaden an. Die hauptsächliche Nebenwirkung ist die auf die eigene Geldbörse, denn sie sind fast immer sehr teuer. Natürlich lassen sich zahlreiche Studien anführen, die den Nutzen von Probiotika belegen. Mir sind allerdings kaum Studien an Erwachsenen bekannt, die nicht direkt oder indirekt von den Herstellerfirmen unterstützt wurden. Die meisten Mediziner sprechen nur über die positiven Ergebnisse, kaum jemand erwähnt die Gefahren probiotischer Keime. Zugegeben, diese Nebenwirkungen sind selten, aber es gibt sie und deshalb gehört die Verschreibung auch unter ärztliche Kontrolle, sodass Nutzen und Risiko besser gegeneinander abgewogen werden können. Ich habe jedenfalls meinen Patienten, die unter einer immunsuppressiven Therapie standen, stets von der Einnahme von Probiotika abgeraten, und sei es auch nur in Form von Joghurt.

Präbiotika

Präbiotika sind nichts anderes als Ballaststoffe. Die am häufigsten verwendeten Substanzen sind Xylooligosaccharide (Xyloglucan, Hemicellulose), Galaktomannane (Guarkernmehl, evtl. teil-hydrolysiert) und Hafermehl. Weitere Ballaststoffe, die auch zum Einsatz kommen, sind im Kasten aufgelistet. Die in Klammern angeführten E-Nummern zeigen, dass diese Stoffe bei der Lebensmittelherstellung sehr oft verwendet werden und wir schon durch diese Lebensmittel eher zu viele Ballaststoffe aufnehmen als zu wenig.

Generell gilt, dass es keine Substanz gibt, mit der das Wachstum ausschließlich von »guten« Bakterien gefördert werden kann. Es werden immer auch »schlechte« Keime mitwachsen.

Dass Präbiotika bei der Behandlung von Reizdarmbeschwerden ungünstig sein können, zeigt allein die Tatsache, dass sie auch bei Gesunden zu Blähungen, Bauchschmerzen und oft auch zu Durchfall führen können. Vor allem lösliche Ballaststoffe werden von Darmbakterien vergoren. Sie führen zu einer Zunahme von osmotisch wirksamen Teilchen im Darm und damit zu Durchfall, Blähungen und Bauchschmerzen. Langfristig können sie auch eine Fehlbesiedelung verursachen. Die einzige positive Wirkung besteht darin, den Stuhl weicher zu machen, weil mehr Wasser gebunden wird. Doch das ist nur in den wenigsten Fällen notwendig.

Präbiotika sowie die vermeintlich gesunden Ballaststoffe sind im Grunde nur für Menschen geeignet, die eine sehr stabile Verdauung haben. Gegen die hohe Ballaststoffzufuhr spricht weiterhin, dass bei einer FODMAP-Diät (Seite 188), eine der wenigen wirksamen diätetischen Maßnahmen in der Behandlung des Reizdarmsyndroms, genau diese präbiotischen Substanzen weggelassen werden.

Wasserlösliche Ballaststoffe

Pektine (E 440a): hochveresterte Pektine (Veresterungsgrad › 50%), niedrigveresterte Pektine (Veresterungsgrad ‹ 50%)
ß-Glukane (Oatrim™, Nutrim™)
Polyfruktosen: Inulin, Oligofruktose
Algengele, Algenpolysaccharide (E 400 bis E 407): Agar (E 406), Alginate (E 400–407), Carrageen (E 407)
Pflanzengummis (E 413 bis 416, 425): Tragant (E 413), Gummi arabicum (E 414), Xanthangummi (E 415), Karaya (E 416), Konjakgummi (E 425)
Pflanzenschleime (E410 bis E412): Carubin (Johannisbrotkernmehl, E410), Guar (Guarkernmehl, E412), Psyllium (Flohsamen)
Resistente Stärken (E 1400 bis E 1450)

Aus meiner Sicht sollten bei Reizdarmbeschwerden Ballaststoffe und damit auch alle Präbiotika eher vermieden werden, vor allem, wenn Blähungen und Durchfall ein Problem darstellen.

Spasmolytika

Hat man zu viele Präbiotika oder Ballaststoffe aufgenommen, wird man früher oder später womöglich auch Spasmolytika brauchen. Diese Medikamente lösen Spasmen, also Verkrampfungen der unwillkürlichen Darmmuskeln. Spasmolytika sind meistens gut wirksam und relativ harmlos. Eine fast ebenso gute und rascher einsetzende Wirkung kann aber durch den Einsatz von Wärme (Wärmflasche) und/oder dem Trinken von einigen Schlucken heißen Wassers erreicht werden. Nur bei häufig vorkommenden Krämpfen ist es sinnvoll, ein retardiertes, also dauernd Wirkstoff freisetzendes Präparat einzunehmen.

Am häufigsten werden die Substanzen Butylscopolamin und Mebeverin eingesetzt. Mebeverin hat den Vorteil, dass es auch als retardiertes Präparat zur Verfügung steht und seine Wirkung auf den Darm etwas stärker ist als auf andere Organe. Leider werden Spasmolytika oft mit anderen Schmerzmitteln kombiniert. Das erhöht zwar die Wirksamkeit und macht es zu einem vermeintlich guten Medikament. Doch die Gefahr besteht darin, dass einerseits bei Unterdrückung der Schmerzen der rechtzeitige Gang zum Arzt verzögert wird und andererseits Schmerzmittel fast immer den Darm schädigen.

Bei akutem Einsatz dieser Medikamente besteht die Gefahr, dass wertvolle Zeit bis zur Behandlung durch einen Arzt verloren geht. Chronischer Einsatz dagegen führt zwar zu einer vorübergehend kurzfristigen Verbesserung, der aber eine langfristige Verschlechterung folgt. Spasmolytika sollten deshalb nur kurzfristig eingenommen werden.

Entzündungshemmende Medikamente

Bei chronisch entzündlichen Darmerkrankungen gibt es eine wirksame und gut verträgliche Medikamentengruppe, die erfolgreich vor allem zur Rückfallprophylaxe eingesetzt wird. Es sind die sogenannten Aminosalizylate, von denen Mesalazin der bekannteste Vertreter ist. Nachdem viele Reizdarmsyndrome milde Entzündungsreaktionen sind, können mit Mesalazin oft verblüffende Erfolge erzielt werden. Das Medikament ist allerdings nicht dafür zugelassen, muss also »off Label« verschrieben werden. Ein Versuch zahlt sich aber aus. Oft reicht schon die halbe oder nur ein Viertel der üblichen Dosis aus, um einen sichtbaren Erfolg zu erreichen. Vor allem Patienten mit Diarrhö-dominantem Reizdarmsyndrom und übelriechendem Stuhl sprechen gut darauf an. Nebenwirkungen treten nur selten auf, sofern keine Sulfonamidunverträglichkeit besteht.

Psychopharmaka

Psychopharmaka wirken ebenfalls sehr gut bei der Behandlung des Reizdarmsyndroms. Einerseits führen sie zu einer weitgehenden Normalisierung der Darmmotorik, andererseits besitzen viele Antideprissiva eine milde antibiotische und antimykotische Eigenwirkung, zu der sich noch eine immunmodulierende und damit Entzündung hemmende Wirkung gesellt. Also ein Tausendsassa unter den Medikamenten.

Leider haben sie aber auch sehr oft anticholinerge Wirkungen und trocknen die Schleimhäute aus. Mundtrockenheit und trockene Bauchspeicheldrüse führen dann zu einer Verschlechterung der Verdauungsleistung.

Dennoch zahlt es sich aus, diese Medikamente 3 bis 4 Wochen auszuprobieren, da diese negativen Wirkungen oft mit der Zeit von selbst verschwinden. Alte Antidepressiva wie Amitriptylin mit sehr ausgeprägt anticholinerger Wirkung sollten eher nicht mehr zur Anwendung kommen, auch wenn sie in den meisten Lehrbüchern noch zur Therapie von Reizdarmsyndromen empfohlen werden. Mittlerweile gibt es weitaus bessere Nachfolgepräparate, beispielsweise Medikamente aus der SSRI-Gruppe. Dazu zählen Fluoxetin, Paroxetin, Sertralin, Escitalopram, Citalopram, Vortioxetin und andere. Diese Medikamente sind vor allem bei Verstopfung gut wirksam. Wer unter Unruhe und Schlafstörungen leidet und untergewichtig ist, ist mit Mirtazapin besser behandelt. Bei Neigung zu Durchfall oder Inkontinenzproblemen, wenn Stuhl nicht mehr gehalten werden kann, ist Duloxetin eine oft sehr hilfreiche Substanz. Neuroleptika helfen bei komplexen Verdauungsbeschwerden. In jedem Fall bedarf es hier einer ärztlichen Kontrolle.

Da Psychiater die einzigen sind, die mit diesen Substanzen auch klinische Erfahrung haben, sollten sich Betroffene mit Reizdarmbeschwerden vertrauensvoll an diese Fachärzte wenden. Es reichen in der Regel niedrigere Dosen aus als diese Fachärzte üblicherweise verschreiben, aber das besprechen Sie am besten mit Ihrem Arzt. Ich möchte Ihnen nur Berührungsängste vor dieser Medikamentengruppe nehmen. Häufig wurde ich auch gefragt, ob diese Medikamente abhängig machen, auch in dieser Hinsicht kann ich beruhigen, denn die bei Reizdarmsyndrom verwendeten oben angeführten Medikamente führen nicht zu Abhängigkeit. Benzodiazepine, also Medikamente aus der Valiumgruppe, dagegen relativ oft. Diese Medikamente haben aber bei der Therapie des Reizdarmsyndroms (fast) keinen Stellenwert.

Alternativmedizin und Nahrungsergänzungsmittel

Einige Therapiemethoden können bei Reizdarmsyndrom hilfreich sein, andere bringen eher wenig Linderung oder gar Heilung. Eine kurze Übersicht.

Bevor ich mich auf dieses Gebiet einlasse, muss ich erwähnen, dass ich kein Alternativmediziner bin und daher auch nicht viel Erfahrung in diesem Bereich sammeln konnte. Ich hatte aber viele Patienten, die bereits alternativmedizinische Therapien hinter sich hatten. Leider hielten sich die Erfolge meistens in Grenzen.

Manchmal ist der Grund für eine Linderung der Beschwerden auch nur der, dass sich Alternativmediziner sehr viel mehr Zeit für ihre Patienten nehmen als Schulmediziner. Allein diese Anteilnahme führt schon zu einer vermehrten Wirkung der »Droge« Arzt. Nach meiner Erfahrung und auch nach den offiziellen S3-Richtlinien sollten vor allem bei Kindern alternative Therapieformen wie Akupunktur, TCM, Homöopathie etc. bei Reizdarm *nicht* angewandt werden.

Homöopathie

Verfolgt man die Gesprächsführung eines Arztes für Homöopathie, kann man nur in Bewunderung ausbrechen, mit wie viel Einfühlungsvermögen und wie ausführlich die Befragung (Anamnese) der Patienten erfolgt. Meiner Erfahrung nach wirkt Homöopathie beim Reizdarmsyndrom nicht mehr als Placebo, schadet aber auch nicht.

Akupunktur

Wenngleich ich selbst nicht so sehr an die Akupunktur glaube, muss ich zugeben, dass ich einige Patienten gesehen habe, die davon profitierten. Objektive Studien zeigen aber keine eindeutige Wirkung. Es stellt sich für mich die Frage, ob hier nicht Schmerz mit Schmerz bekämpft wird. Einen Versuch ist es aber wert.

Phytotherapie, Teekuren

Bei der Therapie mit pflanzlichen Präparaten oder Teezubereitungen muss immer im Auge behalten werden, dass Pflanzen meistens Giftstoffe enthalten, die sie vor Fressfeinden schützen sollen. In der Regel werden diese Giftstoffe aus pflanzlichen Präparaten, die rezeptfrei erhältlich sind, nicht entfernt. Nachdem das Entgiftungssystem von Patienten mit Reizdarm ohnehin sehr oft überfordert ist, bin ich kein Freund von Teekuren oder Phytotherapien. In Bezug auf den Reizdarm erzeugen pflanzliche Präparate meistens mehr Nebenwirkungen als zugelassene Arzneimittel. Dazu kommt noch, dass zugelassene Arzneimittel viel reiner und besser standardisiert sind und daher genauer dosiert werden können als pflanzliche Drogen und Teezubereitungen. Damit ist die Therapie wesentlich besser steuerbar.

Umwelt-, mitochondriale und orthomolekulare Medizin

Reizdarmpatienten gehen oft davon aus, an irgendeinem Mangel an Vitaminen oder Spurenelementen zu leiden. Dabei werden sie oft von Umweltmedizinern, Orthomolekularmedizinern, Mitochondrialmedizinern und anderen vermeintlich schulmedizinischen Alternativmedizinern unterstützt.

Diese Medizinergruppen kennen sich in der Biochemie des menschlichen Körpers zwar meist sehr gut aus, verfallen aber häufig folgendem Denkfehler: Führt der Mangel einer Substanz zu Schwäche, dann führt die übermäßige Zufuhr dieser Substanz zu Stärke. Es stimmt, dass der Ausgleich eines Vitamin- oder Spurenelementmangels in vielen Fällen zu einer Besserung der stoffwechselbedingten Beschwerden führen kann. Nicht richtig ist aber, dass ein Überangebot dieser Substanzen zu einer darüber hinaus gehenden Besserung führt. So kann ein Mangel an Vitamin C zu einer Störung der Bildung von Bindegewebe führen, doch eine übermäßige Zufuhr von Vitamin C kann nicht die Bildung von Bindegewebe über das normale Maß hinaus anregen. Dieses übermäßige Ausgleichen ist nicht nur nutzlos, sondern oft sogar schädlich. Es ist wie mit einem leeren Wasserglas: Schenkt man mehr ein, als das Glas fassen kann, kommt es zu einer ungewollten Überschwemmung. Das gilt ebenso für die Versorgung mit Mega-Dosen von Vitaminen und Spurenelementen. Die Speicher können nicht mehr als vollgemacht werden. Jede Überfüllung zieht Nebenwirkungen nach sich und stellt damit eine Gefahr für den Körper dar. Ähnliches gilt auch für Umweltmediziner und Mitochondrialmediziner und vor allem ihren vielfach propagierten Einsatz von Antioxidanzien.

Antioxidanzien

Zerstörende oxidative Prozesse werden unter der Bezeichnung oxidativer Stress zusammengefasst und gelten im Allgemeinen als gesundheitsschädigend. Das stimmt aber nur zu einem gewissen Teil, denn die vermeintlich zerstörerischen oxidativen Prozesse sind für den Körper absolut lebensnotwendig. So werden Bakterien, Viren, Pilze und andere schädliche Mikroorganismen durch diese Prozesse zerstört und auch Tumorzellen oder andere Zellen, die regeneriert werden müssen, werden letztendlich durch oxidative Prozesse abgebaut. Führt man im Übermaß antioxidative Substanzen zu, dann stört man auch diese nützlichen Funktionen von oxidativem Stress. So ist heute bekannt, dass durch die Zufuhr von Antioxidanzien der Trainingseffekt von Sport zumindest teilweise zunichtegemacht wird.

Bei manchen Formen von Reizdarmsyndrom, insbesondere, wenn sie mit einer Störung der Darmbarrierefunktion einhergehen, spielen oxidative Prozesse eine gewisse Rolle. Die Anwendung von Antioxidanzien erscheint mir aber nicht zielführend, jedenfalls sind die Therapieerfolge mit Antioxidanzien nach meiner Erfahrung eher bescheiden. Dazu kommt, dass wir durch die »normale« Ernährung mit Antioxidanzien regelrecht überschwemmt werden, da die meisten *Konservierungs*mittel antioxidativ wirksame Substanzen sind. Nachdem wir in unserer Supermarktkultur ohne Konservierungsmittel nicht mehr auskommen, besteht für Viele schon eher ein antioxidativer und kein oxidativer Stress. Eine Behandlung mit Antioxidanzien bei Reizdarmsyndrom würde ich deshalb nicht empfehlen.

Heilerden, Moore und Aktivkohle

Trinkmoor und Heilerden werden gerne zur Behandlung von Darmerkrankungen und des Reizdarms angeboten. Die Verwendung von Heilerden geht auf die Beobachtung zurück, dass kranke Tiere mit Durchfall oft beginnen, Erde zu fressen und häufig konnte eine Besserung beobachtet werden. Die Wirkung dieser Substanzen beruht auf der Fähigkeit von Erdbestandteilen oder in Trinkmoorlösungen, giftige Substanzen an ihrer Oberfläche zu binden und damit vor der Resorption zu bewahren. Dadurch können viele Toxine, die von Bakterien gebildet werden, gewissermaßen neutralisiert werden. Die Erde selbst kann nicht resorbiert werden und ist unschädlich. Später wurde entdeckt, dass diese Wirkung durch Zufuhr von Kohlepräparaten noch verstärkt werden konnte, weshalb noch immer bei manchen Vergiftungen Medizinkohle (Carbo medicinalis) verabreicht wird, in der Hoffnung, dass die noch nicht aufgenommenen Toxine an der Oberfläche der Kohle binden und damit ausgeschieden werden, noch bevor sie Schaden anrichten können. Teilweise wurden zur Beschleunigung der Ausscheidung Abführmittel dazugegeben. Manche Kohlepräparate werden auch heute noch fix mit Abführmitteln kombiniert.

Werden diese Mittel aber längerfristig eingenommen, binden sie nicht nur die giftigen Stoffe an ihre Oberfläche, sondern auch alle lebensnotwendigen Spurenelemente und Vitamine. Es ist dann nur eine Frage der Zeit, bis es zu Mangelerscheinungen kommt. Auch Tiere fressen Erde nur, solange sie sich krank fühlen. Wer also Tierkohle, Heilerde, Trinkmoore oder ähnliche Präparate einnimmt, sollte sich bewusst sein, dass auch die günstigen Stoffe abgebunden werden und ebenfalls nicht resorbiert werden können. Bei kurzfristiger Einnahme bis zu einer Woche ist das in der Regel ungefährlich. Jede längere Einnahme sollte jedoch vermieden werden.

Psychotherapien

Die Psyche spielt nicht selten eine Rolle bei Reizdarmbeschwerden. Eine Psychotherapie kann damit zur Linderung oder Heilung beitragen.

Nachdem Stress und das anticholinerge Syndrom eine wesentliche Rolle bei der Entstehung von manchen Formen des Reizdarmsyndroms spielen können, sind psychotherapeutische Therapien in Ergänzung zu den anderen beschriebenen Therapien sehr hilfreich. Damit können langfristig oft bessere Erfolge erzielt werden, als das mit Medikamenten möglich ist. Wichtig ist es, einen Therapeuten zu finden, bei der oder dem man sich wohlfühlt, die Wellenlänge mit dem Gegenüber muss stimmen. Es ist wie bei einer Massage: Ist es Ihnen unangenehm, von einem Masseur angefasst zu werden, wird der Heilerfolg einer solchen Massage in der Regel ausbleiben und die ganze Therapie ergibt keinen Sinn. Nur, wer sich nach einer Massage wohlfühlt, wird auch einen therapeutischen Nutzen daraus ziehen. Genauso ist es bei der Psychotherapie. Fühlt man sich während der Psychotherapiestunde nicht wirklich wohl, muss man sich einen anderen Therapeuten suchen, und zwar so lange, bis man jemanden gefunden hat, der zu einem passt.

In diesem Fall darf man auch einen deutlichen Nutzen von den meisten Psychotherapieformen erwarten. Einzig psycho*analytische* Verfahren kann ich nicht empfehlen. Diese führen nach meiner Erfahrung oft sogar zu einer Verschlechterung der Reizdarmbeschwerden, weil zu viel Aufmerksamkeit auf den Darm gelenkt wird.

Kognitive Verhaltenstherapie (KVT)

Die kognitive Verhaltenstherapie ist eine Therapieform, bei der eingespieltes Verhalten umgelernt wird. Durch den Abbau negativer Einstellungen können Denkfehler (Gedanken, Vorstellungen, Erwartungen, Wahrnehmungen) aus negativen Erfahrungen heraus neu interpretiert und damit besser bewältigt werden. Dadurch können chronische Stressreaktionen, die sich auf die Verdauung ungünstig auswirken, sukzessive abgebaut werden und oft eine langfristige Heilung erreicht werden. Jeder positive Einfluss auf das emotionale Befinden hat auch eine bessere Verdauung zur Folge.

Im Rahmen der KVT werden regelmäßige Aktivitäten, Tagesstrukturen sowie Förderung angenehmer Tätigkeiten erarbeitet. Dadurch können kognitive Muster mit dysfunktionalen Informationsverarbeitungen vermindert werden. Die Folgen sind dann eine Stressreduzierung durch Verbesserung der sozialen, interaktiven und problemlösenden Kompetenzen.

Entspannungstechniken

Unter diesem Begriff werden Techniken zusammengefasst, mit deren Hilfe körperliche und seelische Spannungen reduziert werden können. Häufig angewandte Techniken sind autogenes Training, progressive Muskelrelaxation nach Jacobsen, Meditation, Yoga, Focusing, Imagination, katathymes Bilderleben, Achtsamkeitsübungen, Hypnose und Biofeedback-Methoden. Die beiden letzteren Verfahren kommen vor allem bei Reizdarmpatienten gerne zur Anwendung.

Ich möchte keines der Verfahren als schlechter oder besser bezeichnen. Wesentlich ist es, sich dabei wohlzufühlen, dann wird auch ein therapeutischer Nutzen erzielt. Fühlt man sich dagegen während einer Entspannungsübung nicht wohl, hat womöglich noch steigende Aggressionen, dann sind solche Therapien nicht sinnvoll. Für solche Personen eignet sich Training und Überreizung (etwa durch einen Saunagang oder Sport bis zur Erschöpfung) besser. Durch die Erschöpfung wird der Körper in eine anschließende Erholungsphase gezwungen. Für viele Menschen ist das leichter, als Erholung durch Entspannungstechniken zu erreichen.

Allerdings gibt es auch Kontraindikationen für Entspannungstherapien. Dazu gehört die genannte Symptomverschlechterung, extrem niedriger Blutdruck, hyperkinetische Störungen, dissoziative Störungen, Psychosen im Akutstadium und das sogenannte RIA-Syndrom (Relaxation in anxiety: Aufforderung zur Entspannung ruft beim Patienten Ängste, Taubheitsgefühle oder einen Anstieg der Herzfrequenz hervor). Es gilt also wie immer: Wohlbefinden ist der Maßstab aller Therapieerfolge.

Bauchhypnose

Bei der Hypnose kommt es zu einem veränderten Bewusstseinszustand, der durch eine tiefe Entspannung geprägt ist und in dem eine hohe Empfänglichkeit für Fremdbeeinflussung (Suggestion) besteht. Dabei verlangsamen sich Atmung, Puls und Verdauungstätigkeiten. In letzter Zeit ist die Bauchhypnose modern geworden und hat gewisse Erfolge bei Patienten mit Reizdarm gebracht. Auch hier gilt es, jemanden zu finden, bei dem man sich wohlfühlt.

Biofeedbacktherapie

Biofeedback ist ein Therapieverfahren, das darauf basiert, Körpersignale, die subjektiv nicht deutlich wahrgenommen werden, zu messen und als wahrnehmbare Reize (visuell, akustisch) dem Bewusstsein zurückzuspielen. So können Herzschlag, Atmung, Hautwiderstand oder Muskelspannung gemessen und dem Patienten auf einem Monitor sichtbar gemacht werden. Durch anschließende Entspannungsübungen kann der Patient lernen, unbewusste körperliche Vorgänge willentlich zu steuern. Durch diese erlernte Selbstkontrolle können psychosomatische Abläufe verbessert werden. Wenn auch die Verdauung nicht direkt beeinflusst werden kann, so wird allein durch den damit verbundenen Stressabbau indirekt eine Verbesserung der Verdauungsleistung erreicht.

Ernährungstherapien

Bei keiner Erkrankung gibt es so viele gut gemeinte Ernährungsratschläge wie beim Reizdarmsyndrom. Hier werden einige wirksame Ernährungstherapien vorgestellt.

Vermeidung von infektiösen Nahrungsmitteln

Eine der wichtigsten Maßnahmen bei Reizdarmsyndrom besteht darin, ständige Neuinfektionen durch Nahrungsmittel zu vermeiden. Kein Nahrungsmittel ist steril, wenn es nicht vorher ordentlich erhitzt wurde. Bei Rohkost besteht daher immer die Gefahr, dass Keime zugeführt werden. Auch wenn diese nicht zu einer klinisch bemerkbaren Infektion führen, müssen die Abwehrmechanismen des Darms aktiv werden. Vor allem dann, wenn Säureblocker eingenommen werden, können die Keime im Magen nicht ausreichend abgetötet werden und das Immunsystem des Darmes muss stimuliert werden, um für die Vernichtung dieser Kei-

Nahrungsmittel, die wegen Infektionsgefahr vermieden werden sollten

Roher Fisch: Sushi, Rollmöpse, Räucherlachs u. a.
Rohe Eier: Mayonnaise, Eierlikör, Tiramisu u. a.
Rohes Fleisch: Mettwurst, Teewurst, Carpaccio, Salami, Speck, Schinken (Prosciutto crudo, Prosciutto, Jamón serrano, Jamón crudo etc.), Rohwürste aus Schweinefleisch und -innereien, Leberwürste, (halb-)rohes Hackfleisch (Beef Tatar), Räucherwürste, nicht ganz durchgegartes Fleisch (medium rare Steak) u. a.
Rohe Milch und Rohmilchkäse (je härter der Käse, desto ungefährlicher, denn Wasser wird für Bakterienwachstum benötigt): unpasteurisierte Milch (am besten nur H-Milch verwenden), Camembert, Brie etc. Außerdem: Quargel u. a. Rotschimmelkäsesorten
Probiotische Nahrungsmittel

me zu sorgen. Immunstimulation bedeutet aber Entzündung und Entzündung bedeutet Schmerzen. Auch wenn diese Reaktionen auf ganz niedrigem Niveau ablaufen und es zu keiner »richtigen« Entzündung kommt, können auf Dauer Reizdarmbeschwerden entstehen. Deshalb sollte das Immunsystem des Darmes nicht gereizt werden. Alles, was das Immunsystem stimuliert oder stärkt, ist hier kontraproduktiv.

Die häufigsten Nahrungsmittel, die zu immer wiederkehrenden Infektionen führen können, sind im Kasten (linke Seite) zusammengefasst. Im Wesentlichen betrifft es rohes Fleisch, rohen Fisch, rohe Milchprodukte, rohe Eier und vorgeschnittene abgepackte Gemüseprodukte (Salate!). Engländer gaben ihren Soldaten in den Kolonien damals den Rat mit »Cook it, peel it or leave it« – also alles kochen, alles schälen oder, wenn das nicht möglich ist, weglassen.

Zudem sind viele Nahrungsmittel von Pilzen durchwachsen, die giftige Stoffe bilden. Durch Erhitzen können zwar die Pilze, nicht aber die Toxine zerstört werden. Bei Pilzwachstum müssen Lebensmittel entsorgt werden. Nüsse sind sehr oft von Pilzen befallen und deshalb gar nicht so gesund wie ihr Ruf.

Fruktose- und sorbitreduzierte Diät

Eine fruktosereduzierte Diät ist im Grunde nur bei Fruktoseintoleranz und/oder Sorbitintoleranz indiziert. Es gibt aber immer wieder Personen, bei denen ein Fruktosebelastungstest falsch negativ interpretiert wurde. Ursache dafür kann eine falsche Testdurchführung oder fehlende H_2-Produktion sein (»Non-H_2-Producer«). Deshalb zahlt es sich bei Reizdarmsymptomen manchmal aus, trotz negativen Atemtests einige Wochen lang Fruktose und Sorbit zu vermeiden. Immerhin haben etwa 80 Prozent der europäischen Bevölkerung eine Sorbitintoleranz und 30 Prozent eine Fruktoseintoleranz, sodass sich ein Versuch auszahlt. Tritt damit keine deutliche Besserung ein, kann dieser Versuch wieder beendet werden.

Die Therapie besteht in einer Reduktion von Fruktose, wobei meistens Restmengen von etwa 5 Gramm/Tag noch vertragen werden. Dabei ist zu beachten, dass andere fermentierbare Nahrungsmittelbestandteile ebenfalls reduziert werden sollten, um die ständige Selektion von fermentierenden Mikroorganismen im Darm auszuschalten. Insbesondere Ballaststoffe, die aus Fruktosepolymeren bestehen, sollten vermieden werden. Dazu gehören sogenannte FOS (FructoOligoSaccharide wie Stachyose, Verbascose, Raffinose), die in Gemüse wie Kohl, Lauch, Bohnen und Hülsenfrüchten vorkommen, aber auch Polyfruktose (Inulin), die natürlicherweise in Chicorée, Artischocken, Pastinaken, Spargel, Topinambur u. a. vorhanden sind.

Inulin und FOS werden von der Lebensmittelindustrie sehr oft als Fettersatz verwendet, um die Textur und so das Mundgefühl zu verbessern. Leider werden dem Inulin gesundheitsfördernde Eigenschaft zugeschrieben, sodass es immer öfter in Diabetikerprodukten, Diätprodukten oder Müsli vorkommt. Schließlich sind noch Zuckeralkohole (Sorbit, Xylit, Maltit u. a.) zu erwähnen, die von Patienten mit Fruktoseintoleranz so gut wie nie vertragen werden, da sie fast alle fermentiert und teilweise auch in Fruchtzucker umgewandelt werden. In letzter Zeit hat sich die FODMAP-Diät (Seite 188) als Ernährungsform bei Blähungen durchgesetzt, die in etwa der hier beschriebenen Diät entspricht. FODMAP steht für »fermentierbare Oligosaccharide, Disaccharide, Monosaccharide and Polyole«.

Sollte es trotz einer Diät zu keiner deutlichen Besserung der klinischen Beschwerden kommen, so kann eine kurzfristige antibiotische Therapie helfen, die vor allem gegen Anaerobier gerichtet sein sollte. Nicht empfehlenswert sind die zahlreichen am Markt angebotenen Nahrungsergänzungsmittel, Enzyme, Vitaminpräparate und Spurenelementsubstitutionen. Auch wenn Vitaminmangelzustände bei Fruktoseintoleranz gehäuft vorkommen, konnten wir in eigenen Studien nachweisen, dass sich die Vitaminspiegel nach Einhaltung der Diät wieder normalisierte, obwohl weniger Vitamine zugeführt wurden! Dies ist darauf zurückzuführen, dass die Darmschleimhaut unter Diät ausheilt und damit wieder besser Spurenelemente und Vitamine aufnimmt. Man muss also keine zusätzlichen Vitamine zuführen, und wenn doch, dann sollte das nur kurzfristig erfolgen.

Laktosefreie Diät

Wurde eine Laktoseintoleranz als Ursache für die Reizdarmbeschwerden festgestellt, gibt es zwei Therapieoptionen: einerseits eine laktosefreie Diät, andererseits eine Enzymersatztherapie mit Laktasetabletten vor jeder Mahlzeit, die Milchzucker enthalten kann. So einfach diese Therapieempfehlungen klingen, so kompliziert gestaltet sie sich oft in der Praxis, und zwar immer dann, wenn es zu keiner Besserung kommt, obwohl Patienten ihre Diät streng einhalten. Am häufigsten entstehen Probleme, weil versteckte Laktose in Nahrungsmitteln übersehen wird, die gar keine Milch enthalten, aber im Rahmen des Herstellungsprozesses mit Milchpulver oder Laktose versehen wurden. Dazu kommt, dass die Lebensmittelindustrie die Laktose in laktosefreien Lebensmitteln nicht entfernt, sondern lediglich aufspaltet. Dadurch kommt es zu einem raschen Anfluten von Galaktose im Blutkreislauf und in der Leber, was bei manchen Menschen zu Problemen führen kann. Aus diesem Grund ist es auch *nicht* sinnvoll, wenn laktose*tolerante* Menschen laktosefreie Milch trinken.

Versteckte Laktose

Laktose findet sich oft in industriell hergestellten Nahrungsmitteln. Darin soll sie das Mundgefühl und den Geschmack positiv beeinflussen. Das betrifft häufig Nahrungsmittel, die nicht zu den klassischen Milchprodukten zählen wie Brot, Teigwaren, Getreideriegel, Fertiggerichte, Instantprodukte, Würzmischungen, Wurstwaren, marinierte Fleischwaren und Süßwaren. In all diesen Fällen muss man leider die Zutatenliste studieren. Werden dort Laktose, Milchpulver oder Molkepulver angegeben, ist Vorsicht geboten.

Spricht die laktosefreie Diät nicht an, muss daran gedacht werden, dass etwa 80 Prozent der Patienten mit primärer Laktoseintoleranz im Laufe ihres Lebens auch eine Fruktoseintoleranz entwickeln und deshalb auch fruchthaltige Milchprodukte nicht vertragen, auch wenn diese laktosefrei sind.

Der Empfehlung vieler Diätologen, auf Milchersatzgetränke umzusteigen, die teilweise mit zusätzlichen Vitaminen und Kalzium angereichert sind, kann ich mich nicht anschließen. Sojamilch, Getreide- oder Mandelmilch führen sehr oft zu einer Reihe von anderen Problemen, auf die hier nicht weiter eingegangen wird. Als Getränk ist einzig Wasser zu empfehlen.

Hinweis: Laktosefreie Milchprodukte sollten (wenn möglich) auch frei von Galaktose sein (Angabe auf der Packung: Kohlenhydrate < 0,1 %). Eine Enzymersatztherapie mit Laktasetabletten ist möglich, aber teuer und die Tabletten oft von sehr unterschiedlicher Qualität. Patienten haben mir oft berichtet, dass Präparate, die sie im Internet oder in Kaufhäusern erworben hatten, keine Wirkung zeigten. Mit Laktasepräparaten aus der Apotheke ist man meistens auf der (etwas) sichereren Seite.

Es sei extra darauf hingewiesen, dass es bei Laktoseintoleranz nicht sinnvoll ist, auf die Milch von Ziege, Schaf, Pferd oder exotischen Tieren auszuweichen. Auch wenn es immer wieder heißt, diese Milcharten seien bei Laktoseintoleranz verträglich, ist diese Aussage falsch. Mit Ausnahme der Milch von Seelöwen enthält die Milch von allen Säugetieren so viel Laktose, dass sie von Menschen mit Laktoseintoleranz nicht vertragen wird.

Histaminreduzierte Diät

Nur wenn keine auslösende Ursache für die Reizdarmbeschwerden gefunden werden kann, ist es sinnvoll, eine histaminarme Diät auszuprobieren. Histamin entsteht in jedem proteinhaltigen Nahrungsmittel und ist ein Zeichen von Verderb. Deshalb enthalten vor allem Nahrungsmittel mit einem langen Reifungsprozess viel Histamin. Auch schlecht gekühlte Nahrungsmittel sind reich an Histamin. Da sich der Histamingehalt innerhalb von Stunden, wenn nicht sogar Minuten ändern kann, sind Listen, die den Histamingehalt von Nahrungsmitteln angeben, nie wirklich korrekt.

Einen hohen Histamingehalt haben Nahrungsmittel wie Käse, Rohwürste und fermentierte Produkte wie Sauerkraut. Darüber hinaus gibt es auch Histamin-freisetzende Nahrungsmittel, die selbst kaum Histamin enthalten, aber im Darm aus Mastzellen Histamin freisetzen können. Dazu gehören Südfrüchte, Erdbeeren, Nüsse, Schokolade, Tomaten, Gewürze etc.

Einfacher ist es, vor entsprechenden Mahlzeiten bzw. vor auswärtigen Mahlzeiten ein Antihistaminikum (H1-Blocker) oder das Enzym DAO (Daosin™) einzunehmen. Eventuell sind auch H2-Rezeptor-Blocker (Famotidin u. a.) hilfreich. In sehr hartnäckigen Fällen sind Mastzelldegranulationshemmer wie Ketotifen und/oder DNCG (Colimune) notwendig. Vitamin C hat auch eine gewisse Histamin-blockierende Wirkung. Es muss aber berücksichtigt werden, dass Vitamin C zu einer erhöhten Oxalsäureausscheidung führt, was beim Reizdarmsyndrom oft ein Problem darstellen kann. In jedem Fall ist die Verschreibung von Medikamenten, die den Histaminabbau stören oder die Freisetzung fördern können, zu vermeiden. Ganz wichtig ist es aber, Alkohol absolut zu meiden.

Glutenfreie Diät

Eine glutenfreie Diät ist eigentlich nur für Patienten, die an einer Zöliakie leiden, notwendig. Dabei ist zu beachten, dass diese Personen nicht nur Weizen, Roggen, Gerste und Dinkel weglassen, sondern auch Hafer vermeiden sollten. Auch wenn Hafer kein Gluten enthält, so ist das im Hafer enthaltene Avenin Grund dafür, dass die Zöliakie in vielen Fällen nicht abheilt. Bei Zöliakie muss die Diät absolut gluten*frei* sein, d. h. es dürfen keine einzigen Diätfehler gemacht werden, sonst kann die Darmschleimhaut nicht abheilen. Bei richtig eingehaltener Diät werden die Betroffenen aber wieder gesund. Diätfehler machen sich nicht gleich, sondern oft erst nach Wochen bemerkbar.

Bei Reizdarmpatienten liegt die Sache etwas anders. Auch hier berichten viele Menschen, dass es ihnen bessergeht, wenn sie sich glutenfrei ernähren. Die Besserung der Beschwerden bei Patienten mit Reizdarmsyndrom beruht aber auf anderen Mechanismen als bei der Zöliakie. Werden Weizen, Roggen, Gerste und Dinkel in der Ernährung reduziert, dann werden automatisch weniger ATI (Amylase Trypsin-Inhibitoren) sowie weniger Exorphine und weniger Ballaststoffe zugeführt, was sehr oft mit einer Verbesserung der Beschwerden einhergeht. Kommt es bei diesen Personen zu einer deutlichen Besserung, so ist eine strikte Einhaltung nicht notwendig. Es reicht, sich gluten*arm* zu ernähren. Typischerweise machen sich Diätfehler bei Reizdarmpatienten schon bald nach dem Verzehr bemerkbar.

FODMAP-Diät

Ziel dieser Diät ist es, alle Nahrungsmittel zu vermeiden, die das Wachstum von Bakterien im Darm fördern. Dazu zählen vor allem fermentierbare Ballaststoffe und diverse Zucker und Zuckeralkohole. Zusammenfassend kann man sagen, dass die FODMAP-Diät eine sinnvolle Maßnahme bei der Behandlung von Reizdarmsyndrom darstellt. Noch besser wäre es, eine Austestung zur Verträglichkeit von Milchzucker, Fruchtzucker, Sorbit und evtl. anderen Substanzen zu machen. Dann kann man eine gezieltere Diät einhalten und braucht nicht ganz so viele Nahrungsmittel vermeiden wie bei der FODMAP-Diät.

Die Bezeichnung **FODMAP** steht für **F**ermentierbare Nahrungsmittel (= Ballaststoffe), **O**ligosaccharide, **D**isaccharide, **M**onosaccharide **a**nd **P**olyole.

F = fermentierbare Nahrungsmittel

Das sind Nahrungsmittel, die nicht verdaut, aber von Darmbakterien vergoren, also fermentiert werden können. Diese Nahrungsmittel kann man auch als Ballaststoffe bezeichnen. Eine etwas modernere Bezeichnung ist der Name Präbiotika. Bei der FODMAP-Diät sind jedenfalls diese fermentierbaren präbiotischen Ballaststoffe zu vermeiden.

O = Oligosaccharide

Zu den fermentierbaren Zuckern gehören vor allem Oligosaccharide. Das sind Verbindungen aus mindestens 3 Zuckermolekülen. Ihre Eigenschaft besteht darin, dass diese Moleküle von den Enzymen im Darm nicht oder nur sehr schlecht aufgespalten werden können. Die Darmbakterien können diese Verbindungen aber sehr gut aufspalten, sodass Oligosaccharide nicht dem Menschen, sondern nur den Bakterien als Nahrung zur Verfügung stehen. Praktische Beispiele für solche Oligosaccharide sind Verbascose, Raffinose, Stachyose und andere mehr. Sie sind in Lebensmitteln wie Kohl, Lauch und Bohnen enthalten, also in Gemüse, das für seine blähenden Eigenschaften bekannt ist. Jegliche Vermeidung von Oligosacchariden ist deshalb bei Reizdarmsyndrom hilfreich. Wichtig ist es auch, darauf zu achten, dass sehr viele für das Reizdarmsyndrom verkaufte Nahrungsergänzungsmittel Oligosaccharide enthalten, also eher zur Verschlechterung als zur Verbesserung führen.

D = Disaccharide

Die bekanntesten Disaccharide sind Haushaltszucker und Milchzucker. Haushaltszucker ist insofern von Bedeutung, als dass er bei jeder Fehlbesiedelung von Bakterien oder Pilzen verstoffwechselt wird. Wenn Mikroorganismen in großer Zahl im Dünndarm vorkommen, kann es sein, dass diese wesentlich schneller in der Aufspaltung von Disacchariden sind und den Zucker eher aufnehmen, als wir das mit unseren Verdauungsenzymen im Darm machen können. In diesem Fall werden die Zuckermoleküle wiederum vergoren und nicht verdaut, was zu Blähungen und Durchfall, also Reizdarmsymptomen führt. Vermeidung von Zucker hilft also allen Reizdarmbetroffenen, die an einer Fehlbesiedelung leiden.

M = Monosaccharide

Monosaccharide sind Einfachzucker. Dazu gehören neben Fruktose vor allem auch Glukose und Galaktose. Hier gilt dasselbe wie für die Disaccharide. Wenn es zu einer Fehlbesiedelung im Darm kommt, verstoffwechseln die ansässigen Mikroorganismen wie Bakterien, Pilze oder Parasiten die Einfachzucker wesentlich schneller als wir Menschen diese Zuckermoleküle aufnehmen können. Die Folge davon sind wieder Blähungen, Durchfall und vor allem Heißhunger auf Süßes. Denn wenn uns die Mikroorganismen den lebenswichtigen Zucker verstoffwechseln, fehlt er uns und wir entwickeln Süßhunger. Die Mikroorganismen nützen diesen Effekt, um ihren Wirt (den Patienten mit Reizdarmbeschwerden) dazu zu bringen, das zu essen (nämlich Zucker), was sie selbst für ihre Vermehrung brauchen.

A = And

... für »und«, damit das Akronym aussprechbar wird und

P = Polyole

Polyole sind Mehrfach-Alkohole. Diese Alkohole werden auch als Zuckeralkohole bezeichnet. Sorbit oder Sorbitol gehört dazu, aber auch Zuckeralkohole wie Xylit. Sie alle müssen bei einer FODMAP-Diät vermieden werden. Polyole kommen von Natur aus nur in geringen Mengen in Nahrungsmitteln vor und spielen deshalb keine wesentliche Rolle. Nachdem aber Zucker in industriell hergestellten Nahrungsmitteln oft gegen Zuckeralkohole ausgetauscht wird, geraten sie immer mehr in den Fokus. Polyole sind chemisch gesehen kein Zucker, schmecken aber süß, stellen für die Verdauung aber eine Katastrophe dar. Leider hat mit Einführung der Lebensmittelkennzeichnung und Ampel für ungesunde Nahrungsmittelbestandteile der Einsatz von Polyolen zugenommen. Es wird vermutlich noch Jahrzehnte dauern, bis die Menschen erkennen, dass sie sich mit der Vermeidung von Haushaltszucker nichts Gutes getan haben.

Bewegungs- und physikalische Therapie

Bei Reizdarmsyndrom sind Bewegung und Sport besonders wichtig, denn sie halten auch den Darm in Schwung. Und auch manuelle Behandlung kann Beschwerden lindern und die Heilung unterstützen.

Bewegung

Ohne Training heilt keine funktionelle Darmerkrankung aus. Dabei ist das richtige Trainingsausmaß von besonderer Bedeutung – bei zu intensivem Training schaltet der Körper die Darmdurchblutung auf ein Minimum, was ungünstig ist und den Darm sogar schädigen kann. Ohne Training fehlt dem Darm aber einerseits der Reiz, die Darmmotorik anzuregen und andererseits das Substrat Glutamin, das während des Trainings aus der Muskulatur freigesetzt wird. Glutamin ist essenziell für die Regeneration der Darmschleimhaut und nur aus der Muskulatur angeliefertes Glutamin kann die regenerative Wirkung entfalten. Neben der Bereitstellung von Glutamin ist aber die Anregung der Darmmotorik ganz wichtig, um wieder eine »normale« Verdauung zu erreichen. Ohne Bewegung keine harmonische Darmmotorik!

Wenn es um Reizdarmproblematik geht, müssen Sie kein intensives Training leisten, das Trainingszuwachs und höhere Leistungsfähigkeit zum Ziel hat. Bücher über Trainingstherapie sind für Sie nicht geeignet, die Autoren dieser Bücher sind meistens Sportwissenschaftler und ihre Ratschläge zielen meist auf sportliche Leistung ab. Deshalb muss auch eher von Bewegungs- als von Trainingstherapie gesprochen werden, denn es geht mehr um Bewegung und nicht so sehr um Training.

Mit jedem Schritt, den Sie machen, werden die Darmschlingen durchgeknetet und damit ein Reiz gesetzt, die Peristaltik der Darmschlingen anzuregen. So kann zum Beispiel bei Diabetikern schon ein messbarer Erfolg bei 50 Schritten pro Tag erreicht werden. 50 Schritte sind sehr wenig, doch die immer wieder empfohlenen 10.000 Schritte pro Tag sind auch nicht notwendig. Wenn Sie sich zu den absoluten Couchpotatoes zählen, dann beginnen Sie mit 50 Schritten am Tag und steigern jede Woche um 10 Schritte. Ich nenne diese Form des langsam ansteigenden Trainings gerne »Dampfwalzentraining«, weil nur sehr langsame Fortschritte gemacht werden. Aber man kommt auch mit der Dampfwalze ans Ziel, wenn man durchhält. Genauso ist es mit dem Training: Beginnen Sie langsam, aber halten Sie jeden Tag die Trainingseinheiten durch. Stecken Sie die Zwischenziele immer erreichbar und nie zu hoch, bis Sie dort angelangt sind, wo Sie hinwollten. Allein damit heilen schon viele Darmbeschwerden ab.

Geeignete Bewegungsarten

Neben Wandern und Laufen sind Radfahren, Skilanglauf, Skitouren gehen etc. geeignete Sportarten für Darmpatienten. Achten Sie darauf, sich nie zu sehr zu belasten. Zeichen für eine Überlastung beim Training sind aus der Puste zu kommen oder sich nicht mehr ohne Anstrengung unterhalten zu können. Auch Schwindel, Farbensehen oder Übelkeit während der Belastung sind Hinweise für zu intensives Training.

Was können Sie tun, wenn Sie sich überhaupt nicht aufraffen können zu trainieren oder wenn unter dem Training Beschwerden auftreten? Bei belastungsinduzierten Beschwerden wie Schmerzen in Hüften, Knie- oder Fußgelenken sollten Sie Trainingsarten wählen, bei denen die Belastung in diesen Gelenken stark reduziert ist. Dazu zählen Radfahren (Heimtrainer), Rudern und Schwimmen. Wenn Sie unter der Belastung Bauchkrämpfe, Seitenstechen oder gar Durchfall bekommen, dann können Antihistaminika und/oder das Enzym Diaminoxidase (als Nahrungsergänzungsmittel im Handel) helfen. Die entsprechenden Tabletten können Sie 15 bis 30 Minuten vor dem Training einnehmen. In diesen Fällen sollten Sie immer vor dem Essen und nie nach einer Mahlzeit zum Training gehen und eventuell auch eine Abklärung auf eine belastungsabhängige Allergie durchführen lassen (siehe auch Kapitel »Weizenunverträglichkeit« Seite 42). Tritt Atemnot unter Belastung auf, können Sie vor dem Training ein cortisonfreies Asthmaspray anwenden. Es gibt noch eine Reihe weitere belastungsabhängige Beschwerden, die in der Regel mit Ihrem Arzt abgeklärt werden sollten.

Physikalische Behandlung

Schon der Ausdruck »Behandeln« weist darauf hin, dass durch das Auflegen der Hand Heilkräfte ausgehen. Ohne auf die physiologischen Vorgänge, die bei Berührung entstehen, näher einzugehen, möchte ich die Heilkraft der »Behandlung« hervorheben.

Es haben sich eigene Berufszweige herausgebildet, denen es sozusagen erlaubt ist, körperlichen Kontakt aufzunehmen: Masseure, Physiotherapeuten, Osteopathen, Craniosacral-Therapeuten usw. gehören dazu. Aber auch körperlicher Kontakt mit den Liebsten ist heilsam. Alle Formen der Therapie durch Berührung haben bei Bauchproblemen einen hohen Stellenwert. Dazu kommt noch, dass dabei Wärme übertragen wird. Wärme in Form einer Wärmflasche kann ebenfalls hilfreich bei der Behandlung von Reizdarmbeschwerden sein, auch Infrarottherapien und Sauna gehören dazu. Zu hohe Temperaturen können aber zu Wärmeschäden führen, es geht deshalb um Wärme und nicht um Hitze. Ich habe viele Patienten mit dauerhaften Veränderungen der Bauchhaut gesehen, da sie oft zu heiße Wärmflaschen aufgelegt hatten. Generell lässt sich sagen, dass bei Reizdarmbeschwerden jede Art der physikalischen Therapie, die eine subjektive Linderung bewirkt, sinnvoll ist.

Sachverzeichnis

Liebe Leserin, lieber Leser,

hat Ihnen dieses Buch weitergeholfen? Für Anregungen, Kritik, aber auch für Lob sind wir offen. So können wir in Zukunft noch besser auf Ihre Wünsche eingehen. Schreiben Sie uns, denn Ihre Meinung zählt!

Ihr TRIAS Verlag

https://kundenservice.thieme.de | Lektorat TRIAS Verlag, Postfach 30 05 04, 70445 Stuttgart

/trias.tut.mir.gut /mama.mag.trias /trias_verlag /triasverlag www.trias-verlag.de/newsletter

Bibliografische Information der Deutschen Nationalbibliothek
Die Deutsche Nationalbibliothek verzeichnet diese Publikation in der Deutschen Nationalbibliografie; detaillierte bibliografische Daten sind im Internet über http://dnb.d-nb.de abrufbar.

Programmplanung: Uta Spieldiener
Projektmanagement: Sabine Ilg
Redaktion: Bettina Snowdon
Bildredaktion: Christoph Frick
Umschlaggestaltung: © Thieme
Layout: CYCLUS · Visuelle Kommunikation, Stuttgart

Bildnachweis
Umschlagmotiv und Bild S. 3: © Thieme
Autorenfoto: privat
Zeichnungen S. 4, 10, 32, 134, 152, 168: © Thieme; S. 14, 18, 21, 91, 141: Christine Lackner, Ittlingen
Fotos im Innenteil:
S. 24: Dr. med. Maximilian Ledochowski
S. 149: © Alessandro Grandini / stock.adobe.com – Stockphoto. Posed by a model.

1. Auflage 2022

TRIAS Verlag in Georg Thieme Verlag KG
Rüdigerstraße 14, 70469 Stuttgart, Germany
www.trias-verlag.de

Printed in Germany

Satz und Repro: Reemers Publishing Services, Krefeld
Druck: Westermann Druck Zwickau GmbH, Zwickau

Gedruckt auf chlorfrei gebleichtem Papier

ISBN 978-3-432-11535-1
Auch erhältlich als E-Book:
eISBN (ePub) 978-3-432-11536-8

1 2 3 4 5 6

Wichtiger Hinweis: Wie jede Wissenschaft ist die Medizin ständigen Entwicklungen unterworfen. Forschung und klinische Erfahrung erweitern unsere Erkenntnisse. Ganz besonders gilt das für die Behandlung und die medikamentöse Therapie. Bei allen in diesem Werk erwähnten Dosierungen oder Applikationen, bei Rezepten und Übungsanleitungen, bei Empfehlungen und Tipps dürfen Sie darauf vertrauen: Autoren, Herausgeber und Verlag haben große Sorgfalt darauf verwandt, dass diese Angaben dem Wissensstand bei Fertigstellung des Werkes entsprechen. Rezepte werden gekocht und ausprobiert. Übungen und Übungsreihen haben sich in der Praxis erfolgreich bewährt.

Eine Garantie kann jedoch nicht übernommen werden. Eine Haftung des Autors, des Verlags oder seiner Beauftragten für Personen-, Sach- oder Vermögensschäden ist ausgeschlossen.

Geschützte Warennamen (Warenzeichen) werden nicht besonders kenntlich gemacht. Aus dem Fehlen eines solchen Hinweises kann also nicht geschlossen werden, dass es sich um einen freien Warennamen handelt.

Datenschutz
Wo datenschutzrechtlich erforderlich, wurden die Namen und weitere Daten von Personen redaktionell verändert (Tarnnamen). Dies ist grundsätzlich der Fall bei Patienten, ihren Angehörigen und Freunden, z. T. auch bei weiteren Personen, die z. B. in die Behandlung von Patienten eingebunden sind.

Thieme wendet sich gleichermaßen an Menschen jeder Geschlechtsidentität und nennt Autor*innen konkrete Beispiele, wie sie alle Lesenden gleichberechtigt ansprechen können. Die Ansprache aller Menschen ist ausdrücklich auch dort intendiert, wo im Text (etwa aus Gründen der Leseleichtigkeit, des Text-Umfangs oder des situativen Stil-Empfindens) z. B. nur ein generisches Maskulinum verwendet wird.

TRIAS, einer der führenden Ratgeberverlage im Bereich Gesundheit, gehört zur Thieme Gruppe, marktführender Anbieter medizinischer Fachinformationen und Services. Anspruch der Thieme Gruppe ist es, den im Gesundheitswesen tätigen Berufsgruppen sowie allen an Gesundheit Interessierten genau die Informationen und Angebote bereitzustellen, die sie in einer bestimmten Arbeitssituation oder Lebensphase benötigen. Durch die hohe Qualität und zielgruppenspezifische Relevanz der angebotenen Leistungen bereitet Thieme den Weg für eine bessere Medizin und mehr Gesundheit im Leben.

Thieme